国家级技工教育规划教材

全国技工院校医药类专业教材

实用方剂与中成药

主编　罗玲英　王宏顺

中国劳动社会保障出版社

图书在版编目（CIP）数据

实用方剂与中成药 / 罗玲英，王宏顺主编. -- 北京：中国劳动社会保障出版社，2024
全国技工院校医药类专业教材
ISBN 978 - 7 - 5167 - 6325 - 4

Ⅰ. ①实…　Ⅱ. ①罗…②王…　Ⅲ. ①方剂学 - 技工学校 - 教材②中成药 - 技工学校 - 教材　Ⅳ. ①R289②R286

中国国家版本馆 CIP 数据核字（2024）第 101492 号

中国劳动社会保障出版社出版发行

（北京市惠新东街 1 号　邮政编码：100029）

*

北京市科星印刷有限责任公司印刷装订　　新华书店经销

787 毫米×1092 毫米　16 开本　22.5 印张　480 千字
2024 年 6 月第 1 版　　2024 年 6 月第 1 次印刷
定价：56.00 元

营销中心电话：400 - 606 - 6496
出版社网址：http://www.class.com.cn

版权专有　　　侵权必究
如有印装差错，请与本社联系调换：(010) 81211666
我社将与版权执法机关配合，大力打击盗印、销售和使用盗版
图书活动，敬请广大读者协助举报，经查实将给予举报者奖励。

举报电话：(010) 64954652

《实用方剂与中成药》编审委员会

主　　编　罗玲英　王宏顺

副 主 编　吴　杰　段华琴　刘　浩　李　键

编　　者　（以姓氏笔画为序）

王宏顺（江西中医药大学附属医院）

孔　琳（山东医药技师学院）

刘　浩（江西省医药学校）

刘雯霏（江西益丰大药房连锁有限公司）

李　键（杭州第一技师学院）

吴　杰（南阳医学高等专科学校）

罗玲英（江西省医药技师学院）

郑　可（河南医药健康技师学院）

段华琴（江苏省常州技师学院）

袁秀娟（江西省医药技师学院）

梁丽萍（广东茂名健康职业学院）

主　　审　石　磊（南昌职业大学）

杜明华（江苏省徐州医药高等职业学校）

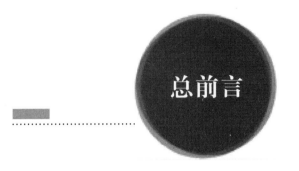

总前言

为了深入贯彻党的二十大精神和习近平总书记关于大力发展技工教育的重要指示精神，落实中共中央办公厅、国务院办公厅印发的《关于推动现代职业教育高质量发展的意见》，推进技工教育高质量发展，全面推进技工院校工学一体化人才培养模式改革，适应技工院校教学模式改革创新，同时为更好地适应技工院校医药类专业的教学要求，全面提升教学质量，我们组织有关学校的一线教师和行业、企业专家，在充分调研企业生产和学校教学情况、广泛听取教师意见的基础上，吸收和借鉴各地技工院校教学改革的成功经验，组织编写了本套全国技工院校医药类专业教材。

总体来看，本套教材具有以下特色：

第一，坚持知识性、准确性、适用性、先进性，体现专业特点。教材编写过程中，努力做到以市场需求为导向，根据医药行业发展现状和趋势，合理选择教材内容，做到"适用、管用、够用"。同时，在严格执行国家有关技术标准的基础上，尽可能多地在教材中介绍医药行业的新知识、新技术、新工艺和新设备，突出教材的先进性。

第二，突出职业教育特色，重视实践能力的培养。以职业能力为本位，根据医药专业毕业生所从事职业的实际需要，适当调整专业知识的深度和难度，合理确定学生应具备的知识结构和能力结构。同时，进一步加强实践性教学的内容，以满足企业对技能型人才的要求。

第三，创新教材编写模式，激发学生学习兴趣。按照教学规律和学生的认知规律，合理安排教材内容，并注重利用图表、实物照片辅助讲解知识点和技能点，为学生营造生动、直观的学习环境。部分教材采用工作手册式、新型活页式，全流程体现产教融合、校企合作，实现理论知识与企业岗位标准、技能要求的高度融合。部分教材在印刷工艺上采用了四色印刷，增强了教材的表现力。

本套教材配有习题册和多媒体电子课件等教学资源，方便教师上课使用，可以通过技工教育网（http://jg. class. com. cn）下载。另外，在部分教材中针对教学重点和难点制作了演示视频、音频等多媒体素材，学生可扫描二维码在线观看或收听相应内容。

本套教材的编写工作得到了河南、浙江、山东、江苏、江西、四川、广西、广东等省（自治区）人力资源社会保障厅及有关学校的大力支持，教材编审人员做了大量的工作，在此我们表示诚挚的谢意。同时，恳切希望广大读者对教材提出宝贵的意见和建议。

本书前言

本教材是"全国技工院校医药类专业教材"之一，根据《实用方剂与中成药》教学大纲的基本要求和课程特点编写而成。该课程作为中医药学基础课程与中医药技能实训课程之间的桥梁，为学生今后学习中药调剂技术和中药制剂技术等课程奠定基础。

本教材在内容设计上遵循学以致用的原则，引入医药行业企业专家参与编写，贴近企业岗位需求，实现校企深度融合；本教材方剂尊古，守正创新，改变传统编写模式，采用"证－理－法－方－药"中医推理模式编写体例，以中医学的逻辑思维方式诠释方解，在基础课程中体现"做中学，学中做"的技工教育教学特点；本教材对方剂学与中成药的教学内容进行整合优化，有机融合，紧密联系，体现课程的连续性和适应性。同时，本教材注重岗位对接，结合《中华人民共和国药典》《中华人民共和国药典临床用药须知》《中药调剂员》国家职业技能标准中级工、高级工和预备技师三个层级的岗位职业（工种）标准和岗位需求，以及全国医药行业职业技能竞赛、省级职业技能竞赛中中药调剂项目 90 个中成药介绍内容，将中药方剂组成、中成药介绍实用技能主要涉及的核心知识点一一呈现；对接中药类"1＋X"药品购销职业技能等级证书中成药的正确使用以及中成药推介技能内容。

本教材主要内容包括上篇总论、中篇各论及下篇技能实训三大模块。上篇总论主要介绍方剂与中成药的基本知识，中篇各论主要介绍解表、清热等十八个常用方剂与中成药类别，下篇为技能实训，突出"证－理－法－方－药"中医推理、用药咨询、辨证论方（药）等知识与技能特色，旨在培养学生分析问题和解决问题的能力，提高学生就业创业能力。

本教材在编写时分工如下：王宏顺负责第一、二、六、十章及附录方歌歌诀部分，郑可负责第三章，罗玲英负责前言及第四、五章，吴杰负责第七、八章，孔琳负责第九、十七章，李键负责第十一章和实训一、实训二，段华琴负责第十二章和实训三、实训四，袁秀娟负责第十三、十八、十九章，梁丽萍负责第十四、十五、十六章，刘浩负责第二十、二十一章，刘雯霏负责实训五和中篇联合用药内容。

本书在编写过程中得到了兄弟院校和医药企业的大力支持，在此一并表示感谢。衷心希望广大师生在使用中能提出宝贵意见，以便修订，使其不断完善。

编者

2024 年 4 月

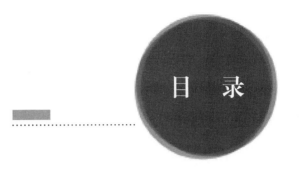

目　录

上篇　总　论

中篇　各　论

下篇 技能实训

上 篇

总 论

第一章

绪 论

第一节 导学

 学习目标

1. 掌握方剂与中成药的定义。
2. 熟悉《实用方剂与中成药》的重要性和学习方法。
3. 了解方剂与中成药的主要内容。

一、方剂与中成药概述

1. 方剂的定义

方剂是在辨证审因决定治法之后，选择合适的药物，酌定用量、用法，按照组方的配伍原则而成的药物组合。方剂具有一定的结构和特定疗效，是用于治疗疾病的主要工具之一。方剂学是研究和阐明方剂的配伍规律及临床运用的一门学科，是中医理法方药的重要组成部分，是中医、中药各类专业必修的基础课程，是连接中医药学基础课程与中医药技能实训课程的桥梁。

2. 中成药的定义

中成药是在中医药理论指导下，以中药材（饮片）为原料，遵循中医方剂的配伍原则，按照规定的生产工艺和质量标准制成一定剂型，并获得国家药品监督管理部门批准，可以在市场以商品形式出售的中药制成品，简称成药，又称为中药成方制剂。中成药是我国中医药文化的重要组成部分，有着悠久历史和丰富内容，是历代医家在经长期临床实践总结而成的方剂基础上，不断吸收制药技术发展的成果制备而成，以疗效显著，服用、保存、携带方便以及副作用小而著称。中成药可供临床辨证使用，患者也可根据需要直接购买使用（限非处方药）。中成药学是以中医药理论为指导，研究和阐述中成药的基本理论、组方原理、剂型工艺、功能主治、药理毒理及其临床运用的一门学科。

3. 方剂与中成药的区别与联系

方剂与中成药有着密切的联系。中成药处方的组成、剂量的配备、剂型的设计，无不依赖方剂学的指导；而方剂学也以其较为完整的理论体系，对中成药的发展和创新不断做出贡献。目前，临床使用的大部分中成药，组方、剂量合理，剂型适用于临床，能充分发挥其携带、服用方便及见效快、副作用小的优势，深受广大患者的欢迎。但也有一些中成药，由于缺乏方剂学的指导，忽视了方剂学与中成药之间的密切关系，致使处方组成、剂量配备和剂型设计等各个方面存在一些问题，影响该药应有疗效的发挥，甚至还可能出现不同程度的副作用，对中成药的发展和信誉产生不良的影响。

方剂与中成药虽有如此密切的关系，但它们之间还有一定的区别。例如，中成药因条件的限制，不能像中医处方那样，可以根据病情不同随证加减。随着现代医药科学技术的发展，不少成方制剂已不适应现代医疗的需要。这些正是需要人们去研究和改进的。可以预言，在方剂学的理论指导下，借助于现代科学的方法，一定能研制出一大批新的、更具疗效的中成药来。

二、《实用方剂与中成药》的主要内容

《实用方剂与中成药》主要阐述常用方剂与中成药，传授"证－理－法－方－药"中医推理、用药咨询、辨证论方（药）等知识与技能，培养分析、应用常用方剂与中成药的基本能力，为从事中成药销售及用药咨询等工作奠定必要的专业基础。《实用方剂与中成药》主要内容包括总论、各论及技能实训等。

总论包括绪论、方剂基本知识、中成药基本知识。

各论包括常用解表方剂与中成药、常用泻下方剂与中成药、常用和解方剂与中成药、常用清热方剂与中成药、常用祛暑方剂与中成药、常用温里方剂与中成药、常用表里双解方剂与中成药、常用补益方剂与中成药、常用固涩方剂与中成药、常用安神方剂与中成药、常用开窍方剂与中成药、常用理气方剂与中成药、常用理血方剂与中成药、常用治风方剂与中成药、常用治燥方剂与中成药、常用祛湿方剂与中成药、常用祛痰方剂与中成药、常用消食方剂与中成药，便于掌握常用方剂与中成药的主治病证、治疗方法、药物组成及临床应用等知识和技能。

技能实训通过中药煎煮、用药咨询和辨证论方（药）等技能训练，介绍方剂煎煮方法、服用方法、不良反应等用药咨询的技巧和"证－理－法－方－药"中医辨证论治的推理技巧，以提高药学服务能力。

三、《实用方剂与中成药》的重要性

《实用方剂与中成药》是中医药学基础课程与中医药技能实训课程之间的桥梁，本书通过通俗的语言、活泼的体例、清晰的图表等，理论联系实际，体现中医思维，介绍了药物组成、主治病证、理法方药解析、临床应用等基础知识，培养从事中成药销售及用药咨询工作的技能，为今后学习中药调剂技术和中药制剂技术等课程奠定基础。

四、《实用方剂与中成药》 的学习方法

1. 以马克思主义辩证唯物主义为指导

方剂与中成药多为复方，药有个性之特长，方有合群之妙用，饱含辩证唯物主义的思想。学习方剂与中成药时应注意以马克思主义辩证唯物主义为指导，善于在普遍性的指导下研究特殊性，做到因人、因地、因时制宜，审证而治，力求达到理明、法对、方合、药精的境界。

2. 整体理解，注重记忆，参与实践

在学习实用方剂与中成药时，要注意在了解课程整体结构的基础上，将同章与跨章内容联系起来，运用类比方法，分析相关方剂在主治病证、治疗方法、药物组成、组方分析及临床应用等方面的异同，以加深对课程知识的理解。要重视重点内容和基本功的训练，方剂与中成药的主治病证、治疗方法、药物组成、组方分析、功效及临床应用是本课程的基本内容，熟记药物组成，深刻理解功效，牢固掌握主治病证是学习方剂与中成药的基本要求，在此基础上举一反三，拓展提高。方歌背诵是帮助记忆和加强理解的一种有效手段，初学者应该在理解的基础上，熟记方歌。

3. 理论联系实际

在理论学习的过程中，加强技能实训，利用所学理论知识进行案例分析、辨证分型，推荐符合相应证型治疗需求的药物，并指导患者合理用药，交代注意事项。同时，注重实践，通过随师从诊、研读病案等，在真实的诊疗活动中提高辨证、立法、组方、荐药及用药咨询的能力。

思考与练习

思考题

1. 什么是方剂？什么是方剂学？
2. 为什么要学习《实用方剂与中成药》？

第二节　方剂与中成药的发展简史

 学习目标

1. 熟悉方剂与中成药各发展时期的代表性典籍。
2. 了解方剂与中成药的发展简史。

一、方剂的发展简史

方剂的历史相当悠久，早在原始社会时期，我们的祖先就已用药物治疗疾病。开始只是使用单味药治疗，随着多年的临床实践，祖先认识到将 2 种或 2 种以上的药物组成复方加以利用，或可提高疗效，或可减轻药物不良反应和毒性，就逐渐形成了方剂，这无疑是古代医药学发展过程中的巨大进步。

1973 年在湖南省长沙市马王堆 3 号汉墓中发现的《五十二病方》，全书共有医方 283 个，涉及临床各科病证 100 余种，出现了丸、饼、曲、酒、油膏、丹、胶等许多剂型。据考证，该书早于《黄帝内经》和《神农本草经》，是我国现存最古老的一部方书。现存最早的中医理论经典著作《黄帝内经》，载方 13 首，总结了有关治则、治法、组方原则、配伍、禁忌等方面的理论，为方剂学的形成和发展初步奠定了理论基础。

两汉时期，方剂学有了较大的发展。特别是东汉张仲景"勤求古训，博采众方"，以《黄帝内经》理论为基础，创造性地融理、法、方、药于一体，完成了当时最高水平的临床巨著《伤寒杂病论》，其特点是辨证论治、有法有方、组方严谨、用药精当、变化巧妙、疗效卓著。《伤寒杂病论》载方 314 首，基本概括了临床各科的常用方剂，如麻黄汤、桂枝汤、四逆汤、茵陈蒿汤、白虎汤等，经久不衰，至今常用。《伤寒杂病论》被后人尊为"方书之祖"，为方剂学的形成和发展奠定了基础。在剂型方面，张仲景记载了汤剂（十枣汤）、丸剂（薯蓣丸）、散剂（瓜蒂散）、酒剂（红蓝花酒）、饮剂（芦根汁）、阴道栓剂（蛇床子散）、肛门栓剂（蜜煎导方）、洗剂（狼牙汤）、熏烟剂（雄黄熏方）、熏洗剂（苦参汤）、滴耳剂（捣薤汁灌耳）、软膏剂（小儿疳虫蚀齿方）、灌肠剂（猪胆汁方）等 10 多种剂型，奠定了中成药制剂的基础，对中成药的发展做出了突出的贡献。

唐代医药大家孙思邈著《备急千金要方》和《千金翼方》，分别收载成方 5 300 首和 2 900 余首，特别在治疗温病时，更加注意清热解毒药的应用，并收录了若干保健、美容方剂，为后世补虚弱、抗衰老提供了宝贵的经验。方如温胆汤、独活寄生汤、孔圣枕中丹等影响深远，至今仍为医家所常用。王焘编撰的《外台秘要》，载有苏合香丸、五加皮酒、紫雪散等名方，以及一大批唐代及唐以前的医方，是研究唐代以前方剂的重要参考。

到了宋代，方剂学有了很大的发展。北宋政府官办药局"太平惠民和剂局"的建立，使大量成方制剂的生产规范化，这表明我国制剂和成药销售、管理进入了新的阶段。太平惠民和剂局所藏医方经校订编纂而成的《太平惠民和剂局方》（简称《和剂局方》），是我国历史上第一部由政府组织编制的成药典，其中有许多良方至今仍在临床应用。此外，宋代的方书既有官修的《太平圣惠方》（载方 16 834 首）、《圣济总录》（载方近 20 000 首）等集大成巨著，也有众多各具特色的个人著述，如钱乙的《小儿药证直诀》、许叔微的《普济本事方》、陈言的《三因极一病证方论》、严用和的《济生方》等，都具有极高的参考价值。

金元时期，方剂学的成就主要反映在临床医学著作之中。金代成无己著《伤寒明理药方论》，论述 20 首《伤寒论》所载方剂，为第一部专门剖析方剂论理的专著，开后世方论之先河，把方剂理论推到了一个新的阶段。金元四大家刘、张、李、朱的出现，产生了不同流派的学术争鸣：刘完素善用寒凉，著《黄帝素问宣明论方》；张从正擅长攻下，著《儒门事亲》；李东垣专于补土，著《脾胃论》；朱丹溪主张滋阴，著《丹溪心法》等。以上著作在各自领域对方剂有自己的创新和发挥，因而大大促进了方剂学发展。

到了明代，我国现存载方最多的方书《普济方》问世，该书广收博采，集古之大成，共载方 61 739 首。医药学家李时珍著《本草纲目》，书中附方 11 096 首，理论方面颇有见识，将方和药有机结合。陈实功著《外科正宗》，是中医外科学专著；张介宾著《景岳全书》，以方剂功用分类；傅青主著《傅青主女科》，为中医妇科专书，这些医家对专科方面的方剂均有贡献。

清代温病学派的兴起，丰富发展了方剂学和中成药。例如，吴鞠通著《温病条辨》，创立银翘散、桑菊饮，并在万氏牛黄清心丸的基础上加味而成安宫牛黄丸等。另外，汪昂的《医方集解》和吴仪洛的《成方切用》二书，纲举目张，统率全书，使法、方分明，各论清楚。陈修园的《时方歌括》、罗美的《古今名医方论》等，均为方剂学的发展提供了重要资料。

近代以来，特别是新中国成立以后，方剂学获得迅速发展。一大批古代的中药方书进行校勘出版，重新编辑的医方、验方、方书辞典、方书工具书亦大量涌现，其中以南京中医药大学主编的《中医方剂大辞典》最具代表性。随着方剂理论研究的不断深入，方剂应用规模不断扩大。中成药在生产工艺、剂型、药效、药理、毒理、质量标准和临床应用及其评价等方面都取得了举世瞩目的进步。新的产品不断研制成功，剂型不断改进和更新，设备、技术和检测手段更加先进，疗效可靠而安全的法定处方不断新增。

二、中成药的发展简史

中成药是以中医药理论为基础，以中药材为原料按照法定的处方和工艺标准加工制成的具有一定质量规格的中药制剂成品。中成药作为我国医药学的重要组成部分，历经多年发展，目前剂型更加丰富，品种日益繁多。中成药学作为独立学科体系，在历代医药文献中未见明文记载，但历代中医药书籍中记载了众多中成药的知识和理论。

新中国成立之后，中医药事业的发展进入了"快车道"，中成药学的发展日新月异，尤其是近 30 年以来，中成药学取得了巨大成就，中成药标准化、规范化、有效性、安全性的研究远远超过了过去数百年的历史，中成药古籍整理、文献研究、中成药学教材建设等诸多方面取得了瞩目的成就。在国家卫生健康部门的统一领导下，全国各地对传统中成药的处方、生产工艺等进行了多次汇集整理，相继编写了《全国中药成药处方集》《中成药制剂汇编》《中国基本中成药》等。《中华人民共和国药典》于 1953 年颁布，是中成药学发展史上的重要里程碑，至 2023 年我国已经颁布 11 版。

【知识拓展】

《中华人民共和国药典》简介

《中华人民共和国药典》（以下简称《中国药典》）于 1953 年出版问世后，历经 11 版修订。2020 年 6 月 24 日，国家药品监督管理局、国家卫生健康委正式发布 2020 年版《中国药典》，于 2020 年 12 月 30 日起正式实施。2020 年版《中国药典》共收载品种 5 911 种，新增 319 种，修订 3 177 种，不再收载 10 种，因品种合并减少 6 种。一部中药收载 2 711 种，其中新增 117 种、修订 452 种。二部化学药收载 2 712 种，其中新增 117 种、修订 2 387 种。三部生物制品收载 153 种，其中新增 20 种、修订 126 种；新增生物制品通则 2 个、总论 4 个。四部收载通用技术要求 361 个，其中制剂通则 38 个（修订 35 个）、检测方法及其他通则 281 个（新增 35 个、修订 51 个）、指导原则 42 个（新增 12 个、修订 12 个）；药用辅料收载 335 种，其中新增 65 种、修订 212 种。

思考与练习

一、单项选择题

1. 我国现存最古老的一部方书是（　　）。
A.《黄帝内经》　　　　　　　B.《伤寒论》　　　　　　　C.《五十二病方》
D.《肘后备急方》　　　　　　E.《备急千金要方》

2. 我国历史上第一部由政府编制的成药典是（　　）。
A.《太平惠民和剂局方》　　　B.《成方切用》　　　　　　C.《太平圣惠方》
D.《圣济总录》　　　　　　　E.《医方集解》

3. 最早记载有关治疗原则、治疗方法、遣药组方和配伍宜忌等理论的医书是（　　）。
A.《伤寒论》　　　　　　　　B.《五十二病方》　　　　　C.《黄帝内经》
D.《医方考》　　　　　　　　E.《千金备急要方》

4. 我国现存载方最多的一部方书是（　　）。
A.《普济方》　　　　　　　　B.《太平圣惠方》　　　　　C.《黄帝内经》
D.《肘后备急方》　　　　　　E.《太平惠民和剂局方》

5. 第一部专门剖析方剂理论的专著是（　　）。
A.《成方切用》　　　　　　　B.《伤寒明理药方论》　　　C.《伤寒论》
D.《古今名医方论》　　　　　E.《医方集解》

6.《伤寒杂病论》全书载方（　　）首。
A. 20　　　　　　　　　　　B. 314　　　　　　　　　　C. 283
D. 7 000　　　　　　　　　　E. 16 834

二、多项选择题

1. （　　）是金元时期医学家。
A. 张从正　　　　　　　　　　B. 刘完素　　　　　　　　　C. 吴鞠通

D. 李东垣   E. 朱丹溪

2. 来源于《温病条辨》的中成药是（   ）。

A. 银翘散   B. 鳖甲煎丸   C. 安宫牛黄丸

D. 板蓝根颗粒   E. 薯蓣丸

三、思考题

罗列方剂与中成药发展史上具有重大意义的 10 本书。

第二章

方剂基本知识

第一节 方剂与治法

 学习目标

1. 掌握方剂与治法的关系。
2. 熟悉常用八种治法的含义。
3. 了解常用八种治法的应用。

一、方剂与治法的关系

方剂是中医临床治疗疾病的重要工具，是在辨证、立法的基础上选药配伍而成的。只有理解方剂与治法的关系，才能正确地遣药组方或运用成方。

1. **法从方出**

先有方后有法，先有临床实践，后有理论总结。法即治法，是指导临床选药组方的依据，也是病证结合的产物。从我国医学的历史发展角度及理论与实践的关系来看，先有方而后有法，法是当方剂积累到一定数量时，从方剂所发挥的效能中总结出的带有规律性的认识。故有"法从方出"之说，方是实践的产物，法是理论的总结。

2. **方从法立**

理论反过来指导实践，使临床实践得到提升。从辩证的角度来看，理论来源于实践，治法源于方剂。但当治法上升为理论，又反过来指导处方用药，统帅方剂，使处方用药避免盲目，增强自觉。实践是检验真理的标准，方剂通过临床使用后又可检验治法是否正确，是否符合客观病情。而且治法只有通过方剂去付诸实践，才能得到验证、改进和提高。因此，二者之间存在着相互依存、相互促进的辩证关系。方离开法，就失去了依据、方向，就成了无源之水，陷入盲目的实践或拼凑；法离开方，就成了空洞的理论，就无从验证其是否正确。

由此可见，二者之间又存在着以法统方、以方证法的辩证关系。例如，经过四诊合参，审证求因，确定一个感冒患者为风寒所致的表寒证后，根据表证当用汗法、治寒当以温法的治法，决定用辛温解表法治疗，选用相应的有效成方加减，或自行选药组成辛温解表剂，如法煎服，以使汗出表解，邪去人安。否则，辨证与治法不符，组方与治法脱节，必然治疗无效，甚至使病情恶化。由此可见，在临床辨证论治的过程中，辨证的目的在于确定病机，论治的关键在于确立治法，治法是针对病机产生的，而方剂必须相应地体现治法。

3. 以法统方

在辨证论治的五个环节——"证－理－法－方－药"中，法在理论与实践中起中介作用。治法是指导遣药组方的原则，方剂是体现和完成治法的主要手段，方与法二者之间是相互为用、密不可分的。无论是运用成方，还是创造新方，必须有一定的治法作为指导，此为"以法统方"。因此，法是方的理论依据，方是法的具体运用，不能有法无方，也不能有方无法。以法组方、以法遣方、以法类方、以法释方构成了中医学历来所强调的"以法统方"的全部内容。

二、常用的治法

治法是在辨清证候，审明病因、病机之后，有针对性地采取的治疗方法。治法的内容极为丰富，有根据病因辨证产生的，如祛风、散寒、除湿、润燥、清肺、宣肺、降肺等；也有数者结合运用的，如宣肺止咳、健脾燥湿、活血止痛、清热开窍等。这些不同的治法内容丰富多彩，适应多种病证的治疗要求。现在经常引用的"八法"，就是清代程钟龄根据历代医家对于治法的归类总结而来的。程钟龄在《医学心悟》中提到，论病之源，以内伤、外感四字括之。论病之情，则以寒、热、虚、实、表、里、阴、阳八字（八纲）统之。而论治病之方，则又以汗、和、下、消、吐、清、温、补八法尽之。"八法"是以"八纲"为根据，而且简明扼要，能概括中医的治法重点，多为后世所沿用。现将"八法"的内容简要介绍如下。

1. 汗法

汗法是通过宣发肺气、调和营卫、开泄腠理等作用，使在肌表的外感六淫之邪随汗而解的一种治法。《素问·阴阳应象大论》说："其在皮者，汗而发之。"这是汗法的理论依据之一。汗法并不以汗出为目的，但汗出标志着腠理开、营卫和、肺气畅、血脉通，从而能祛邪外出。所以，除了外感六淫之邪的表证外，凡是腠理闭塞、营卫不通而寒热无汗，或腠理疏松、虽汗出而寒热不解的病证，皆可用汗法治疗。例如，麻疹初起隐而不透，水肿、腰以上肿甚，疮疡初起而有恶寒发热，以及疟疾、痢疾而有寒热表证等，或者病邪由里还表，需要透邪外达、通畅血脉，或需先除表证时，均可应用汗法治疗。然而，由于病情有寒热、邪气有兼夹、体质有强弱，汗法又有辛温、辛凉的区别，也可与补法、下法、消法等其他治疗方法结合运用。

2. 吐法

吐法是通过涌吐作用，使停留在咽喉、胸膈、胃脘等部位的痰涎、宿食或毒物从口中吐出的一种治疗方法。吐法适用于实邪壅塞、病情急剧的病证，如因暴饮暴食而宿食停积在胃中，或误食毒物后尚未吸收，以及喉科急症等。《素问·阴阳应象大论》说："其高者，因而越之。"这是吐法的理论依据之一。然而，吐法毕竟是劫邪外出的一种治法，易损胃气，所以体虚气弱者，尤其是孕妇，必须慎用。

3. 下法

下法是通过荡涤肠胃，泻出有形积滞，使停留于肠胃的宿食、燥屎、冷积、瘀血、结痰、停水等从下窍而出，以祛邪除病的一种治疗方法。下法适用于实邪积滞胃肠，大便不通，燥屎内结，以及痰饮、瘀血、积水等邪正俱实之证。《素问·阴阳应象大论》说："其下者，引而竭之；中满者，泻之于内。"这就是下法的理论依据之一。下法又有寒下、温下、润下、逐水、攻补兼施之别，也可与其他治法配合运用。

4. 和法

和法是通过和解与调和的方法，使半表半里之邪，或脏腑、阴阳、表里失和之证得以解除的一类治法。《伤寒明理药方论》说："伤寒邪气在表者，必渍形以为汗；邪气在里者，必荡涤以为利；其于不内不外，半表半里，既非发汗之所宜，又非吐下之所对，是当和解则可以矣。"《广瘟疫论》说："寒热并用之谓和，补泻合剂之谓和，表里双解之谓和，平其亢厉之谓和。"这就是和法的理论依据。和法不同于汗、吐、下三法的专事攻邪，又不同于补法的专事扶正，其既能祛除病邪，又能调整脏腑功能，无明显寒热补泻之偏，性质平和，全面兼顾，适用于邪在少阳、肝脾不和、肠胃不和等证。

5. 温法

温法是通过温中散寒、回阳救逆等作用，使寒邪去，阳气复，经络通，血脉和，适用于脏腑经络因寒邪为病的一种治法。正如清代程钟龄在《医学心悟》中说："温者，温其中也。脏受寒侵，必用温剂（法）。"《素问·至真要大论》云"寒者热之""治寒以热"，就是温法的理论依据。但里寒证的形成，有外感、内伤的不同，或由寒邪直中于里，或误伤人体阳气，或阳虚以致寒从中生；又有部位深浅、程度轻重的差别。因此，温法又有温中祛寒、回阳救逆和温经散寒的区别。寒证常常伴随着阳虚，所以温法又常与补法配合运用。

6. 清法

清法是通过清热泻火、凉血解毒等作用，祛除里热病邪的一种治法。清法适用于里热证、火证、热毒证，亦可用于虚热之证。《素问·至真要大论》云"热者寒之，温者清之""治热以寒"，就是清法的理论依据之一。里热证有热在气分、营分、血分、热甚成毒以及热在某一脏腑之分，因而清法之中，又有清气分热、清营凉血、气血两清、清热解毒以及清脏腑热等不同。火热最易伤津耗液，又能伤气，所以运用清法时常配伍生津、益气之品。若温病后期，热灼阴伤，或久病阴虚而热伏于里，又当清热与滋阴并用，不可纯用苦寒直折之法，热必不除。

7. 消法

消法是通过消食导滞或消癥散结，使停积于体内的气、血、痰、食、水、虫等有形实邪渐消缓散的一种治法。消法适用于食积、虫积、气滞血瘀、癥瘕积聚、水湿内停、痰饮不化以及疮疡痈肿等病证。《素问·至真要大论》云"坚者削之""结者散之"，就是消法的理论依据之一。消法常与补法或下法配合运用，但仍然是以消为目的。

8. 补法

补法是通过滋养、补益人体气血阴阳的不足，增强机体抗病能力的一种治法。补法适用于各种里虚证，如气虚、血虚、阴虚、阳虚以及五脏虚损等。《素问·三部九候论》"虚则补之"，《素问·至真要大论》"损者温之"以及《素问·阴阳应象大论》所说"形不足者，温之以气；精不足者，补之以味"都是指此而言。补法的目的在于通过药物的补益，使人体脏腑或气血阴阳之间的失调重归于平衡，同时在正气虚弱不能祛邪时，也可用补法扶助正气，或配合其他治法，达到扶正祛邪的目的。所以补法也可以间接收到祛邪的效果，但一般是在无外邪时使用，以避免"闭门留寇"之弊。补法的具体内容甚多，既有补益气血阴阳的不同，又有分补五脏之侧重，但常用的治法分类仍以补气、补血、补阴、补阳以及阴阳并补、气血双补为主，这些治法已包括分补五脏之法。

总之，"八法"适用于表里、寒热、虚实等不同证候，但由于多数疾病病情复杂，往往一种治法不能完全满足治疗需要。所以，在具体运用时要通常达变，既可单独使用，也可以由2种或3种治法结合使用，照顾全面，治无遗邪。例如，下法与温法、补法结合运用而为温下、攻补兼施等，只有这样，才能衍化出多种治法，适应临床治疗的需要。正如《医学心悟》中指出，"一法之中，八法备焉；八法之中，百法备焉"。因此，临证处方，需要针对具体病证，灵活运用，使之切合病情，方能收到满意的疗效。

根据给药途径，治法又可分为内治法、外治法。临床各科用药以内服为主，外治法常见有敷、贴、洗、熏、喷（吹）、通导等。不论是内治还是外治，其组方用药的理论仍在"八法"范围。

思考与练习

一、单项选择题

1. 现经常引用的"八法"的总结提出者是（　　）。

A. 张景岳　　　　　B. 李东垣　　　　　C. 徐之才　　　　　D. 程钟龄

E. 张仲景

2. 下列不属于补法范畴的是（　　）。

A. 补阳　　　　　B. 补液　　　　　C. 补阴　　　　　D. 补气

E. 补血

二、多项选择题

1. 适用于消法的病证有（　　）。

A. 水湿内停　　　B. 气滞血瘀　　　C. 饮食停滞　　　D. 癥瘕积聚

E. 疳积虫积

2. 适用于和法的病证有（　　）。

A. 邪犯少阳　　　　B. 肝脾不和　　　　C. 表里同病　　　　D. 积滞不下

E. 气血营卫失和

三、思考题

"八法"包括哪些内容？

第二节　方剂的组成与变化

 学习目标

1. 掌握方剂的组成原则及其含义。

2. 熟悉方剂的组成变化。

在辨证审因、确立治法之后，就进入遣药组方阶段，此时需选择相宜的药物，确定必要的用量用法进行组合。而药物的功能各有长短，唯有通过合理的配伍，才能用其所长，制其偏性、毒性，消除或缓解对人体的不利影响，充分发挥其整体的作用，以适应复杂病证的治疗需要，即所谓"药有个性之专长，方有合群之妙用"。遣药组方的目的是增强、产生新的药物疗效，满足病情需要；或随证选药组方，以全面照顾复杂病情，扩大治疗范围；或降低、缓和药物毒性及烈性，调和药味，保障安全用药以及便于服用。历代医家在长期医疗实践中，不断总结、提炼方剂的组成原则及其变化规律。

一、组成原则

方剂的组成原则是选药组方的规矩和绳墨，具有指导意义。方剂的组成不是随意的药物堆积，或简单地、机械地相加药物，而是根据病情的需要，在辨证审因、确定治法的基础上，按照一定的组方原则，选择适合的药物，酌定剂量组合而成。

关于组方基本结构的理论，最早见于《黄帝内经》，《素问·至真要大论》说："主病之谓君，佐君之谓臣，应臣之谓使。"此后，历代医家对组方原则多有阐述，即以君、臣、佐、使来说明方剂中药物配伍的主次关系和用药原则。根据各家论述及历代名方的组成规律，方剂的组成原则可分析归纳如下。

（1）君药。君药是指针对主病或主证发挥主要治疗作用的药物。一般而言，其药效居方中诸药之首，用量相对较多，是方剂组成中不可缺少的主药。

（2）臣药。臣药的含义有 2 种：一是协助君药治疗主病或主证，二是针对兼病或兼证起主要治疗作用。

（3）佐药。佐药的意义有 3 种：一是佐助药，协助君、臣药以加强治疗作用，或直接治疗次要症状；二是佐制药，用来降低或消除君、臣药的毒性或峻烈之性；三是反佐药，即病重邪甚，可能拒药时，配用与君药性味相反而又能在治疗中起相成作用的药物，以防止药病格拒。

（4）使药。使药的意义有 2 种：一是引经药，能引领方中诸药直达病所，起到向导作用，如治上部疾患以桔梗为引，治下部疾患以牛膝为引；二是调和药，具有调和方中诸药的作用，使性味归经不同的药物能够协同起效。使药的药力较小，用量也轻。

方中君（主）、臣（辅）、佐、使药物的判定，主要依据药物在方中所发挥作用的主次，还与药效的强弱、用量的轻重有关。临床遣方用药并没有固定的模式，既不是君、臣、佐、使药都必须具备，也不是每味药只任一职。药味多少，君、臣、佐、使药是否齐备，全视具体病情及治疗要求的不同，以及所选药物的功能决定。但任何方剂组成中，君药都是不可缺少的。至于一方中君、臣、佐、使的药味多少和用量，须根据临床上辨证立法的需要而定。一般情况下，君药药味较少，臣、佐药的药味较多。在用量方面，君药比臣、佐、使药的药量要大，金代名医张元素有"力大者为君""为君最多，臣次之，佐使又次之"之说。至于有些药味繁多的大方子，或多个基础方剂组合而成的"复方"，分析时按其组成药物的功用归类，分清主次即可。为进一步阐述方剂的基本结构，以麻黄汤为例，进行分析。病因是外感风寒，主证是恶寒、发热、无汗、脉浮紧，兼证是喘咳。故用麻黄发汗解表，祛风散寒，宣肺平喘，治疗主证，为君药；桂枝协助麻黄发汗解表，为臣药；苦杏仁助麻黄宣肺平喘以治兼证喘咳，为佐药；炙甘草调和诸药，为使药。诸药合用，共奏发汗解表、宣肺平喘之效。

从麻黄汤组方的分析中可见，一首方剂合理组方，应依据辨证、治法的需要，选择药物，酌定用量，明确君、臣、佐、使药的配伍关系及作用，使之组成一个有机整体，达到最佳治疗效果。

二、组成变化

临证不依病机、治法选用成方，谓之"有方无法"；不据病情加减而墨守成方，又谓之"有方无药"。临证组方时，在遵循方剂君、臣、佐、使基本结构的同时，应根据患者体质强弱、年龄长幼、病情变化以及四时气候不同而灵活化裁，随证加减运用，做到"师其法而不泥其方，师其方而不泥其药"，才能切合病情，收到预期的效果。方剂的组成变化，归纳起来主要有以下形式。

1. 药味加减变化

药物决定了方剂的主要功效，药味的增减必然会导致方剂配伍关系发生改变，从而使方剂的功能受到影响。方剂药味增减变化，是为了更好地针对病证，使药证相宜。在主病、主证、基本病机以及君药不变的情况下，随着次要症状或兼证的不同，增减次要药物，适应病情的需要，一般称为随证加减。例如，桂枝汤（桂枝、芍药、生姜、大枣、炙甘草）主治外感风寒表虚证，症见发热、头痛、汗出、恶风、脉浮缓等；兼喘者，则加厚朴、苦杏仁

（桂枝加厚朴杏子汤），既能发表散寒，又能降逆平喘，这就是方剂中药味增加的变化。若桂枝汤证误用下法，兼见脉促胸满，则应减去性凉酸涩收敛的芍药（桂枝去芍药汤），使阳气上升外达，以消除胸满，利于解肌散邪，这就是方剂中药味减少的变化。此外，主要药物配伍变化会直接影响该方的主要作用，称为药物配伍的变化，实际上亦属于药味增减变化的范畴。例如，麻黄汤与麻黄杏仁甘草石膏汤均用麻黄、苦杏仁、甘草三药，而且均以麻黄为君药，不同之处在于两方君药的配伍（臣药）上，前者配桂枝，为发汗解表、宣肺平喘的辛温之剂，后者配石膏，则是辛凉宣泄、清肺平喘的辛凉之剂。由此可见，主要药物的配伍改变，对方剂的功效和主治影响较大。但需要注意的是，对成方加减时，不可减掉君药，否则就不是原方的加减，而是新方了。

2. 药量加减变化

在方剂组成药物不变的情况下，根据病情的需要，对方中药物的药量进行增减调整，药物主次关系与方剂功效、主治随之发生变化。例如，小承气汤与厚朴三物汤均由大黄、枳实、厚朴组成。小承气汤以大黄四两为君药，枳实三枚为臣药，厚朴二两为佐药，具有泻热通便的功效，是治疗热结便秘的方剂；而厚朴三物汤以厚朴八两为君药，枳实五枚为臣药，大黄四两为佐药，具有行气通便的功效，为治疗气滞便秘的方剂。两方相比，厚朴用量之比为1:4，枳实用量也不同，大黄用量虽同，但由于药物用量增减的变化，君、臣药和佐、使药的关系有所改变，治疗的作用和主治病证也就不同。二者每次实际服量也不同，小承气汤分二次服，厚朴三物汤分三次服。所以方名也随之改变，以示明显区别（可参考附录中的古今用药度量衡简释）。

3. 剂型更换变化

中药的剂型种类较多，且各有特点。同一方剂，因治疗需要而将剂型更换变化后，其治疗作用也发生相应变化。例如，理中丸是用于治疗脾胃虚寒的方剂，若改为汤剂，则作用快而力峻，适用于病情较急重者；反之，病情较轻或缓者，不能急于求效，则可改汤为丸，则作用慢而力缓。所以《伤寒论》中理中丸服法有"然不及汤"之说。这种以汤剂易为丸剂，意取缓治的方式，在方剂运用中极为普遍。

上述方剂变化的形式，可以单独应用，也可以相互结合使用，为方剂应用的灵活性所在。要应付纷繁复杂的病情，只有在熟练掌握方剂基本构成的基础上，灵活变化，才能真正达到辨证论治、治愈疾病的目的。

思考与练习

一、单项选择题

1. 在一个方剂中不可缺少的药物是（　　）。

A. 君药　　　　　　B. 臣药　　　　　　C. 佐药　　　　　　D. 使药

E. 引经药

2. 有关君药的认识，不确切的是（　　）。

A. 药力居方中诸药之首　　　　　　　　B. 用量较作为臣、佐药应用时大

C. 能引方中诸药以达病所　　　　　　　D. 针对主证或主病起主要治疗作用

E. 君药在方中是不可缺少的

3. 君药是（　　）。

A. 针对主病或主证起主要治疗作用的药物

B. 引方中诸药至病所的药物

C. 协助加强治疗作用，或直接治疗次要症状的药物

D. 以上皆是

E. 以上皆非

4. 方剂中药味的加减，一般不包括（　　）的加减。

A. 臣药　　　　　　B. 佐药　　　　　　C. 君药　　　　　　D. 使药

E. 药引

二、多项选择题

1. 佐药包括（　　）。

A. 佐助药　　　　　B. 佐制药　　　　　C. 引经药　　　　　D. 反佐药

E. 调和药

2. 药味加减变化包括（　　）。

A. 药味增加的变化　　　　　　　　　　B. 药物剂量减少的变化

C. 药味减少的变化　　　　　　　　　　D. 药味配伍的变化

E. 药物剂量增加的变化

三、思考题

方剂的组成变化有哪些？

第三节　中药的剂型

学习目标

1. 熟悉实用方剂与中成药的常用剂型和定义。

2. 了解常用剂型的特点。

剂型是药物制剂的形态。中药品种繁多，药性各异，且多组成复方使用，加之药物之间的作用十分复杂，临床需要各有不同，因此必须将药物加工制成一定的剂型，才能达到提高药效、降低毒性、安全有效、便于服用的目的。

中药制剂的发明与应用在我国有着悠久的历史，早在夏商时期甲骨文中就有制造药酒的记载，并出现了"伊尹造汤液"的传说；《黄帝内经》《神农本草经》收载了汤剂、丸剂、散剂、膏剂、酒剂等不同剂型。历经各代医家的发展，明代《本草纲目》所载剂型达40余种。新中国成立以来，随着现代科学技术的发展，许多新的剂型被研制出来，如片剂、注射剂、滴丸剂等。在此介绍常用剂型的主要特点及制备方法。

一、汤剂

汤剂古称汤液，是指将药物加水浸泡后，再煎煮一定时间，去渣取汁制成的液体剂型。汤剂主要供内服，外用时多用于洗浴、熏蒸及含漱。

汤剂是我国应用最早、最广泛的一种剂型。现代中药使用的剂型中以汤剂最多，作为主要剂型之一，汤剂饮片用量约占中药饮片用量的50%。

汤剂的特点是经口服进入胃肠道后可直接被吸收，药效发挥迅速，而且可以根据病情的变化随证加减，能较全面、灵活地照顾到每个患者或具体病变阶段的特殊性，适用于病情较重或病情不稳定的患者。其不足之处在于服用量大，某些药的有效成分不易煎出或易挥发散失，不适宜大量生产，携带也不便。

二、丸剂

丸剂是指药物细粉或药物提取物加适宜的黏合剂或其他辅料制成的球形或类球形制剂。丸剂属于传统剂型，与汤剂、散剂等比较，药效发挥迟缓，但作用时间长久，适于治疗慢性病，如治疗肾阴不足的六味地黄丸、治疗气血亏虚的人参归脾丸、治疗脾虚久泻的补中益气丸。正如李东垣所说："丸者缓也，不能速去病，舒缓而治之也。"尤其是糊丸和蜡丸，可在胃肠道中缓慢释放，属于传统的缓释制剂。由于丸剂需要直接口服，故婴儿一般不宜服用，必要时可研服。常用的丸剂有蜜丸、水丸、糊丸、浓缩丸等。

1. 蜜丸

蜜丸是指药物细粉用炼制的蜂蜜作黏合剂制成的丸剂。根据大小和制法不同，蜜丸分大蜜丸（每丸质量在0.5 g或以上的）、小蜜丸（每丸质量在0.5 g以下的）和泛丸法制备的水蜜丸3种。蜜丸适用于需要长期服药的慢性疾病和虚弱类疾病。

2. 水丸

水丸是指药物细粉以水或处方规定的酒、醋、蜂蜜水、药汁等为黏合剂制成的小球型丸剂。水丸较蜜丸崩解、溶解、吸收起效快，易于吞服，适用于解表、清热、理气等药剂。

3. 糊丸

糊丸是指药物细粉以淀粉糊、米糊为黏合剂所制成的丸剂。糊丸的特点是黏合力强，质地坚硬，崩解、溶解迟缓，内服可延长药效，减轻毒剧药或刺激性药的不良反应，减弱药物对胃肠的刺激。

4. 浓缩丸

浓缩丸是指药物或部分药物的煎液或提取液浓缩成浸膏，与适宜的辅料或药物细粉制成的丸剂。浓缩丸的特点是体积小，便于服用。

三、散剂

散剂是指药物或药物提取物经粉碎、均匀混合制成的粉状制剂，分为内服散剂和外用散剂，是我国传统剂型之一。内服散剂一般是研成细粉，以温开水冲服，量小者亦可直接吞服，如参苓白术散；亦有研成粗末，临用时加水煮沸十几分钟取汁服用的，称为煮散，如银翘散。"散者散也，去急病用之。"其特点是制作简便、吸收较快、节省药材、便于服用及携带。外用散剂一般用于外敷，撒布于创面或患病部位，如生肌散、如意金黄散等；亦有作点眼、吹喉等外用的，如冰硼散。散剂外用应研成极细粉末，以防刺激创面。

四、糖浆剂

糖浆剂是指含有药物提取物的浓蔗糖水溶液。它是在传统汤剂、煎膏剂的基础上，吸取西药糖浆的优点而发展起来的一种中成药剂型。因含有糖，糖浆剂可以掩盖某些药物的不适气味，便于服用，适用于小儿及虚弱患者，尤多见于小儿用药，但不宜用于糖尿病患者，如急支糖浆、夜宁糖浆、五味子糖浆。

五、合剂

合剂是指采用适宜方法用水或其他溶剂提取药物后，提取液浓缩制成的口服液体制剂（单剂量灌装者也可称"口服液"）。合剂既能保持汤剂的特点，又能避免汤剂临时煎煮的麻烦，便于携带、储存和服用。口服液的浓度更高，常加入矫味剂，因此用量小，口感好，作用快，质量稳定，携带方便，易保存。常见合剂如四君子合剂、八正合剂。

六、颗粒剂（冲剂）

颗粒剂（冲剂）是指药物提取物或药物细粉与适宜的辅料制成的具有一定粒度的颗粒状制剂。颗粒剂（冲剂）既保持了汤剂吸收快、起效迅速的特点，又具有携带、运输、储存方便的优势。颗粒剂（冲剂）按形状分为颗粒状和块状两种，按溶解性分为可溶型、混悬型、泡腾型，按辅料不同分为有糖型、无糖型等不同类型。常用的颗粒剂有感冒清热颗粒、板蓝根颗粒、双黄连颗粒等。

颗粒剂一般加温水或热水溶解或分散后服用，基本上适宜各种人群使用。颗粒剂药物容量大，在一定程度上可以保证中药的有效服用剂量，因此，药效一般比服用量小的剂型好，且生产、运输、携带和服用方便，在临床应用较多。泡腾颗粒仅能加水泡腾溶解后服用，切忌放入口中直接服用。

七、酒剂、酊剂

酒剂又称药酒，在我国已有数千年的历史，古称酒醴。酒剂是指药物用蒸馏酒提取成分制成的澄清液体制剂，并可加糖或蜂蜜矫味和着色。酒剂服用量少，吸收迅速，见效快，多用于治疗风寒湿痹、跌打损伤等，并可补虚养体，如国公酒、冯了性风湿跌打药酒、五加皮酒等。小儿、孕妇、心脏病及高血压患者不宜服用酒剂。

酊剂是指药物用规定浓度的乙醇提取或溶解而制成的澄清液体制剂，也可用流浸膏稀释制成，分内服和外用两种。酊剂的浓度根据药物的性质或用途而异，用普通药物制成的酊剂药物浓度为20%①，即每100 mL相当于原药物20 g；含有毒性药物的酊剂，药物浓度为10%。酊剂制备无须加热，杂质少，有效成分含量高，剂量准确，吸收迅速，如藿香正气水、消肿止痛酊等。

大部分酒剂、酊剂供内服，少数供外用。酒剂与酊剂的溶媒均含乙醇，而蛋白质、黏液质、树胶等成分都不溶于乙醇，故酒剂与酊剂的杂质较少，澄明度较好，长期储存不易变质。

八、胶囊剂

胶囊剂是将药物用适宜方法加工后，加入适宜辅料填充于空心胶囊或密封于软质囊材中的制剂，可分为硬胶囊、软胶囊（胶丸）和肠溶胶囊等，主要供口服用。

1. 硬胶囊

硬胶囊是将药物提取物或药物细粉与适宜辅料制成的均匀粉末、细小颗粒、小丸、半固体或液体等，填充于空心胶囊中的胶囊剂，如玉屏风胶囊、血脂康胶囊等。硬胶囊呈圆筒形，由上下配套的两节紧密套合而成，其大小用号码表示，可根据药物剂量的大小而选用。

2. 软胶囊

软胶囊是将药物提取物、液体药物与适宜辅料混匀后用滴制法或压制法密封于软质囊材中的胶囊剂。软胶囊一般适宜于半固体或液体药物，如藿香正气软胶囊、六味地黄软胶囊、都梁软胶囊等。

3. 肠溶胶囊

肠溶胶囊是指不溶于胃液，但能在肠液中崩解而释放的胶囊剂。肠溶胶囊适宜于对胃有刺激或在胃中不稳定的药物，特别适宜于治疗肠道疾病，可以直达病所，不在胃中消耗药物，如消栓肠溶胶囊。还有一种结肠定位胶囊，仅在结肠崩解，对治疗便秘、结肠炎具有靶向作用。

胶囊剂的特点如下。

（1）可掩盖药物不适的苦味及臭味，使其整洁、美观、容易吞服。

（2）药物的生物利用度高。胶囊剂与丸、片剂不同，制备时可不加黏合剂，无须加压，

---

① 本书中溶液的百分比，除另有规定外，系指溶液100 mL中含有溶质若干克。

所以在胃肠崩解快，一般服后 3 ~ 4 min 即可崩解释放药物，显效较丸、片剂快，吸收好。

（3）提高药物稳定性。对光敏感的药物、遇湿热不稳定的药物，可装入不透光胶囊中，防护药物不受光线和空气中水分的作用，从而提高稳定性。

（4）弥补其他固体剂型的不足。例如，含油量高因而不易制成丸、片剂的药物，可制成胶囊剂，如将牡荆油制成软胶囊。

（5）可定时、定位释放药物。例如，将药物先制成颗粒，然后用不同释放速度的包衣材料进行包衣，按所需比例混合均匀，装入空心胶囊中，即可达到延效的目的。若需在肠道中显效，可制成肠溶胶囊。

九、片剂

片剂是将药物提取物或药物细粉与适宜辅料混匀压制或用其他适宜方法制成的圆片状或异形片状的制剂。具有苦味和臭味的药物可压片后再包糖衣，使其便于服用。需在肠道吸收的药物，则可包肠溶衣，使之在肠道中崩解。片剂以口服普通片为主，另有含片、咀嚼片、泡腾片、阴道片、阴道泡腾片和肠溶片等。

片剂具有以下特点。

（1）片剂剂量准确，片内药物含量差异较小。

（2）片剂为干燥固体，质量稳定，某些易氧化变质及潮解的药物可借包衣加以保护，所以受光线、空气、水分等的影响较小。

（3）一般情况下，片剂的溶出速率及生物利用度较丸剂好。

（4）儿童和昏迷患者不易吞服，含挥发性成分的片剂储存较久时含量下降。

十、膏剂

膏剂是将药物用水或植物油熬煮去渣而制成的剂型，分为内服和外用。内服膏剂又有流浸膏剂、浸膏剂、煎膏剂 3 种，外用膏剂有软膏剂、膏药等。其中，流浸膏剂与浸膏剂多用于调配其他制剂，如糖浆剂、颗粒剂、片剂、丸剂等。

1. 煎膏剂

煎膏剂又称膏滋，是药物加水煎煮，去渣浓缩后加炼蜜或糖制成的半流体剂型。其特点是体积小、含量高、便于服用、口味甜美、滋润补益，一般用于需长时间用药的慢性虚证患者，如八珍益母膏、养阴清肺膏、二冬膏等。

2. 软膏剂

软膏剂又称药膏，是将药物细粉与适宜的基质混合制成的具有适当稠度的半固体外用制剂，多用于皮肤、黏膜或创面。药物慢慢通过皮肤或黏膜吸收，持久发挥疗效，适用于外科疮疡、烧烫伤等。

3. 膏药

膏药是以植物油将药物炸至一定程度，去渣，浓缩至滴水成珠，加入红丹等搅匀，冷却制成的。用时将膏药加温软化，摊涂在布或纸上，贴于患处或穴位上，可用于治疗疮疡肿毒、跌打损伤、风湿痹痛以及腰痛、腹痛等，如狗皮膏。

十一、注射剂

注射剂亦称针剂，是药物经过提取、精制、灭菌等步骤制成的无菌液体制剂或供配制成液体的无菌粉末，可供皮下、肌内、静脉等注射。注射剂具有剂量准确、药效迅速、适于急救、不受消化系统影响的特点，对于神志不清、昏迷、难以口服用药的患者尤为适宜，如生脉注射液等。

无论是无菌液体制剂还是无菌粉末，均以液体状态直接注射入人体的组织、血管或器官内，所以吸收快，作用迅速、可靠。特别是静脉注射，药液直接进入血液循环，更适于抢救危重患者。临床上常遇到处于神昏、抽搐、惊厥等状态的难以口服给药的患者或患消化系统疾病不能口服的患者，注射是有效的给药途径。

十二、栓剂

栓剂古称坐药或塞药，是药物细粉与基质混合制成的，具一定形状的固体制剂，用于腔道并在其间融化或溶解而释放药物，能杀虫止痒、润滑、收敛等。《伤寒杂病论》中载有最早的阴道栓与肛门栓。栓剂的特点是通过腔道黏膜吸收，有50% ~70%的药物不经过肝脏而直接进入体循环，减少药物在肝脏中的"首过效应"（药物经胃肠道吸收后，在进入体循环前被肝脏代谢，使药效降低），亦可减少药物对肝脏的毒性和副作用，还可避免肠胃消化液对药物的影响及药物对胃黏膜的刺激。婴幼儿直肠给药尤为方便，如小儿退热栓等。

十三、灸剂

灸剂是将艾叶捣、碾成绒状，或加其他药物卷制成一定大小的形状后，置于体表的某些穴位或患处，点燃熏灼，使之产生温热或灼痛感，达到预防或治疗疾病目的的一种外用剂型，如艾条。

以上诸种剂型，各有特点，应根据病情与方剂的特点酌情选用。

【知识拓展】--

中药滴丸

中药滴丸是在传统丸剂基础上发展起来的一种新型制剂，是中药提取物与适宜的固体基质加热熔融混匀后，滴入不相混溶、互不作用的冷凝介质中，收缩冷凝而制成的制剂。

1. 特点

（1）根据处方设计可达到速效、长效、高效的目的。

（2）可控制药物释放部位及多途径给药（口服、舌下、腔道等）。

（3）设施简单，无粉尘飞扬。

2. 制备方法

药物 + 基质→混悬或熔融→滴制→冷却→洗丸→干燥→选丸→质检→分装。

3. 种类及应用

中药滴丸制剂包括速效高效滴丸、缓释控释滴丸、溶液滴丸、栓剂滴丸、硬胶囊滴丸、包衣滴丸、脂质体滴丸、肠溶衣滴丸和干压包衣滴丸等。

思考与练习

一、单项选择题

1. 将药物粉碎，混合均匀，制成粉末状制剂，属于（　　）。

A. 汤剂　　　　　　B. 丸剂　　　　　　C. 膏剂　　　　　　D. 散剂

E. 合剂

2. 长期风湿痹痛的患者比较适合的剂型是（　　）。

A. 汤剂　　　　　　B. 蜜丸　　　　　　C. 散剂　　　　　　D. 酒剂

E. 注射剂

二、多项选择题

膏剂包括（　　）。

A. 煎膏剂　　　　　B. 软膏剂　　　　　C. 膏药　　　　　　D. 流浸膏剂

E. 浸膏剂

三、思考题

1. 片剂具有哪些特点？

2. 中药的剂型有哪几种？

第四节　方剂的煎服法

 学习目标

1. 掌握方剂的煎药方法。

2. 熟悉方剂的服药方法与服药时间。

3. 了解方剂的煎药用具、煎药用水、煎药火候。

方剂的用法包括煎法和服法。煎法和服法恰当与否，对治疗效果有一定的影响，应引起注意。

一、煎法

汤剂是临床常用剂型，历代医家十分重视汤剂的煎法。李时珍说："观夫茶味之美恶，饭味之甘馏，皆系于水火烹任之得失，即可推矣。"徐灵胎《医学源流论》说："煎药之法，最宜深讲，药之效不效，全在乎此。"

1. 煎药用具

煎药用具的选择以化学性质稳定，不易与所煎之药起化学反应为前提。煎药器具以砂锅、搪瓷器具为佳，其具有受热均匀、保温性能好、化学性质稳定、价廉等优点，也可选择耐高温玻璃器皿及化学性质比较稳定的不锈钢器皿等。切忌使用铁、铝制等器皿，煎好的药液也应避免与这类器皿直接接触，以免发生化学反应，损害人体健康。煎煮液的包装材料和容器应当无毒、卫生、不易破损，并符合有关规定。

2. 煎药用水

除处方有特殊规定外，煎药用水应以洁净为原则，如自来水、井水或蒸馏水等，忌用反复煮过的水。用水量视药量而定，一般以漫过药物 3 cm 为合宜。煎药前应用常温水浸泡药物至透，这样才能使药物有效成分充分煎出，发挥应有的疗效。

3. 煎药火候

前人有"武火""文火"之分。急火煎称为武火，慢火煎称为文火。煎药时一般"先武后文"，即开始用武火，煎沸后用文火。《本草纲目》记载："先武后文，如法服之，未有不效者。"

4. 煎药方法

煎药前，先将药物放入容器内，加冷水漫过药面浸透。煮沸后改用文火，以免药液溢出及过快熬干。煎药时不宜频频打开锅盖，以尽量防止气味走失，减少挥发成分的外溢。解表、清热、芳香类药物宜武火急煎，不宜久煎，以免药性挥发，药效降低甚至改变，如麻黄、薄荷、金银花、桂枝、菊花等；厚味滋补类药物宜文火久煎，使药物有效成分更好地溶出，如党参、熟地黄等；又如乌头、附子、狼毒等毒性药，亦宜文火久煎，可减低毒性。若药物煎煳须弃去，不可加水再煎。某些药物性味、质地不同，煎法比较特殊，处方上须注明。特殊煎药方法主要如下。

（1）先煎。先煎的目的是延长药物的煎煮时间，使药物难溶性成分充分煎出。一般来说，需先煎的药物，经武火煮沸后，文火煎煮 10 ~ 20 min，再加入用水浸泡过的其他药物合并煎煮。需要先煎的药物如下。

1）矿物、动物骨甲类药物，如蛤壳、龙骨、龙齿、紫石英、寒水石、石决明、珍珠母、瓦楞子、鳖甲、龟甲、鹿角霜、磁石、牡蛎、石膏、赭石、自然铜等。因其质地坚硬，有效成分不易煎出，故应打碎先煎 20 min，方可与其他药物同煎。

2）某些有毒药物，应先煎 1 ~ 2 h，达到降低或消除毒性的目的。例如，含有毒成分乌头碱的生川乌、生草乌或附子，经 1 ~ 2 h 煎煮后，乌头碱可分解为乌头次碱，进而分解为乌头原碱，使毒性大为降低。

（2）后下。后下的目的是缩短药物的煎煮时间，减少药物因煎煮时间过久所造成的成分散失。一般来说，在其他药物文火煎煮 15～20 min 后，放入需后下的药物再煎煮 5～10 min 即可。需要后下的药物如下。

1）气味芳香的药物，一般在其他药物煎好前 5～10 min 入煎即可，如降香、沉香、薄荷 、砂仁、白豆蔻等。因其含挥发性成分，故不宜煎煮时间过久，以免有效成分散失。

2）久煎后有效成分易被破坏的药物，一般在其他药物煎好前 10～15 min 入煎即可，如钩藤、生大黄、番泻叶等。

（3）包煎。包煎是指把药物装在用棉纱制成的布袋中，扎紧袋口后与群药共同煎煮。需要包煎的药物主要有以下几类。

1）含黏液质较多的药物，包煎后可避免在煎煮过程中黏糊锅底，如车前子、葶苈子等。

2）含绒毛较多的药物，包煎后可避免脱落的绒毛混入煎液，刺激咽喉引起咳嗽，如旋覆花、枇杷叶等。

3）花粉等微小药物，因总表面积大，疏水性强，故也宜包煎，以免因其漂浮而影响有效成分的煎出，如蒲黄、海金沙、蛤粉等。

（4）烊化（溶化）。胶类中药不宜与群药同煎，以免因煎液黏稠而影响其他药物成分的煎出或结底糊化。可将此类药置于已煎好的药液中，加热溶化，再一起服用。也可将此类药置于容器内，加适量水加热溶化或隔水炖化后，再兑入群药煎液中混匀分服。宜烊化的药物有阿胶、鳖甲胶、鹿角胶、龟甲胶等。

（5）另煎。对于一些贵重中药，为使其成分充分煎出，减少被其他药渣吸附引起的损失，需先单独煎煮取汁后，再将渣并入其他药物合煎，然后将前、后煎煮的药液混匀后分服。人参、西洋参、西红花等质地较疏松者，通常需另煎 30～40 min；而羚羊角、水牛角等质地坚硬者，则应单独煎煮 2～3 h。

（6）兑服。液体中药与其他药物共同煎煮，往往会影响其成分，故应待其他药物煎煮去渣取汁后，再行兑入服用，如黄酒、竹沥、鲜藕汁、姜汁、梨汁、蜂蜜等。

（7）冲服。一些用量少或贵细中药宜先研成粉末再用群药的煎液冲服，避免因与其他药同煎导致其成分被药渣吸附而影响药效。此类药如麝香、牛黄、雷丸、蕲蛇、三七、鹿茸、沉香、金钱白花蛇等。

（8）煎汤代水。质地松泡、用量较大，或泥土类不易滤净药渣的药物，可先煎 15～25 min，去渣取汁，再与其他药物同煎，如夏枯草、灶心土等。

二、服法

服法是否恰当，对疗效也有一定影响。服法包括服药时间和服药方法。

1. 服药时间

药物治疗疾病有不同的特点，根据病情和药效，服药时间有饭前、饭后和早晚的区别。

一般药物宜于饭后服，滋补药宜饭前服，驱虫和泻下药宜空腹服，安眠药宜睡前服，抗疟药宜在发作前 1~2 h 服用，健胃药和对胃肠刺激性较大的药物宜饭后服药，均应略有间隔，以免影响疗效。重病者不拘时间，迅速服用，有的也可煎汤代茶饮。个别方剂有特殊服法，如鸡鸣散在天明前空腹冷服，效果较好。总之，应根据病情需要和药物功效确定不同的服药时间，以便取得好的治疗效果。

2. 服药方法

服药方法一般是一剂分为二次或三次服用；病情紧急的一次顿服；同时还可根据需要，持续服药，以维持疗效。服药一般一日一剂，分为头煎、二煎，如遇特殊情况，亦可一日连服两剂，以增强药力。

汤剂一般应在温而不凉时服用，但热证患者宜冷服，寒证患者宜热服。例如，发散风寒药最好热服，服后避风寒，使遍身持续地微微有汗为宜。如遇昏迷或吞咽困难患者，可用鼻饲法给药。

使用峻烈或毒性药，应审慎从事，宜先进小量，逐渐增加，有效即止，慎勿过量，以免造成中毒。总之，在治疗过程中，还应根据病情的需要和药物的功效来决定不同的服药方法。

【知识拓展】

桂枝汤

[组成] 桂枝 9 g　芍药 9 g　炙甘草 6 g　生姜 9 g　大枣 6 g

[功效] 解肌发表，调和营卫。

[主治] 外感风寒。症见头痛发热，汗出恶风，鼻鸣干呕，苔白不渴，脉浮缓或浮弱。

本方服法极为讲究，首先是药煎成取汁，"适寒温"服，"服已须臾，啜热稀粥"，借水谷之精气，充养中焦，不但易为酿汗，更可使外邪速去而不致复感。同时"温覆令一时许"，即避风助汗之意。待其"遍身漐漐，微似有汗者"，是肺胃之气已和，津液得通，营卫和谐，腠理复固，所以说"益佳"。至于服后汗出病瘥，停后服；不效，再服，"乃服至二、三剂"。禁食生冷、黏腻、酒肉、臭恶等物，尤其是"不可令如水流漓，病必不除"。这是服解表剂后应该注意的通则。

思考与练习

一、单项选择题

1. 生川乌、生草乌、附子等毒烈性药物宜（　　）。

A. 先煎　　　　　　B. 后下　　　　　　C. 包煎　　　　　　D. 另煎

E. 冲服

2. 下列药物应后下的是（　　　）。

A. 阿胶　　　　　　　B. 人参　　　　　　C. 砂仁　　　　　　D. 龟板

E. 胖大海

3. 矿物、动物骨甲类药物煎煮时应（　　　）。

A. 另煎　　　　　　　B. 后下　　　　　　C. 包煎　　　　　　D. 先煎

E. 冲服

二、多项选择题

煎药用具宜选用（　　　）。

A. 砂锅　　　　　　　B. 铁锅　　　　　　C. 铝锅　　　　　　D. 搪瓷器

E. 耐高温玻璃器皿

三、思考题

哪些中药饮片煎煮时需要先煎？

第三章

中成药基本知识

中成药是指在中医药理论指导下，以中药饮片为原料，获得国家药品监督管理部门批准，按照规定处方和标准，制成一定剂型，可以在市场作为商品出售的中药制剂成品，简称成药，又称为中药成方制剂。它与西药的区别在于其生产和使用是在中医药理论指导下进行的，而西药的生产和使用是在西医药理论指导下进行的。所以中成药使用说明书中"功能主治"项下写有中医药概念、术语，而西药使用说明书中没有中医药概念、术语。中成药应质量可控，安全有效，可供临床辨证使用，或供患者根据需要直接购用（限非处方药）。

中成药分为处方药与非处方药。处方药是指必须凭执业医师或执业助理医师处方方可调配、购买，并在医师指导下使用的药品；非处方药是不需要凭执业医师或执业助理医师处方，消费者可以自行判断购买和使用的药品。

中成药是我国中医药文化的重要组成部分，有着悠久历史和丰富内容，是历代医家在千百年来的临床实践中总结配制而成的。中成药是我国具有独立知识产权的药品，也是我国医药学家对人类健康的巨大贡献。中成药以疗效显著，运输、保存、携带、服用方便，副作用小而著称，是我国临床医疗不可缺少的治疗药物。中成药不仅为我国所喜用，而且在国际上享有较高的声誉。

第一节　中成药的处方来源与组方原则

 学习目标

1. 熟悉中成药命名的基本方法、中成药的分类方法。
2. 了解中成药新药命名的基本方法。

一、中成药的处方来源

中成药是以中药饮片为原料，在中医药理论指导下，按规定的处方和标准加工制成的具有一定剂型的成品药，具有疗效确切、无须煎煮、易于携带、使用方便、可大规模生产的优点。中成药绝大多数为复方制剂，由成方衍生而来，其处方来源大致可归纳为古典名方、经验方和新研制方3个方面。

1. 古典名方

这类古方具有组成严谨、药效确切等优点，主要包括秦汉至清代以前文献所载之名方，如《伤寒论》《金匮要略》《千金要方》《本草纲目》《太平惠民和剂局方》《温病条辨》等著名方书所载之方，为传统精品中成药的主要来源。

2. 经验方

经验方包括名医验方和民间验方。

（1）名医验方。名医验方是指由中医临床各科中长期从事临床实践，经验丰富的著名医生所开具的处方。这类处方多是名医针对各自的专长病证而设，以反复的临床实践证明，疗效确切的经验方，是新药研发可以借鉴的方剂来源。

（2）民间验方。民间验方是指流传在民间的大量秘方、验方。这类处方具有与中医常规处方不同、药味精专、药效奇特的特点，是中医处方的特色之一，是研发药少力专新药的基础。

3. 新研制方

新研制方包括协定处方和科研处方。

（1）协定处方。协定处方是指医院以经验方为基础，或针对临床常见病、多发病、疑难杂症，由中医名家集体拟定处方，并获取上级有关部门批准制成的医院内部制剂。这类处方有较好的临床基础，功效、主治都比较明确，重复性好，是新药研发重要的方剂来源。

（2）科研处方。科研处方是指某些单位承担的科研课题中所研究的处方。科研课题大多以现代的科技手段探讨药物的活性成分、作用机制以及安全性等内容，是研发中药现代化制剂的重要依据。

二、中成药的组方原则

中成药的组成，是根据病情需要，在辨证立法的基础上，选用适当的药物，按照配伍原则组成的。因此，每一种中成药的处方，都不是数味药物的偶然并列，也不是同类药效的药物笼统相加，而是有一定组成原则的。

1. 按配伍原则组方

多数来源于古典名方的中成药，是古人遵循中医理论，按照"君、臣、佐、使"的配伍原则组方的。它的组方法度严谨，结构合理。源于经验方的中成药，虽大多数仍按"君、臣、佐、使"的配伍原则组方，但有些品种药多庞杂，常由数组药物组成，作用重叠，很难分辨。例如，经验方宁嗽化痰丸，方中含清化热痰、温化寒痰、止咳平喘、理气化痰、敛肺止咳几类药物，共有10味之多，可谓面面俱到，用于各种类型的咳嗽气喘证。这类中成药的适用范围广，但针对性、专一性不足，大多用于较轻的病证和疾病初起阶段。

有关配伍原则的理论，早在《神农本草经》中就有"七情"说，即单行、相须、相使、相畏、相杀、相恶、相反。在一般情况下，相恶、相反属于方剂配伍禁忌。常用的4种配伍方法如下。

（1）相须配伍。由2种或2种以上的药物组成，其功用基本相似，配伍应用则能明显提高疗效，即相须配伍。例如，大承气汤中大黄配芒硝，以奏泻热通便作用；葛根芩连汤中黄连配黄芩，以奏清热燥湿作用等。

（2）相使配伍。由2种或2种以上的药物组成，其功用既有共性又有明显差异，一般以一种药为主，而以另一种药为辅，辅药能增强主药的治疗作用，并能兼治病证表现的其他方面，即相使配伍。例如，麻子仁丸中大黄配厚朴，厚朴既能增强大黄泻下作用，又能行气消胀；防己茯苓汤中黄芪配茯苓，茯苓既能增强黄芪益气作用，又能消肿宁心。

（3）相畏（相杀）配伍。由2种或2种以上的药物配伍组成，其中一种药的毒性或不良作用能被另一种药制约或消除，方药经过合理配伍后不影响其正常发挥治疗作用，并能明显提高疗效，即相畏配伍。例如，小半夏汤中半夏配生姜，既能增强半夏降逆化痰作用，又能减弱其毒性；十枣汤中甘遂、大戟、芫花配伍大枣，既能增强行水作用，又能减弱甘遂、大戟、芫花毒性；生天南星配生姜，既能增强生天南星温阳化痰作用，又能减弱生天南星之毒性。

相杀与相畏的配伍机理基本相同，其作用特点没有本质区别。

（4）相反配伍。相反配伍一是指"十八反"等配伍禁忌，临床中应当禁用或慎用；二是指药性作用相反配伍，如寒药配热药、补药配泻药、升药配降药、发散药配收敛药等，这是临床中常用的一种配伍方法，可提高治疗效果。

2.按现代科学组方

按《新药审批办法》或《药品注册管理办法》研制，经过政府相关部门批准生产的中成药，有一部分按照中医理论组方，也有一部分按照现代医学理论和工艺方法，根据药物的化学成分、动物实验或有关报道资料组方而成。这类中成药针对性强，常是治疗某一种疾病的有效药物，对于已经确诊的患者，使用起来比较方便。

【知识拓展】

中药材和中药饮片

中药材是中药饮片的原料，指符合药品标准的药用植物、动物、矿物除去非药用部位后形成的商品药材。

中药饮片是指可直接用于调配处方或制剂生产的中药材及其加工炮制品。中医临床用来治病的药物是中药饮片和中成药，而中成药的原料亦是中药饮片而非中药材。

中药材和中药饮片同属药品范畴，一直以来，二者无法定概念，人们通常以"中药"冠之，从而导致二者名称混淆不清。根据工作实践，对二者进行比较分析如下。

1.相同点

（1）来源相同。中药材及其饮片的科名、植（动）物名、学名、药用部位及采收季节和产地加工等都相同。

（2）部分中药材与其饮片性状相同。性状包括药物的外观、质地、横断面、气味及物理常数等。绝大多数细小种子类、果实类药物的药材和生品饮片性状完全相同，其他如一些花类、树脂类药物也存在类似现象。

2. 不同点

（1）处方应付不同。中药材及其饮片名称虽然相同，但临床处方应付不同，无特殊说明的，均付饮片。

（2）加工方法不同。中药材只需经过简单的产地加工，而中药饮片则是原药材经净选、切制和其他炮制工艺后制成的具有一定规格的炮制品。可见，中药饮片将被视同成药管理。

思考与练习

一、多项选择题

中成药的处方来源包括（　　　）。

A. 古典名方　　　　B. 名医验方　　　　C. 协定处方　　　　D. 民间验方

E. 科研处方

二、思考题

中成药的组方原则是什么？

第二节　中成药的命名与分类

 学习目标

1. 掌握中成药的分类方法。

2. 熟悉中成药命名的基本方法。

3. 了解中成药新药命名的基本方法。

2017 年，国家食品药品监督管理总局根据中成药命名现状，结合有关中成药命名的研究新进展制定了《中成药通用名称命名技术指导原则》，规定中成药命名按指导原则进行。

一、命名基本原则

1. "科学简明，避免重名"原则

（1）中成药通用名称应科学、明确、简短、不易产生歧义和误导，避免使用生涩用语。一般字数不超过8个字（民族药除外，可采用约定俗成的汉译名）。

（2）不应采用低俗、迷信用语。

（3）名称中应明确剂型，且剂型应放在名称最后，如××丸等。

（4）名称中除剂型外，不应与已有中成药通用名重复，避免同名异方、同方异名的产生。

2. "规范命名，避免夸大疗效"原则

（1）一般不应采用人名、地名、企业名称或濒危受保护动、植物名称命名。

（2）不应采用代号、固有特定含义名词的谐音命名，如×0×、名人名字的谐音等。

（3）不应采用现代医学、药理学、解剖学、生理学、病理学或治疗学的相关用语命名，如名称中不得含"降糖""降压""降脂""消炎""癌"等字样。

（4）不应采用夸大、自诩、不切实际的用语，如"宝""灵""精""强力""速效""御制""秘制"等（名称中含药材名全称及中医术语的除外）。

3. "体现传统文化特色"原则

将传统文化特色赋予中药方剂命名是中医药的文化特色之一，因此，中成药命名可借鉴古方命名充分结合美学观念的优点，使中成药的名称既科学规范，又体现一定的中华传统文化底蕴。但是，名称中所采用的具有文化特色的用语应当具有明确的文献依据或公认的文化渊源，并避免夸大疗效。

二、中成药的命名

1. 单味制剂命名

（1）一般应采用中药材、中药饮片、中药有效成分、中药有效部位加剂型命名，如花蕊石散、丹参口服液、巴戟天寡糖胶囊等。

（2）可采用中药有效成分、中药有效部位与功能结合剂型命名。

（3）中药材人工制成品的名称应与天然品的名称有所区别，一般不应以"人工××"加剂型命名。

2. 复方制剂命名

中成药复方制剂根据处方组成的不同情况可酌情采用下列方法命名。

（1）采用处方主要药材名称的缩写加剂型命名，但其缩写不能组合成违反其他命名要求的含义。例如，香连丸由木香、黄连组成，桂附地黄丸由肉桂、附子、熟地黄、山药、山茱萸、茯苓、牡丹皮、泽泻组成，葛根芩连片由葛根、黄芩、黄连、甘草组成。

（2）采用主要功能（只能采用中医术语表述功能，下同）加剂型命名。该类型命名中，可直接以功能命名，如补中益气合剂、除痰止嗽丸、补心丹、定志丸等；也可采用比喻、双关、借代、对偶等各种修辞手法来表示方剂功能，如交泰丸、玉女煎、月华丸、玉屏风散等。示例如下。

1）采用比喻修辞命名，即根据事物的相似点，用具体、浅显、熟知的事物来说明抽象、深奥、生疏的事物。玉屏风散："屏风"二字，取其固卫肌表，抵御外邪（风）之义。"玉屏风"之名，以屏风指代人体抵御外界的屏障，具有浓郁的传统文化气息，体现了中医形象思维的特质。月华丸："月华"，古人指月亮或月亮周围的光环。月华丸能滋阴润肺，治疗肺痨之病。因肺属阴，为五脏之华盖，犹如月亮之光彩华美，故名"月华丸"。

2）采用双关修辞命名，即在一定的语言环境中，利用词的多义或同音的条件，有意使语句具有双重意义，言在此而意在彼，如抵当汤。抵当汤由水蛭、虻虫、桃仁、大黄组成，用于下焦蓄血所致之少腹满痛，小便自利，身黄如疸，精神发狂等症，有攻逐蓄血之功。"抵当"可能是主药水蛭之别名，但更多意义上通"涤荡"，意指此方具有涤荡攻逐瘀血之力。

3）采用借代修辞命名，即借一物来代替另一物出现，如更衣丸等。更衣丸由朱砂、芦荟组成，取酒和丸，用黄酒冲服，有泻火通便之功，用于治疗肠胃燥结，大便不通，心烦易怒，睡眠不安诸症。"更衣"，古时称大、小便之婉辞。以更衣代如厕，既不失文雅，又明了方义。

4）采用对偶修辞，即用两个结构相同、字数相等、意义对称的词组或句子来表达相反、相似或相关的意思，如泻心导赤散等。泻心导赤散，功能泻心脾积热，临床常用于治疗心脾积热所致的口舌生疮。"泻心"与"导赤"属于对偶中的"正对偶"，前后表达的意思同类或相近，互为补充。

（3）采用药物味数加剂型命名，如四物汤等。四物汤由当归、川芎、白芍、熟地黄组成，为补血剂的代表方。

（4）采用剂量（入药剂量、方中药物剂量比例、单次剂量）加剂型命名，如七厘散、六一散等。七厘散具有散瘀消肿，定痛止血的功能。七厘散过服易耗伤正气，不宜大量久服，一般每次只服"七厘"，即以每次用量来命名。六一散由滑石粉、甘草组成，两药剂量比例为6∶1，故名。

（5）以药物颜色加剂型命名。以颜色来命名的方剂大多因成品颜色有一定的特征性，给人留下深刻的印象，故据此命名，便于推广与应用，如桃花汤等。桃花汤的药物组成为赤石脂一斤，干姜一两，粳米一斤，因赤石脂色赤白相间，别名桃花石，煎煮成汤后，其色淡红，鲜艳犹若桃花，故名桃花汤。

（6）以服用时间加剂型命名，如鸡鸣散等。"鸡鸣"是指鸡鸣时分，鸡鸣散须在清晨空腹时服下，故名。

（7）可采用君药或主要药材名称加功能及剂型命名，如龙胆泻肝丸、当归补血汤等。龙胆泻肝丸具有泻肝胆经实火，除下焦湿热之功效，方中君药龙胆有泻肝胆实火的作用。当归补血汤具有补气生血之功效，方中主药当归有益血和营的作用。

（8）可采用药味数与主要药材名称，或者药味数与功能或用法加剂型命名，如五苓散、三生饮等。五苓散方中有猪苓、泽泻、白术、茯苓、桂枝，同时含两个"苓"，故名。三生饮方中草乌、厚朴、甘草均生用，不需炮制，厚朴、甘草生用较为常见，但草乌多炮制后入药，有别于其他方，强调诸药生用，是其特征。

（9）可采用处方来源（不包括朝代）与功能或药名加剂型命名，如指迷茯苓丸等。名称中含"茯苓丸"的方剂数量较多，指迷茯苓丸是指来自《全生指迷方》的茯苓丸，缀以"指迷"，意在从方剂来源区分之。

（10）可采用功能与药物作用的病位（中医术语）加剂型命名，如温胆汤、养阴清肺丸、清热泻脾散、清胃散、少腹逐瘀汤、化滞柔肝胶囊等。

（11）可采用主要药材和药引结合并加剂型命名，如川芎茶调散以茶水调服，故名。

（12）儿科用药可加该药临床所用的科名，如小儿消食片等。

（13）可在命名中加该药的用法，如小儿敷脐止泻散、含化上清片、外用紫金锭等。

（14）在遵照命名原则的条件下，命名可体现阴阳五行、古代学术派别思想、古代物品的名称等，以突出中国传统文化特色，如左金丸、玉泉丸等。左金丸有清泻肝火，降逆止呕之功。心属火，肝属木，肺属金，肝位于右而行气于左，肝木得肺金所制则生化正常。清心火以佐肺金而制肝于左，所以名曰"左金丸"。玉泉丸有益气养阴，清热生津之效。"玉泉"为泉水之美称，亦指口中舌下两脉之津液。用数味滋阴润燥、益气生津之品组方，服之可使阴津得充，津液自回，口中津津常润，犹如玉泉之水，源源不断，故名"玉泉丸"。

三、中成药的分类

中成药分类方法较多，包括以组成药物数量、种类、剂型、功效及主治病证分类等。

1. 按功效分类

按中成药的功能主治，可将中成药分为解表类、泻下类、和解类、清热类、祛暑类、温里类、补益类、祛湿类、消食类、驱虫类等。此分类方法符合中医理法方药特点，利于临床辨证选药和药店经营。

2. 按剂型分类

中成药的剂型繁多，除传统的剂型外，现代临床不断研制出新的剂型。按不同剂型进行分类，即将制备工艺相仿、制剂形式相似的中成药归为一类，有利于中成药经营、保管。

（1）按存在形式，可将中成药分为固体制剂、半固体制剂、液体制剂和气体制剂。

1）固体制剂：颗粒剂、胶囊剂、丸剂、滴丸剂、片剂、胶剂、栓剂、丹剂、贴膏剂、涂膜剂等。

2）半固体制剂：煎膏剂、软膏剂、凝胶剂等。

3）液体制剂：合剂、酒剂、酊剂、糖浆剂、注射剂等。

4）气体制剂：气雾剂等。

（2）按给药途径和服用方法分类。按给药途径分类，中成药有口服给药、直肠给药、注射给药等；按服用方法分类，中成药可分为内服制剂和外用制剂等。

3. 按病证分类

按病证分类中成药是按病证分类方剂的沿用。《五十二病方》《伤寒杂病论》《外台秘要》《太平惠民和剂局方》《普济方》《张氏医通》等都按病证分类。我国第一部中成药药典《太平惠民和剂局方》将中成药分为治诸风、治伤寒、治一切气、治痰饮、治诸虚、治痼冷、治积热、治泻痢、治眼目疾、治咽喉口齿、治杂病、治疮肿伤折、治妇人诸疾、治小儿诸疾等类。

该分类方法的优点是便于临床以病索药，有利于现代中成药新药开发的方向选择。但这种分类法也存在着问题：①由于"病"与"证"的差异，此种分类法可能使中成药的使用范围缩小；②证的不确定性与中成药功效的多样性，使"证"与"药"很难对应，会出现一药多证的现象。

4. 按临床各科分类

将中成药按临床各科分类，方便临床医师和患者双方。一般将中成药分为内科、外科、妇科、儿科、眼科、耳鼻喉科、口腔科、皮肤科等。内科按脏腑辨证分为心系、肺系、肝系、脾系、肾系、气血津液、经络肢体及其他等。外科按传统分类有疮疡、皮肤病、肛门直肠疾病、乳房疾病等，以此类推。

5. 按笔画分类

按中成药名称笔画分类，便于查阅资料，如药品标准和《中华人民共和国药典》等工具书。按笔画分类是受国外药典英文字母分类法的启发而产生的，该分类方法简单清晰，没有按功能或病证分类方法的归类交叉问题，方便使用，利于检索。但该分类法也存在着专业性较差、不能反映功能相近中成药之间联系的问题。

思考与练习

一、单项选择题

1. 以下不属于中成药命名方法的是（　　）。

A. 以处方来源命名　　B. 以药味数命名　　C. 以药物组成命名　　D. 以证型命名

2. 补中益气丸按（　　）命名。

A. 处方组成　　　　B. 方剂的来源　　　　C. 中成药功效　　　　D. 中成药产地

二、思考题

中成药常用的命名方法有哪些？

第三节 中成药说明书与批准文号、生产批号及有效期

 学习目标

1. 掌握中成药说明书与批准文号、生产批号以及有效期的概念。
2. 熟悉中成药说明书与批准文号及有效期的要求。
3. 了解中成药质量外观检查项目。

根据《中华人民共和国药品管理法》第四十九条，药品必须附有说明书。根据《药品说明书和标签管理规定》第九条，药品说明书的基本作用是指导安全、合理使用药品。考察我国药品管理相关法律，可以发现药品说明书有着广泛而重要的法律意义，其可以作为药品管理领域一系列法律事实的认定依据。

一、中成药说明书的内容与要求

药品说明书是指附于药物商品的包装内，用于全面介绍药品信息的书面文件。药品说明书是药品情况说明的重要来源之一，是医师、药师、护士、患者用药的科学依据，也是药品生产、供应部门向医药卫生人员及患者介绍药品特性、指导合理用药和普及医药知识的主要媒介。

1. 药品说明书的规定

《中华人民共和国药品管理法》规定药品说明书应当注明药品的通用名称、成分、规格、上市许可持有人及其地址、生产企业及其地址、批准文号、产品批号、生产日期、有效期、适应症或者功能主治、用法、用量、禁忌、不良反应和注意事项。说明书中的文字应当清晰，生产日期、有效期等事项应当显著标注，简单辨识。

2. 中成药说明书的编写要求

（1）"药品名称""性状""功能主治"/"适应症""规格""用法用量""贮藏""生产企业"均应与国家批准的该品种药品标准中的相应内容一致。

（2）"成分"项应列出处方中所有的药味或有效部位、有效成分等，注射剂还应列出所用的全部辅料名称；处方中含有可能引起严重不良反应辅料的，在该项下也应列出该辅料名称。成分排序应与国家批准的该品种药品标准一致，辅料列于成分之后。对于处方已列入国家秘密技术项目的品种，以及获得中药一级保护的品种，可不列此项。

（3）"不良反应""禁忌""注意事项"项的内容，应按药品实际情况客观、科学地书写。尚不清楚有无的，可在该项下以"尚不明确"来表述。

（4）"孕妇及哺乳期妇女用药""儿童用药""老年用药"项如进行过相关研究，应说

明该人群是否可以应用，并说明用药须注意的事项。如未进行该项相关研究，可不列此项。如有该人群用药需注意的内容，应在"注意事项"项下予以说明。

（5）"药物相互作用""临床试验""药理毒理""药代动力学"项如进行过相关研究，应详细说明。如未进行该项相关研究，可不列此项。

（6）"包装"包括直接接触药品的包装材料和容器及包装规格（上市销售的最小包装的规格），"有效期"应以月为单位表述，"执行标准"应列出目前执行的国家药品标准的名称、版本及编号，"批准文号"是指国家批准该药品的药品批准文号、进口药品注册证号或者医药产品注册证号。

二、药品（含中成药）批准文号、批号及有效期

1. 药品批准文号

批准文号是指药品生产企业持有的国务院药品监督管理部门批准的该药品的生产文号。它由国务院药品监督管理部门统一编定，并由各地药品监督管理部门核发。

境内生产药品批准文号格式：国药准字 H（Z、S）+ 4 位年号 + 4 位顺序号。中国香港、澳门和台湾地区生产药品批准文号格式：国药准字 H（Z、S）C + 4 位年号 + 4 位顺序号。境外生产药品批准文号格式：国药准字 H（Z、S）J + 4 位年号 + 4 位顺序号。其中，H 代表化学药，Z 代表中药，S 代表生物制品。

药品批准文号，不因上市后的注册事项的变更而改变。

中药另有规定的从其规定。

2. 批号

经一个或若干加工过程生产的、具有预期均一质量和特性的一定数量的药品为一批。批号是用于识别一个特定批的具有唯一性的数字和（或）字母的组合，可用于追溯和审查该批药品的生产历史。

《药品生产质量管理规范实施指南》中规定的批号组成形式为年 + 月 + 流水号。以批号 220113 为例，其中 2201 表示生产时间为 2022 年 1 月，13 是流水号，表示该批药品为 2022 年 1 月第 13 批生产。

3. 药品的有效期

药品的有效期是指该药品被批准的使用期限，是药品在规定的贮藏条件下，能够保持质量稳定的期限。由于中药材成分复杂，许多药材成分尤其是有效成分目前还不明确，其检测的手段和方法又相对落后，因而许多中成药无法严格限定有效期。由于药品的地位特殊，其品种必须制订有效期。

药品应在规定的有效期内使用，超过有效期则作用降低或毒性增强，不能继续使用。有效期应当按照年、月、日的顺序标注，年份用 4 位数字表示，月、日用 2 位数字表示。其具体标注格式为"有效期至×××年××月"或者"有效期至×××年××月××日"；也可以用数字和其他符号表示为"有效期至××××.××."或者"有效期至××××／××／××"等。有些厂家以药品失效期来确定有效期限，如标明失效期为 2022 年 7 月，即到

2022 年 6 月 30 日有效，从 2022 年 7 月 1 日起失效。

【知识拓展】

中成药质量外观检验

1. 中成药包装的概念

包装是包在中成药外面，用来保护中成药的物体，可分成内包装和外包装。内包装是指直接与中成药接触的包装；外包装是内包装以外的包装，可分为中包装和大包装。中包装是包装特定数量中成药个体或最小销售单元（一般付给患者时不宜再行拆分）的包装，多为盒、瓶、袋等；大包装是包装特定数量中成药中包装的包装，多为箱等。

2. 中成药包装的观察

（1）中成药包装是否完好。中成药包装应无破损，无霉斑，无虫蛀，无鼠害，无污染（水迹、油迹、其他颜色等），无挤压痕迹，封口未被开过。如果发现有一种以上（含一种）与上述要求不符的现象，则判定为待验药品，不得付给患者，须经进一步检验，再做处理。

（2）文字、标志是否清晰、规范。中成药包装、标签及说明书所用文字必须以中文为主，并使用国家语言文字工作委员会公布的规范化汉字，而且清晰易辨。药品信息的标志必须标示清楚醒目，不得有印字脱落或粘贴不牢等现象，并不得用粘贴、剪切的方式进行修改或补充。如果发现有一项以上（含一项）与上述要求不符，则判定为待验药品，不得付给患者，须经进一步确认后，再做处理。

（3）中成药包装标签上是否明确标注与内盛药物相关的科学信息。内包装标签必须标注药品名称、适应症或功能主治、规格、用法用量、产品批号等；中包装标签必须注明药品名称、主要成分、性状、适应症或者功能主治、用法用量、不良反应、禁忌、规格、贮藏、生产日期、产品批号、批准文号、生产企业等内容。由于尺寸原因，中包装标签不能全部注明不良反应、禁忌、注意事项的，均应注明"详见说明书"字样。大包装标签必须注明药品名称、规格、贮藏、生产日期、产品批号、有效期、批准文号、生产企业、包装数量、运输注意事项。如果发现缺少上述一项以上（含一项）者，则判定为待验药品，不得付给患者，须经进一步确认后，再做处理。

（4）查看中成药的有效期。中成药包装标签上应该注明有效期，有效期具体表述形式：有效期至×××年××月。如果某药包装标签上注明了"有效期至2022年1月"，则该药可用至2022年1月31日，2022年2月1日起不可再用。

（5）每个最小销售单元的包装是否按照规定印有或贴有标签并附有内容详细且通俗易懂的"药品说明书"。

中成药的"药品说明书"格式及内容如下：

×××××××说明书

请仔细阅读说明书并在医师指导下使用

【药品名称】

通用名称：

汉语拼音：

【性状】

【成分】

【功能主治】/【适应症】

【用法用量】

【不良反应】

【禁忌】

【注意事项】

【规格】

【贮藏】

【有效期】

【包装】

【执行标准】

【批准文号】

【生产企业】

注册地址：

电话号码：

如果说明书中某一项目前尚不明确，应该注明"尚不明确"字样。如果发现没有"药品说明书"或"药品说明书"的格式与上不同，或"药品说明书"中缺少上述一项以上（包括一项），则判定为待验药品，不得付给患者，须经进一步确认后，再做处理。

（6）查看中成药包装标签上的相关标识。包装标签上有"CMP"（《药品生产质量管理规范》）字样的中成药，说明该药是由取得"药品GMP证书"的企业或车间生产的，其质量的可信程度要比没有"GMP"字样者高。包装标签上有"OTC"（非处方药）字样的中成药，说明该药是非处方药。包装标签上的防伪标志是一种特殊标记，由于标记本身制造工艺科技含量较高，加上制造工艺保密，难以仿制，可起到防止他人非法仿制的目的。防伪标志与药品质量没有必然联系。

思考与练习

一、单项选择题

1. 中成药的批准文号格式是（　　）。

A. 国药准字 H××××××××

B. 国药准字 Z××××××××

C. 国药准字 S×××××××　　　　　　D. 国药准字 J×××××××

2. 中成药的包装标签中标示有效期至 2012 年 06 月，其失效期为（　　　）。

A. 2012 年 06 月 30 日　　　　　　　　B. 2012 年 06 月 01 日

C. 2012 年 07 月 31 日　　　　　　　　D. 2012 年 07 月 01 日

二、思考题

你认识中成药的包装吗？中成药的包装应该观察什么呢？

第四节　中成药非处方药和处方药

 学习目标

1. 掌握中成药非处方药与处方药的概念。

2. 熟悉非处方药与处方药的区别。

3. 了解非处方药与处方药管理办法的主要内容。

一、非处方药的概念

非处方药是相对于处方药而言的，是指经国家药品监督管理部门批准，不需要凭执业医师或执业助理医师处方，即可自行判断、购买和使用的药品。非处方药又称柜台药物或大众药，简称 OTC 药。这类药品具有安全、有效、价廉、使用方便的共性。有关药品的主要信息都记录在药品说明书或标签上，消费者可依据自身掌握的医药知识，按照标签上的说明使用。非处方药具有法律属性，只有国家批准和公布的"非处方药目录"中发布的药品才是非处方药。

根据对非处方药的安全性评价，可将非处方药分为甲类和乙类两类。甲类必须在符合国家要求的药房或社会药店销售；乙类是安全性更高的非处方药，既可在药房或社会药店销售，也可在药品监督管理部门批准的其他商业企业（超市、宾馆、百货商店）销售。

二、非处方药的遴选

非处方药是按照"安全有效、慎重从严、结合国情、中西药并重"的指导思想和"应用安全、疗效确切、质量稳定、使用方便"的原则来进行遴选和评审的。我国遴选出的第一批国家非处方药目录中，中成药制剂有 160 个品种（每个品种含不同剂型）；第二批国家非处方药目录中，中成药制剂有 1 352 个（甲类 991 个，乙类 361 个）；第三批国家非处方药目录一中中成药制剂有 157 个（甲类 116 个，乙类 41 个），目录二中中成药制剂有 361 个

（甲类 280 个，乙类 81 个）。国家药品监督管理局根据《处方药与非处方药分类管理办法》（试行）的规定，按照《关于开展处方药与非处方药转换评价工作的通知》要求，开展了处方药与非处方药的转换工作，更进一步方便群众自我药疗。

三、非处方药专有标识

非处方药专有标识是用于已列入《国家非处方药目录》，并通过药品监督管理部门审核登记的非处方药药品标签、使用说明书、内包装、外包装的专有标识，也可用作经营非处方药药品的企业指南性标志。非处方药专有标识分为红色和绿色：红色专有标识用于甲类非处方药药品，绿色专有标识用于乙类非处方药药品和用作指南性标志。

四、非处方药的特点及使用注意事项

1. 非处方药的特点

（1）不需医师处方，消费者可自行在药店或商店购买。

（2）用于缓解轻度不适、治疗轻微的症状或慢性疾病，疗效确切。

（3）有效成分稳定，无毒，无药物依赖性，不良反应小而少，应用方便，有助于增进人民健康。

（4）说明书、标签简明易懂，可指导合理用药，药品包装规范化。

（5）质量稳定（即使在一般贮藏条件下或贮藏较长时间也不会变质）。

2. 合理使用非处方药的注意事项

（1）正确判断、选用药品。购买非处方药时，患者应对自身的症状作出正确的判断，查看非处方药药品说明书中有关的介绍，或在购买前咨询执业医师、执业药师，正确挑选适宜的药品。

（2）查看外包装。非处方药药品包装盒上应有"OTC"标识，药品外包装上应有药名、功能主治或适应症、批准文号、注册商标、生产厂家等。不要购买无批准文号、产品批号、药品名称、厂名厂址的药品，不要购买包装破损或封口已被打开的药品；应到合法药店或商店购买。

（3）详细阅读药品说明书。药品说明书是指导用药的最重要、最权威的信息资料，药品的主要信息都记录在此。要严格按照药品说明书的要求，并结合自身的病情、性别、年龄等，掌握合适的用法用量和疗程。若药品说明书中列有禁忌项，应慎重使用或向执业医师或执业药师咨询。

（4）使用非处方药进行自我药疗一段时间（一般为3天）后，如果症状未见减轻或缓解，应及时到医院诊断治疗，以免贻误病情。不可超量或过久服用。

（5）防止滥用。既不可"无病用药"，也不可在疾病痊愈后继续用药。

（6）应妥善保管药品，贮藏过程中应注意温度、湿度、光线对药品的影响，经常检查药品的有效期。切勿混用，勿放于小儿可触及之处，避免小儿误服而发生危险。

（7）若无医药知识，应咨询专业人员，如执业医师或执业药师。

（8）避免混淆。例如，牛黄解毒片是处方药，而不是非处方药。

五、处方药的概念

药物作为维护人类健康的特殊物品，在研制、生产、销售、使用的各个环节都受到相关法规的严格控制，参与这些环节的组织机构或者个人都要由政府主管部门授予相应的权限。对药品消费者来说，获得和使用某些药品也不是任意的。

处方药（简称 Rx 药）是指为了保障用药安全，必须凭执业医师或执业助理医师处方才可调配、购买和使用的药品。

处方药在使用方面要求严格，对使用方法和时间都有特殊要求，必须在医师或其他医疗专业人员指导下使用。处方药如上市的新药（其活性或副作用还需要进一步观察）、可产生依赖性的某些药物、本身毒性较大的药物（如抗癌药物等）、用于治疗某些疾病的特殊药品（如治疗心脑血管疾病的药物），须经医师诊断后开出处方并在医师指导下使用。

处方药只准通过专业性医药报刊进行广告宣传，不可以通过大众传播媒介进行广告宣传。

六、处方药与非处方药的区别

处方药与非处方药的区别见表3-1。应指出的是，处方药和非处方药不是药品本质的属性，而是管理上的界定。非处方药并非实行终身制，而是每隔几年重新进行评价，推出新品种，处于动态管理之中。处方药和非处方药之间既是独立的，也是相互联系的：非处方药来源于处方药，是经临床长期使用、医药专家评审遴选，最后由国家药品监督管理部门审批的药物。无论是处方药还是非处方药，都是经过国家药品监督管理部门批准的，其安全性和有效性是有保障的。虽然非处方药安全性相对来说高一些，但并非绝对的"保险药"。

表3-1　　　　　　　　　　处方药与非处方药的区别

项目	处方药	非处方药
疾病诊断者	执业医师/执业助理医师/其他有处方权的医疗专业人员	自我诊断
病情	需医师诊断治疗	病情较轻/一些慢性疾病的维持治疗/小伤
取药地点	医院药房/药店（需医师处方）	医院药房/药店/超市（乙类非处方药）
给药途径	根据病情/医嘱	口服/外用为主
宣传对象	执业医师/执业助理医师/其他有处方权的医疗专业人员	消费者
宣传途径	专业性医药报刊	批准后可在大众传播媒介宣传
剂量	较大	较小，剂量有限定

【知识拓展】

中成药除了有批准文号的处方药、非处方药以外，还有一部分属于医疗机构制剂。它是指医疗机构根据本单位临床和科研需要，依照药品生产工艺规程配制的符合质量标准的药物制剂。医疗机构制剂是医疗机构自用的固定处方制剂，是本单位临床需要而市场上没有供应的品种，其生产也应符合 GMP 要求。

除药品以外，目前多数药店中还可接触到保健食品、保健化妆品、保健用品等（统称保健品）。保健食品具有食品性质，如茶、酒、蜂蜜制品、饮品、药膳等，有色、香、形、质的要求，一般在剂量上无要求，批准文号为"国食健字 G×××× ××××"；保健化妆品具有化妆品的性质，不仅有局部修饰作用，且有透皮吸收、外用内效的作用，如保健香水、漱口水等；保健用品具有日常生活用品的性质，如健身器、按摩仪等。

保健食品有天蓝色专有标识，俗称"蓝帽子"，其与药品的主要区别如下：

（1）保健食品用于调节机体机能，提高人体抵御疾病的能力，改善亚健康状态，降低疾病发生的风险，不以预防、治疗疾病为目的。

（2）保健食品按照规定的食用量食用，不能给人体带来任何急性、亚急性和慢性危害。

（3）保健食品仅供口服。

（4）有毒有害物质不得作为保健食品的原料。

思考与练习

一、单项选择题

1. 非处方药的简称是（　　　）。

A. TOC　　　　　　　B. OTC　　　　　　　C. OCT　　　　　　　D. COT

2. 根据对非处方药的安全性评价，非处方药分为（　　　）。

A. 甲类非处方药　　　B. 乙类非处方药　　　C. 甲、乙两类非处方药

D. 化学药品　　　　　E. 中成药

3. 我国遴选非处方药的指导思想是（　　　）。

A. 结合国情、中西（药）并重

B. 安全有效、慎重从严、结合国情、中西药并重

C. 质量稳定、使用方便

D. 应用安全、疗效确切

E. 安全有效、慎重从严

二、多项选择题

1. 下列关于处方药与非处方药的叙述，正确的是（　　　）。

A. 非处方药需要处方购买　　　　　B. 都可在药店销售

C. 不可在专业的刊物上广告　　　　D. 安全性都是有保障的

E. 非处方药具有专有标识

2. 下列非处方药的特点，正确的是（　　　）。

A. 购买时不需要医师处方

B. 说明书、标签简明易懂，可指导合理用药，药品包装规范化

C. 缓解轻度不适，治疗轻微的病证或慢性疾病，疗效确切

D. 质量稳定

E. 没有专业标识

3. 下列关于非处方药的叙述正确的是（　　　）。

A. 简称 Rx 药 　　　　　　　　　　　B. 患者可自行判断购买

C. 需经医师开具处方购买和使用 　　　D. 简称 OTC 药

E. 必须经国家药品监督管理局批准

三、思考题

保健品有治疗作用吗？保健品有自己的标识吗？它与药品有什么区别？

第五节　中成药应用的基本原则与方法

 学习目标

1. 掌握中成药合理应用的原则与方法。

2. 熟悉中成药使用禁忌内容。

3. 了解中成药的给药时间以及给药剂量。

一、中成药应用的基本原则

中成药是中医药宝库的重要组成部分，它历史悠久，有着完整的理论体系。中成药品种繁多，剂型复杂，因为携带和使用方便、毒副作用小、疗效确切而深受广大群众的欢迎。临床应用中成药时，必须根据患者的病情及中成药的性能，掌握正确的使用方法，才能保障用药安全、有效。用之不当，不仅影响治疗效果，有时还会造成不良后果。所以，对中成药的使用原则与方法必须加以重视。

1. 合理辨证与辨病相结合用药

（1）辨证论治。辨证论治包括同病异治和异病同治。

1）同病异治。例如，中医认为，感冒由于四时感受不同，有外感风寒、外感风热、夹湿、夹暑的区别，成人外感有气虚、血虚、阴虚、阳虚之分，小儿外感又有感冒夹食、

夹惊的不同特点，因此在选用中成药时必须辨证选药，才能取得良好的治疗效果。若属风寒感冒者，治宜发汗解表散风寒，可选用荆防败毒散、桂枝合剂、川芎茶调散等；若属风热感冒者，治宜疏散风热、清热解毒，可选用桑菊感冒片、银翘解毒片等；若属感冒夹湿者，治宜解表祛湿，可选用九味羌活颗粒、柴连口服液等；若属感冒夹暑者，治宜解表化湿祛暑，可选用藿香正气丸、保济丸等；若属气虚外感者，治宜益气解表，可选用参苏胶囊等。

2）异病同治。例如，六味地黄丸来自宋代钱乙的《小儿药证直诀》，能滋补肾阴，是治疗肾阴虚的基础方，临床具有广泛的用途。糖尿病及其并发症、高血压、慢性肾炎、月经不调、更年期综合征、黄褐斑、前列腺增生、口腔溃疡、肿瘤等不同系统和科别的疾病，若出现潮热盗汗、手足心热、口燥咽干、头晕耳鸣、腰膝酸软、遗精滑泄、舌红少苔、脉细数等肾阴虚证，均可选用六味地黄丸治疗。药理研究也表明六味地黄丸具有降血糖、调节血脂、降血压、保肾、保肝、增强免疫功能、抗肿瘤及抗化疗药物毒副作用的功能，为六味地黄的"异病同治"提供了科学支撑。

（2）西医辨病中医辨证综合论治。临床常见的一些疾病，中医认为其发病机制比较单一，证候属性区分度不强，因此可以采用辨病论治的方法，按照西医的疾病名称、病理状态或理化检查结果来使用中成药，即辨病用药的范畴。例如，糖尿病按照中医的证候分型，绝大多数为气阴不足证，因此已经上市的治疗糖尿病的中成药品种多是针对气阴不足而设，那么治疗2型糖尿病均可选用此类中成药，如消渴丸、消渴平片、渴乐宁胶囊等；再如高脂血症的治疗，中医虽无"高脂血症"的病名，但可将其归于痰浊、瘀血的范畴，所以主要采用化瘀、降浊、活血的方法治疗，因此具有上述功能的中成药均可用于治疗高脂血症，如血脂康胶囊、脂必妥胶囊、绞股蓝总苷胶囊、通脉降脂片等。

在临床实践中，辨证论治与辨病论治灵活结合，往往能取得更满意的临床效果。不少已上市的中成药的应用是在西医病名基础上增加了中医证候属性，对此类药物可采用辨证辨病相结合的方法，合理使用。

例如，冠心病属于中医胸痹的范畴，主要病机是心脉痹阻，常虚实夹杂，属实者多为气滞、血瘀、寒凝，属虚者多为气虚、阳虚、阴虚、血虚，故常分为瘀血阻络、气滞血瘀、寒凝心脉、心气不足、气阴两虚等证型。

1）瘀血阻络证：大多因瘀血闭阻心脉所致，症见胸部刺痛，痛有定处，心悸失眠，舌质紫黯，脉沉涩。可选用地奥心血康胶囊、丹参片、银杏叶胶囊（口服液、片）、血塞通颗粒（片、胶囊）、灯盏花素片等活血化瘀、通络止痛的药物治疗。

2）气滞血瘀证：大多因气滞血瘀闭阻心脉所致，症见胸部憋闷、刺痛，心悸失眠，舌见瘀斑，脉沉弦等。可选用速效救心丸、复方丹参滴丸（片）、心可舒胶囊（片）等行气活血、通络止痛的药物治疗。

3）寒凝心脉证：大多因寒凝血瘀闭阻心脉所致，症见胸闷心痛，形寒肢冷，舌质淡、有瘀斑。可选用冠心苏合滴丸、宽胸气雾剂等药物治疗。

4）心气不足：大多因心气不足，气虚血滞，闭阻心脉所致，症见胸闷憋气，心前区刺痛，心悸自汗，气短乏力，少气懒言，舌质淡、有瘀斑，脉细涩或结代。可选用通心络胶囊、诺迪康胶囊、补心气口服液、舒心口服液等。

5）气阴两虚证：大多因气阴不足闭阻心脉所致，症见心悸气短，胸闷心痛，神疲倦怠，五心烦热，夜眠不安，舌红少苔，脉细数。可选用黄芪生脉饮、康尔心胶囊等。

2. 合理配伍应用原则

中成药的配伍应用是指临床上根据病情的需要，将一种中成药与其他中药（中成药、汤药）、药引或西药联合在一起使用，属于联合用药。

中成药的组成固定，有特定的适应症，所以相对于汤剂等中药剂型而言，难以适应临床上疾病的复杂性。例如，临床上可以见到有慢性病合并外感病的患者，在治疗时仅选用一种中成药难以照顾全面，此时可以采用联合用药治疗，通过配伍适应复杂病情的需要。因此，安全、有效、合理地使用中成药，必须掌握中成药的配伍规律。

（1）中成药与汤剂的配伍。中成药与汤剂的配伍应用形式主要有以下 3 种。

1）中成药与汤剂同服：根据病情的需要辨证施治，遣药组方，并用煎好的汤剂来送服选定的中成药。一般这类中成药多含有贵重药材，汤剂无法供应；或是含有挥发性成分，不能入汤剂煎煮；或是所含药味太多，汤剂处方无法概括。这类中成药有安宫牛黄丸、局方至宝丸、紫雪散、再造丸等。若肝阳暴涨，阳升风动，气血上逆，痰火上蒙导致中风昏迷，治宜凉肝息风、辛凉开窍，常以羚羊角汤加减以清肝息风、育阴潜阳，同时灌服安宫牛黄丸或局方至宝丹，以清热解毒、凉开宣窍。

2）中成药与汤剂交替使用：一般以汤剂为主要手段以解决主要矛盾，交替使用一些中成药作为辅助治疗手段，或以照顾兼症，或以扶正固本。例如，肝阳眩晕兼见大便秘结者，常用天麻钩藤饮加减煎服，以平肝潜阳、滋养肝肾，并可交替使用当归龙荟丸以泻肝通腑，照顾兼症。又如治疗癥瘕积聚，常以大黄、土鳖虫、水蛭、桃仁等破血消癥药组成汤剂煎服，同时交替服用人参养荣丸或十全大补丸，以补益气血、扶正祛邪。

3）中成药混入汤剂中包煎：将中成药装入布袋入煎，或直接投入药锅与饮片同煎，其目的主要是让中成药内服后尽快收效。

（2）中成药与药引的配伍。药引即引经药，中成药与药引配伍是中医学的一种独特配伍形式，可发挥协同作用或引经作用而增强中成药的疗效。常用的药引有以下几种。

1）食盐：可配合具补肾、涩精等功能的中成药使用。

2）红糖：可配合治疗妇科血虚、血寒之月经不调、痛经、闭经或产后恶露不尽的中成药使用。

3）蜂蜜：可配合治疗肺燥咳嗽、阴虚久咳、习惯性便秘的中成药使用。

4）酒：可配合治疗跌打损伤、风寒湿痹、腰腿肩臂疼痛的中成药使用。

5）米汤：可配合治疗胃肠疾病而苦寒性较重的中成药使用。

6）生姜：可配合治疗风寒感冒、胃寒呕吐、脘腹冷痛的中成药使用。

7）大枣：可配合治疗脾胃虚弱的中成药使用。

8）芦根：可配合治疗风热感冒或痘疹初起的中成药使用。

此外，还有薄荷、荆芥、紫苏叶、葱白、冰糖等药引。使用药引时一般用开水冲化或煎汤，送服中成药。

（3）中成药与中成药的配伍。根据病情需要，可将两种或两种以上的中成药配合应用，以提高疗效。中成药之间的配伍应用应符合中药配伍"七情"的用药规律。

（4）中成药与西药的配伍。中成药与西药的配伍应用广泛，但中成药与西药分属不同的医疗体系，各自有着不同的理论基础和用药经验，相互配伍会产生许多新问题，有利有弊。因此，两类药物相互配伍，必须了解各自的性能，充分发挥药物之间的协同增效作用，避免出现药效降低的现象，减少不良反应。

1）合理配伍。临床和药理实验都证明，合理的中西药并用确实可以起到降低毒性、增强疗效的作用。

①降低毒性。例如，补中益气丸、贞芪扶正颗粒与环磷酰胺片合用，可大大降低环磷酰胺的毒性，对其所致的白细胞减少及脾脏萎缩具有显著的对抗作用，并能使白细胞增多，从而提高机体的免疫功能；六味地黄丸、知柏地黄丸与肾上腺皮质激素药（如泼尼松、地塞米松）配伍，不但可以明显减轻肾上腺皮质激素药的不良反应，而且能减少此类药物的用量，缩短治疗时间。

②提高疗效。例如，香连丸与广谱抗菌增效剂甲氧苄啶片联用，可增强其抗菌活性；丹参注射液与脑蛋白水解物片联用，可提高老年功能性失眠的治愈率；急性牙龈炎而见红肿热痛者，可用牛黄解毒片配乙酰螺旋霉素片，起效迅速；热毒痰火之瘰疬（如淋巴结核），用消炎解毒丸配异烟肼片疗效显著增加；慢性肾炎水肿属阳虚者，使用能够温阳利水的中成药如济生肾气丸配小剂量氢氯噻嗪片，利尿消肿作用益增。

2）配伍禁忌。一是理化性质的配伍禁忌，如形成难溶性物质，影响吸收，降低疗效。钙、铁、镁等金属离子能同四环素类抗生素生成难溶性络合物，降低其疗效。含上述金属离子的中成药很多，含钙的中成药有牛黄解毒丸、黄连上清丸、橘红丸、二母宁嗽丸、蛤蚧定喘丸等，含铁、镁的中成药有更年安丸、脑立清丸、六一散、益云散等。又如含槲皮素的中成药，如逍遥丸、桑菊感冒片、地榆槐角丸等，与含碳酸钙、硫酸镁、硫酸亚铁、氢氧化铝、碱式碳酸铋等的西药合用，也会形成难溶性螯合物而降低疗效。

配伍不当，还可能产生有毒化合物。含朱砂（HgS）的中成药，如朱砂安神丸、七珍丸、七厘散、梅花点舌丸、紫雪散、苏合香丸等，不宜与含还原性成分（如溴化钠、碘化钾、碘化钠、硫酸亚铁、亚硝酸盐等）的西药同服，否则会产生有毒汞盐沉淀，引起赤痢样大便，导致药源性肠炎；含雄黄的中成药，如六应丸、牛黄解毒丸、安宫牛黄丸等，若与含硫酸盐、硝酸盐的西药（如硫酸镁、硫酸亚铁、硝酸硫胺）合用，会把雄黄主要成分二硫化二砷（As_2S_2）氧化而增加毒性。

此外，还应避免酸碱中和，影响疗效。含有机酸的中成药（如大山楂丸、脉安颗粒等）同含碱性成分（如氨茶碱、碳酸氢钠等）的西药合用，则两者疗效均下降。

二是药理性配伍禁忌。首先应避免生物效应的拮抗。例如，清宁丸、四消丸等用于泻下的中成药含大黄，若与新霉素、土霉素等抗生素同服，则肠道细菌被抗生素抑制，从而影响大黄的致泻作用（需肠道细菌参与）。又如鹿胎膏、参茸片、复方甘草片等中成药，与胰岛素、格列本脲、甲苯磺丁脲、盐酸二甲双胍等降血糖药合用时，鹿茸、甘草中所含肾上腺皮质激素样物质会使血糖上升，从而抵消降血糖药的部分作用；此类中成药也不宜同阿司匹林合用，因阿司匹林对胃黏膜有刺激性，而肾上腺皮质激素可使胃酸分泌增多，并减少胃内黏液分泌，降低胃肠抵抗力，从而诱发、加重胃和十二指肠溃疡病。

其次，应注意因酶促作用降低药效的情况。国公酒等药酒含乙醇，因乙醇是一种肝药酶诱导剂，与经肝药酶代谢的苯妥英钠、甲苯磺丁脲、苯乙双胍等西药同服时，能使其在体内代谢加快，半衰期缩短，从而显著降低疗效。

最后，应避免因酶促作用增加毒副作用的情况。大活络丸、九分散、半夏露颗粒等含麻黄的中成药与呋喃唑酮、苯乙肼等单胺氧化酶抑制剂合用时，使去甲肾上腺素、多巴胺、5-羟色胺等单胺类神经递质大量释放，严重时可导致高血压危象和脑出血。

二、中成药的使用方法

中成药的使用方法主要包括内服法、外用法、注射法等。

1. 内服法

中成药绝大多数为内服，但由于剂型、药性、功效、主治的不同，具体的内服方法各异。

（1）直接吞服法。合剂、酒剂、酊剂、糖浆剂、煎膏剂、露剂等液体制剂，均可采用直接吞服的服用方法。

（2）开水送服法。蜜丸剂、水丸剂、糊丸剂、蜡丸剂、浓缩丸、滴丸剂、散剂、丹剂、片剂等多种固体制剂，均可用温开水或凉开水送服。

（3）沸水冲服法。茶剂须用沸水泡汁代茶饮，颗粒剂、煎膏剂或流浸膏剂也可用沸水冲泡溶化稀释后服用。

（4）药汁送服法。一些丸剂、散剂、丹剂、片剂等还须用药汁送服，药汁包括淡盐水、醋、黄酒、白酒、蜂蜜水、竹沥、姜汁等。

（5）煎服法。茶剂中的午时茶等还须用水煎煮去渣取汁服用，实际上可视为固定处方的汤剂。

（6）调服法。这是儿童常用的服药法，即用乳汁或糖水将散剂调成稀糊状喂服，这样既可矫味又不致呛喉，也可用于吞咽困难者。丸剂也可掰开加水研成稀糊状服用，与调服法相似，但习惯称研服法。

（7）噙化法。噙化法又称含化法，指将药物含于口中缓缓溶解，再慢慢吞下，使其在口腔局部发挥治疗作用，多用于治疗咽痛喉痹、乳蛾、口糜、牙痛等疾患，如牛黄噙化丸、复方草珊瑚含片、喉症丸等。

（8）炖服法。中成药中的胶剂如鹿角胶、龟甲胶、鳖甲胶、阿胶等在单服时可加入黄酒或者白糖、水，隔水加热使之溶化（也称为烊化）后服下。

（9）吸入法。吸入法常用于气雾剂，是将药物雾化后，让患者直接吸入的给药方法。

此外，一些开窍醒神、解毒的药物为燃后取烟吸入用药。

（10）鼻饲法。鼻饲法是针对一些神志不清、昏迷或因为口腔疾病不能口服的患者，将药物稀释后通过鼻饲管注入胃中的一种给药方法，如常用于治疗中风痰迷、热病神昏、小儿惊风等急重病证的安宫牛黄丸、紫雪散、局方至宝丹等可用鼻饲法给药。

2. 外用法

外用中成药中除少数药物如七厘散、玉真散外，绝大多数均不能内服，尤其是含有汞、铅等有毒成分的外用药。外用中成药同样因剂型、药性、功效、主治的不同而采用不同的外用法。

（1）撒敷法。外用散剂多采用此法，即直接将药物均匀地撒布于患处，可用消毒敷料或贴膏固定，以奏消肿解毒、祛腐拔脓、生肌敛疮之效，如生肌散、复方珍珠散等。

（2）调敷法。调敷法是将外用散剂或锭剂用适当的液体调成或研成糊状敷于患处的一种常用外治法，如用茶水调敷如意金黄散，取茶叶解毒消肿之效；用黄酒或白酒调敷七厘散、九分散、五虎散等，取其活血通经、疗伤止痛之效；用花椒油调敷青蛤散，以取花椒燥湿止痒之功；也有用香油或蛋清调敷的，取其润肤的保护作用。

（3）涂法。常用的软膏剂、凝胶剂等多采用将药物直涂于患处的方法，如紫草膏、生肌玉红膏等。

（4）吹敷法。吹敷法是指将一些外用散剂装入硬纸筒中吹到患处的治疗方法，为五官科疾病常用的治疗方法。例如，用锡类散吹喉治咽喉肿痛，用冰硼散吹敷治口腔糜烂、牙龈肿痛。

（5）点入法。点入法是指将眼用散剂用所附的消毒玻璃棒蘸水点于眼角内，如明目拨云散；还可将眼用锭剂蘸水点于眼角内，如拨云锭；眼膏剂则可用点眼棒直接将药物点于眼内，如马应龙八宝眼膏，因其容易附着于眼内黏膜，是眼科比较常用的点入剂型。此外，耳鼻喉科所用的滴鼻剂、滴耳剂也是常用点入法的剂型。

（6）贴敷法。贴敷法是指将外用中成药加热烘软后贴敷患处的方法，如狗皮膏；橡胶膏剂可不用加热烘软而直接贴敷患处，此法常用于治疗风寒痹痛、跌扑损伤等。此外，膜剂是贴敷法的新剂型，一般贴敷于口腔黏膜、眼结膜、阴道黏膜等患处表面，可使药物在局部或全身发挥治疗作用，如痤疮涂膜剂。

此外，还可用洗剂煎汤熏洗患处，如骨伤科洗药；线剂用于结扎痔核；钉剂用于插入痔核、枯痔；条剂用于痈疽化脓引流；栓剂等坐药置于肛门或阴道中，待药物溶化吸收后，可在局部或全身发挥治疗作用，如苦参栓、野菊花栓等。

3. 注射法

中成药注射法给药主要包括皮下、肌内、静脉、穴位及患处局部等不同部位的给药。静脉注射可分为推注和点滴两种。穴位注射是选用药物注入有关穴位以治疗疾病的一种方法，是传统针灸疗法和现代医学肌内注射方法相结合的产物。中成药注射法的无菌操作要求和西药注射剂完全相同。

【知识拓展】

中成药的服药时间

无特殊规定的口服药：一日量分 2～3 次，于早、晚或早、中、晚饭后 0.5～1 h 各服一次。

解表药：及时服药，以免病邪由表入里。发汗解表药可在病情许可的情况下，于中午以前阳分时间（约11时）服用，顺应阳气升浮，有助于祛病驱邪。

镇静安眠药：睡前 1～2 h 服药。

补益药：一般宜饭前服，以利吸收。

涩精止遗药：早、晚各服一次。

截疟药：发作前 3～5 h 服药。

泻下药：宜入夜睡前服药，但病情严重者，应随病情酌定服药时间。

止泻药：及时服药，按时再服，泻止停服。

润肠通便药：空腹或半空腹服，以利清除肠胃积滞。

峻下逐水药：清晨空腹服药。

驱虫药：清晨空腹或晚上睡前服药。

生津润燥、清暑解热药：不拘时顿服。

利咽药：不拘时多次顿服，缓缓咽下，使药物与病变部位充分接触，以利药效发挥。

祛痰药：宜饭前服。

健胃药：宜饭前服。

消食导滞药：宜饭后服。

制酸药：宜饭前服。

对胃有刺激的药物：宜饭后服。

涌吐药：宜清晨、午前服。

外用中成药：一般每日换药一次。

中成药的给药剂量

中成药必须按规定剂量服用。用量过小，药力不足，不能起到治疗作用；用量过大，则药力过猛，有可能对身体造成损害。所以，在一般情况下，应按常规量服用，尤其是药性猛烈或含有毒性药物的中成药，其用量更应慎重。

中成药的用量还要根据患者的年龄、体质、病程、病势以及发病季节等具体情况而全面考虑。老年人一般气血渐衰，对药物耐受力较弱，特别是作用峻烈的药物易伤正气，给药剂量应适当低于成人量。1 岁以内的小儿可用成人量的 1/4，2～5 岁儿童用成人量的 1/3，5 岁以上儿童用成人量的 1/2。体弱患者也不宜用较大剂量，久病者应低于新病者的剂量。老人及身体极度衰弱者用补药时，开始剂量宜小，逐渐增加，否则易因药力过猛而使患者虚不受补。凡病势重剧者用药量宜大，以增强疗效；病势轻浅者用药量宜小，以免伤正气。

思考与练习

思考题

中成药常见内服法包括哪些?

第六节 中成药的储存保管与养护

 学习目标

1. 掌握中成药储存保管与养护的方法。
2. 熟悉中成药储存保管与养护的原理。
3. 了解中成药变质现象以及原因。

中成药是已经加工定型,可以直接供患者服用的药物。中成药从药厂生产出来后,要经历储存、运输过程才进入药店、医院药房,最后被患者服用。在这一过程中,中成药易受阳光、空气、水分、温度、湿度等影响,从而发生物理和化学变化,使其质量发生变化,影响疗效。做好中成药的储存保管与养护,是保障用药安全、有效的重要环节。

一、中成药的储存保管

1. 药库、药店、药房等单位保管中成药

(1) 做好进出库收发登记手续。

(2) 了解中成药储存中常出现的变质现象及其原因。若发现中成药变质现象,原则上不能使用。

(3) 保持药柜、药架卫生,定期消毒,减少微生物污染。

(4) 加强药品检查。入库储存中成药要检查包装是否完整,有无渗漏、潮湿、发霉及包装破损等。若有问题,经加工整理后仍不合格者,不宜储存。

(5) 加强温度、湿度管理。若柜内温度、湿度高于室内,或药库内温度、湿度高于室外,应适当打开柜门、药库门通风;反之则应紧闭柜门、库门,尽量少打开。必要时,可在柜内、库内放吸潮剂。

(6) 分类储存。内服药、外用药分开存放,毒剧药、贵重药单独加锁另放,怕光药避光储存,怕热、怕潮药放阴凉、干燥处,一般药亦宜放阴凉、干燥处。

（7）看清批号、有效期，做到先生产的先使用，严防过期失效。过期药品未经检验许可，不得发放使用。

2. 家庭个人保管中成药

（1）要将中成药放在妥当的地方，避免日光直射、高温、潮湿，以及防备小儿误拿、误吃、误用。毒剧药尤应妥善存放。

（2）已经启用的瓶装中成药应注意按瓶签说明保管（如加盖、防潮等）。

（3）注意检查批号、有效期或失效期，以免使用过期药品或引起中成药浪费。

（4）注意有无发霉变质现象。变质中成药不得应用。

（5）存放中成药一定要有标签，写清药名、规格，切勿凭记忆无标签存放。

（6）对名称、规格有疑问的药，切勿贸然使用，以免发生意外。

（7）糖浆剂、合剂等易发霉、发酵变质的药，开后要及时用完；未用完的最好放入冰箱内，并尽早用完。遇有变质，及时扔掉。有时液体制剂发酵后产生大量气体，能使所装瓶破裂，应多加注意。

（8）瓶装中成药用多少取多少，以免污染。对瓶装液体制剂更应注意，只能倒出，不宜再倒回，更不宜将瓶口直接对嘴服药。

二、中成药的养护

1. 中成药保管与养护原理

中成药保管与养护的原理是有效控制或消除影响中成药质量的因素，以确保储存过程中质量稳定。

（1）防止光线照射。光量子可为氧化、分解、聚合反应提供能量，中成药的变色多属此因。遮光可减缓或避免某些中成药的变质。

（2）防止与空气接触。空气中的氧气是氧化还原反应的主要反应物，还是昆虫、霉菌、需氧细菌生长繁殖的必要条件。在中成药存放环境中充入不活泼气体，以减少或彻底驱除氧气，可减缓或避免中成药的氧化变质及昆虫、霉菌、某些细菌的生长繁殖。

（3）防止温度过高和过低。温度升高可加速很多化学反应，温度太低又可使液体中成药中的某些成分溶解度降低，出现混浊、沉淀及冻裂包装，温度还是昆虫、霉菌、细菌生长繁殖的影响因素。所以，调节控制温度可以保障中成药的质量。

（4）防止湿度过高和过低。水是很多化学反应的介质，多数化学反应只有在水里才能进行；水又是某些固体中成药的赋形剂，某些中成药过分失水后会失去应有的性状，如变硬、碎裂等；水分也是昆虫、霉菌、细菌生长繁殖的必要条件。所以，调节控制湿度可以保障中成药的质量。

2. 中成药的分类养护

中成药的养护有以下要点：防止光线照射，防止与空气接触，防止温度、湿度过高和过低，防止虫害和鼠害，并按中成药剂型及挥发性等特点分类进行分区养护。

（1）液体及半固体中成药。酒剂、糖浆剂、口服液、煎膏剂等剂型，均怕光、怕热、易酸败、易发酵，应储存在干燥阴凉、避免阳光直射的库房，库房内的温度不超过28 ℃，相对湿度在45% ~75%。此外，这类中成药包装体积和质量大，宜存放在库房低层以便于进出。

（2）一般固体中成药。散剂、颗粒剂等易受潮、结块、发霉、虫蛀等；丸剂、片剂久储易失润、干枯、开裂。宜储存在密封库房，防吸潮霉变或水分散失，库房温度控制在25 ℃以下，相对湿度以45% ~75%为宜。

（3）中药注射液。各容量的中药注射剂均怕热和光，易产生沉淀、变色，导致澄明度不合格，宜储存在20 ℃以下的阴凉库房内，并放置在通风避光处。货件堆垛不宜过高，避免重压。

（4）胶剂、膏剂类中成药。胶剂、膏剂类中成药储存时宜按内服、外用等不同性质分类置于凉爽、密封较好的库房内。

【知识拓展】··

中成药变质现象及原因

一、发霉（霉变）

中成药发霉是指在中成药表面或内部有霉菌生长的现象。霉菌是不形成大的子实体的丝状真菌。常引起中成药发霉的霉菌有毛霉、根霉、黄曲霉、灰绿曲霉、青霉、黄绿青霉、刺黑乌霉等。

1. 发霉的现象

发霉的中成药表面或内部可见棉絮状、毛状、网状、团状或粉状的不同颜色菌丝。霉菌在中成药上生长，能溶蚀中成药组分，分解中成药有效成分，导致中成药疗效降低或丧失。有的霉菌可产生毒素，引起肝、肾、造血器官等的损害，严重者可导致癌症。例如，黄曲霉的代谢产物黄曲霉毒素对生物体的肝脏有强烈毒性，还可致癌。

2. 发霉的原因

（1）霉菌孢子的存在。大气中自然存在大量的霉菌孢子，随时可落到中成药表面。

（2）养料充足。多数中成药含有蛋白质、糖类等能满足霉菌生长、繁殖需要的营养物质。

（3）环境适宜。储存环境温度（20~30 ℃）、水分含量（相对湿度在75%以上或中成药含水量在15%以上）适宜。

只要上述3个条件全部得到满足，霉菌就可生长、繁殖（发霉）。

二、生虫（虫蛀）

中成药生虫是指昆虫蛀蚀中成药。生虫的中成药可出现残缺、空洞、蛀粉（粉末状昆虫排泄物）等受破坏现象。

常见蛀蚀中成药的昆虫有谷象、米象、大谷盗、锯谷盗、赤拟谷盗、日本株甲、烟草甲虫、赤毛皮蠹、地中海粉螟、印度谷螟、粉斑螟、螨类等。

1. 生虫的现象

中成药生虫后，昆虫蛀蚀中成药组分，消耗有效成分，导致药效降低，同时分泌异物，排泄粪便，抛弃蜕变残体、死亡尸体。同时昆虫本身又是带菌的媒介，有的昆虫本身即对人体有毒害作用，如服用染螨的中成药后会引起消化系统、泌尿系统或呼吸系统等的疾病。

2. 生虫的原因

（1）昆虫的存在。昆虫广布自然界的各个角落，昆虫潜入中成药的途径多种多样。

（2）营养充足。多数中成药含有蛋白质、糖类等能满足昆虫生长、繁殖需要的营养物质。

（3）环境适宜。通常温度在 16～35 ℃，相对湿度在 60% 以上，中成药中含水量在 11% 以上是昆虫生长的有利条件。一般，适宜螨类生长的温度约在 25 ℃，相对湿度在 80% 以上，其繁殖最佳时期是 5—10 月。

只要上述 3 个条件全部得到满足，昆虫就可生长、繁殖（生虫）。

三、鼠害

中成药被老鼠咬食、污染称为鼠害。老鼠不仅会造成中成药残缺，而且是多种致病菌的携带者，对药物污染十分严重。

四、外观性状变化

1. 硬化

硬化是指中成药在储存时，因水分大量丢失而硬度增加的现象。中成药变硬影响其溶散和吸收，降低药效。

2. 返砂

返砂是指蜜丸等中成药储存不当，失去水分，析出糖类，使表面呈砂粒状的现象。中成药返砂间接说明其内在质量可能发生变化。

3. 吸潮

吸潮是指散剂、胶囊剂等中成药储存不当，吸收水分，出现软化、结块、粘连等现象。中成药吸潮后其内在质量可能发生变化。

4. 挥发

挥发是指含有乙醇等挥发性成分的中成药储存不当，出现挥发性成分散失甚至产生沉淀的现象。中成药出现挥发现象可使有效成分丧失。

5. 混浊、沉淀

混浊、沉淀是指液体中成药在低温或封口不严（溶剂挥发）或成分发生变化时产生混浊甚至沉淀的现象。中成药出现混浊、沉淀说明可能发生质量改变。

6. 酸败

酸败是指含脂肪等成分的中成药在光照或高温环境下出现变味的现象。中成药酸败后，其质量发生改变。

7. 变色

变色是指某些中成药在光照、高温或潮湿环境下失去原有颜色的现象。中成药变色说明成分发生了变化。

思考与练习

思考题

1. 中成药保管与养护的方法有哪些?
2. 中成药变质现象有哪些? 变质的原因是什么?

第七节　中成药不良反应

 学习目标

1. 掌握中成药不良反应的概念。
2. 熟悉引起中成药不良反应的原因。
3. 了解中成药不良反应的常见临床表现。

中成药因为便于携带、使用方便、毒副作用较小、疗效确切而深受广大医患喜爱。但是, 由于中成药自身原因, 以及人们对中成药认识不足与使用不当, 忽视了其临床应用的安全性问题, 中成药的不良反应和安全性问题日益受到关注。

一、不良反应的基本概念

中成药的不良反应是指合格药品在正常用法用量下出现的与用药目的无关的有害反应, 不包括因药物滥用、超量误用、不按规定方法使用药品及中成药本身质量问题等情况所引起的有害反应。不良反应主要包括副作用、毒性作用、后遗效应、变态反应、继发反应、特异质反应、药物依赖性、致癌、致突变、致畸作用等。

由于误用、医生不合理用药、药物质量等问题导致的不良事件, 不能称为中成药的不良反应。

中成药的不良反应按其发生的原因和临床表现可分为 A、B、C、D 4 种基本类型。

1. A 型药物不良反应

A 型药物不良反应是可以预知的药物不良反应, 由药物本身固有成分或代谢产物所致, 是药物已知药理、毒理作用导致的临床反应和表现, 占所有不良反应事件的 70% ~ 80% 。A 型药物不良反应常常是药物固有作用增强或持续发展的结果, 也可认为是药理作用增强引起的。

A 型药物不良反应的严重程度呈剂量依赖性，多能预知，易于预测，发生率高而死亡率低，主要包括以下几种。

（1）作用增强型。该类不良反应是药物本身固有作用的增强和放大导致的，如消渴丸可引起低血糖反应。

（2）副作用型。该类不良反应是指药物在治疗剂量下出现的一些与治疗目的无关的作用。

（3）毒性型。该类不良反应主要指用药时间过长或用药剂量过大引起的有害反应。

（4）继发型。该类不良反应是指由药物治疗作用诱发一些新病症的现象。

（5）首剂效应。该类不良反应是指首次应用某些药物时因机体不耐受引起的强烈反应，如首次应用罗布麻降血压，导致血压急剧下降而出现低血压昏迷。

（6）撤药综合征。该类不良反应是指突然停用某种药物后出现的症状反跳现象。

2. B 型药物不良反应

B 型药物不良反应与患者的异常有关，特别是与人体神经系统、内分泌系统、免疫系统异常有关。

此类不良反应与药物的固有作用、用药剂量、用药时间无关，是药物不可预测的不良反应，主要包括以下几种。

（1）不耐受性不良反应。该类不良反应是因为患者个体差异而表现出来的对药物作用耐受低下，低于常量时就可引起不良反应。

（2）特异质不良反应。该类不良反应与患者的遗传背景有关，多由机体生物化学的异常引起，发生率较低。例如，缺乏葡萄糖 – 6 – 磷酸脱氢酶（G – 6 – PD）的患者，应用黄连及其制剂会出现溶血性黄疸。

（3）变态反应性不良反应。该类不良反应是患者首次用药后被药物致敏，再次用药时诱发的一种免疫反应。

3. C 型药物不良反应

C 型药物不良反应一般在长期用药后出现，用药与反应的发生没有明确的时间关系。潜伏期较长，反应不可重现（如致癌、致畸胎），机制不清，难以预测，影响因素较多，较难归因。

4. D 型药物不良反应

D 型药物不良反应主要是指与配伍有关的中药不良反应，包括中药与中药配伍、中药与化学药物配伍两种情况。

二、中成药不良反应发生的原因

中成药不良反应主要由以下几方面原因引起。

1. 药物方面因素

（1）中药中所含化学成分。中药中所含化学成分与中成药的不良反应直接相关。例如，马钱子含士的宁，洋金花含莨菪碱，川乌含乌头碱等，均可产生相应的毒副作用；双黄连注射液中所含的绿原酸是引起不良反应的主要原因。

（2）品种混淆而造成的错用或误用。中药中往往存在同名异物、同物异名等现象，不同基原的中药所含成分也不同，若错用或误用，易引起不良反应。例如，长期以马兜铃科植物广防己的根作防己用，以关木通作木通用，将导致肾损害。

（3）药材质量。中药的生长环境、采收季节、药用部位、储运条件、环境与农药污染等均可使中药所含成分受影响，甚至出现重金属含量增加、霉变等变质现象，导致不良反应的发生。

（4）炮制不当。中药不按规程要求炮制，易引起不良反应。例如，马钱子炮制不当，仍按常用量给药，就会导致毒性反应。

2. 患者因素

患者的年龄、性别、病理状态、个体差异、特异体质、精神心理状态、种族与所处环境均会影响药物不良反应的发生。

患者过敏体质是导致中药注射剂不良反应发生的重要原因。中药注射剂不良反应中变态反应比例较高，临床表现包括过敏性休克、皮肤损害、过敏性哮喘等。统计显示，过敏体质的患者发生变态反应的概率较无过敏史的患者高 4～10 倍，属于不良反应高危人群，用药时应当特别注意。此外，不良反应的发生还与患者伴发疾病有关，特别是肝肾疾病，可能影响药物的代谢，降低患者对药物的耐受能力，增加不良反应发生的可能性。

3. 作用因素

（1）用药时间过长。中成药常被认为副作用小、起效缓慢，而且多用于慢性病治疗，服用疗程不明确，因此患者常长时间服药。某些具有毒性的药物，短期应用尚不致有害，用药时间过长会蓄积中毒；一些治疗慢性病的中成药，由于病程较长，长时间用药易使药物发生蓄积作用，如长期服用壮骨关节丸，易造成肝功能损害；个别药物长期服用还可产生依赖性。

（2）药物之间不合理联用。临床上常常针对不同患者的症状和病情，采用联合用药的方式，包括中成药之间的联用和中西药之间的联用。

两种或两种以上药理作用相似的药物，如果不注意调整剂量，易导致用药过度，引起不良反应。例如，银杏叶制剂与阿司匹林合用治疗脑血管疾病时，由于阿司匹林有抗血小板聚集作用，银杏叶中银杏内酯亦可拮抗血小板活化因子（PAF），抑制血小板聚集，两者合用应注意避免造成出血。

若两种中成药均含有某一有毒成分，联用时会因剂量的增加导致毒性成分的蓄积，引起不良反应。例如，朱砂安神丸和天王补心丹（两者均含朱砂）合用，增加了有毒药物的服用量，提高出现中毒的可能性。

中西药合用不当，不仅不能发挥增效作用，而且会产生有毒化合物或增强药物的毒副作用，引起不良反应或药源性疾病，甚至死亡。例如，乌梅、山楂、五味子等含有机酸的中药与磺胺类抗菌药物同用时，前者酸化尿液，可增加磺胺类药物对肾脏的毒性，引起尿血、急性肾衰竭等；六神丸与地高辛合用易引起频发性室性期前收缩等中毒反应。

（3）患者依从性差，滥用、误用中成药。由于中成药携带、保存与服用方便，广大患者的接受度较高。然而部分患者对中医药治疗理念和药品说明书不了解，加之求医心切，容易听从别人介绍用药或擅自更换药物，依从性较差，导致服用剂量、疗程、服用方法不当，使药品效用降低，甚至发生安全问题。

此外，有些患者对中成药存在不少误解，滥用、误用中成药时有发生。例如，有些患者将中成药当成保健品随便服用；有些患者服用西药后，认为再吃点中成药可巩固疗效；还有些患者仅凭药名字面意义盲目选购，甚至为尽快治愈随意增大用药量或随意联合应用中成药。特别是非处方中成药（OTC），患者可自行购买、使用，滥用、误用现象更为严重。滥用、误用中成药不利于病情恢复，反而适得其反，长时间滥用、误用还可能导致不良反应，对身体造成损害。

（4）不辨证使用中成药。中成药是在中医药理论指导下生产的中药制剂，辨证论治仍是使用中成药的原则。不辨证或辨证不当使用中成药是导致不良反应发生的重要原因之一。例如，茵栀黄注射液可以清热解毒、利湿退黄，用于肝胆湿热黄疸，但有误用茵栀黄注射液治新生儿溶血性黄疸而引起变态反应，致1例患儿死亡的病例报告；龙胆泻肝丸主要用于治肝经实火、肝胆湿热引起的目赤、头痛、黄疸、胁痛、湿热带下、淋病涩痛等，曾误用于减肥，长期超量服用，导致肝肾功能损害等。

三、中成药不良反应的应对措施

1. 全面了解中成药

全面、正确了解中成药是应对中成药不良反应的必要前提。中成药说明书中标示了药品名称、成分、功能主治、用法用量、不良反应、禁忌、注意事项、有效期、批准文号等信息，是了解中成药作用和使用中成药的法定依据。必须严格按规定的正确用法使用，包括正确的给药时间和方式等；说明书中所列禁忌和注意事项必须严格遵守。

2. 重视辨证论治和三因制宜

中成药虽然成分固定，加减变化不如汤剂，且多属非处方药，但仍需辨证论治，这是应对中成药不良反应的首要前提。例如，风寒感冒用感冒清热颗粒，风热感冒则用银翘解毒片。另外，根据患者性别、年龄、体质及季节气候和地域等不同，在中成药的选用上也要因人、因时、因地有所区别。

3. 注意中成药的合理配伍

为了增强药效，适应复杂病情的需要，减少毒副作用等，临床上常将中成药与中成药、中成药与西药联用。在联用过程中，要充分了解中成药的配伍应用原则，查阅相关报道，避免不良反应的发生。

4. 合适的剂型、剂量

同样的中成药可因剂型或给药途径不同而表现出不同的药效和安全性，而不同剂量的药物在吸收、分布、代谢和排泄上有不同特点，从而影响药效的发挥。合适的剂量既能充分发挥药效，又可使不良反应发生率降至最低。

【知识拓展】

中成药不良反应的常见临床表现

中成药因其所含成分不同，引起的不良反应各异，临床表现也不一样。

一、皮肤症状

中成药引起的不良反应可表现为各种皮肤症状，如荨麻疹、药疹、接触性皮炎、光敏性皮炎、色素沉着、痤疮样皮疹等。据报道，牛黄解毒片、板蓝根注射液可引起荨麻疹样皮疹，六神丸可引起湿疹性皮炎样药疹，鹿茸精注射液可引起皮疹、瘙痒等，脑立清丸可引起过敏性药疹，防风通圣丸可引起光敏性皮炎样药疹等。

二、全身症状

（1）神经系统的表现：肢体或全身麻木、眩晕头痛、瞳孔缩小或扩大、对光反射迟钝或消失，严重者可有烦躁不安、牙关紧闭、抽搐、惊厥、语言不清或障碍、嗜睡、意识模糊、昏迷等。引发上述不良反应的多为含强心苷、生物碱（如雷公藤碱、莨菪碱）等成分的中成药。

（2）循环系统的表现：心悸、胸闷、发绀、面色苍白、四肢厥冷、心律不齐、心率过快或过慢、心电图改变、心音低钝、血压下降或升高。引发上述不良反应的多为含强心苷（如洋金花、万年青、夹竹桃）、乌头类生物碱、蝙蝠葛碱、黄酮、蟾酥等成分的中成药。

（3）呼吸系统的表现：呼吸急促、咳嗽、咯血、哮喘、呼吸困难、急性肺水肿、呼吸肌麻痹或呼吸衰竭等。引发上述不良反应的多为含生物碱、氰苷、硫化砷等成分的中成药。

（4）消化系统的表现：口干口苦、恶心呕吐、食欲不振、嗳气、流涎、腹胀腹痛、腹泻、便秘、黑便、黄疸、肝区疼痛、肝大、肝功能损害、中毒性肝炎，甚至死亡。引发上述不良反应的多为含益母草碱、强心苷、斑蝥素等成分的中成药。

（5）泌尿系统的表现：尿量减少甚至尿闭或尿频量多、腰痛、肾区叩击痛、浮肿、排尿困难或尿道灼痛、尿毒症、急性肾衰竭等；实验室检查可见尿中有红细胞、蛋白尿、尿液管型，有氮质血症或代谢性酸中毒等。引发上述不良反应的多为含生物碱、苷类、黄酮等成分的中成药。

（6）血液系统的表现：白细胞减少、粒细胞缺乏、弥散性血管内凝血、过敏性紫癜、再生障碍性贫血，甚至死亡。引发上述不良反应的多为含强心苷、黄酮苷、斑蝥素等成分的中成药。

（7）其他不良反应：眼、耳等五官功能障碍，如视力下降甚至失明、复视、耳聋、耳鸣以及脱发、咽痛等。

思考与练习

一、多项选择题

中成药不良反应的应对措施包括（　　）。

A. 全面了解中成药
B. 注意中成药的合理配伍
C. 合适的剂型、剂量
D. 中成药没有不良反应

二、思考题

中成药的用药禁忌内容是什么？正确选用中成药需要注意哪些问题？

中　篇

各　论

第四章

常用解表方剂与中成药

以发汗、解肌、透疹等作用为主，用于治疗表证的方剂，称为解表剂。解表剂根据《素问·阴阳应象大论》之"其在皮者，汗而发之"的原则立法，属于"八法"中之"汗"法。

解表剂以解表药为主要组成，具有疏散表邪、解除表证的作用，主要用于六淫病邪侵袭肌表、肺卫所致的表证。因邪气尚未深入，病势轻浅，适合使用辛散轻宣的解表剂驱逐外邪从肌表而出。故凡风寒所伤或温病初起以及麻疹、疮疡、水肿、痢疾等病初之时，见恶寒、发热、头疼、身痛、无汗或有汗、苔薄白、脉浮等表证者，均可用解表剂治疗。表证病性有寒热之异，患者体质有强弱之别。表寒者，当辛温解表；表热者，当辛凉解表；暑湿者，当祛暑胜湿、祛暑解表；兼见气、血、阴、阳诸不足者，还需结合补益法，以扶正祛邪。解表方剂与中成药分为辛温解表、辛凉解表、扶正解表等多个类别。

第一节　常用辛温解表方剂与中成药

 学习目标

1. 掌握辛温解表方剂麻黄汤、桂枝汤、九味羌活汤、小青龙汤的主治病证、理法方药及临床应用。

2. 熟悉常用辛温解表方剂的组方分析，常用辛温解表中成药的功效、主治，常用辛温解表方剂和中成药的使用注意，止嗽散的主治病证、理法方药及临床应用。

3. 了解辛温解表中成药的常见剂型及用法用量。

辛温解表，指用味辛性温的药物发散风寒，解除表证的治法。辛温解表方剂与中成药适用于风寒表证，代表方药有麻黄汤、桂枝汤、九味羌活丸、小青龙汤、感冒清热颗粒等。

方剂一　麻黄汤的组方与运用

◆ 主治病证（证）

风寒表实证。症见恶寒发热，无汗而喘，头身疼痛，苔薄白，脉浮紧。

风寒之邪侵袭肌表，营卫首当其冲，寒性收引凝滞，致使卫阳被遏，营阴郁滞，即卫闭营郁。卫气抗邪，正邪相争，则恶寒发热；营卫不畅，腠理闭塞，经脉不通，则无汗、头痛、身痛、骨节疼痛；皮毛内合于肺，寒邪束表，肺气不宣，则上逆为喘；舌苔薄白、脉浮紧，皆是风寒束表之征。

◆ 基本病机（理）

风寒束表，肺气失宣。

◆ 治疗方法（法）

发汗解表，宣肺平喘。

◆ 药理方理（方药）①

麻黄_{去节，三两（9 g）}　桂枝_{去皮，二两（6 g）}　杏仁_{去皮尖，七十个（9 g）}　甘草_{炙，一两（3 g）}

麻黄去节，三两（9 g）　桂枝去皮，二两（6 g）　杏仁去皮尖，七十个（9 g）　甘草炙，一两（3 g）

上四味，以水九升，先煮麻黄，减二升，去上沫，内诸药，煮取二升半，去滓，温服八合。覆取微似汗，不须啜粥，余如桂枝法将息（现代用法：水煎服，温覆取微汗）。

方中麻黄辛温，善解表发汗，祛肌表之风寒，又能宣肺平喘，为君药。桂枝为臣药，解肌发表，温通经脉，既助麻黄解表，使发汗之力倍增，又透达营卫，止头身疼痛。君臣相须为用。苦杏仁降气平喘，与麻黄相伍，一宣一降，以恢复肺气之宣降，加强平喘之功，为佐药。炙甘草既缓和麻黄、桂枝辛温之峻烈，防止汗出太过伤正，又调和麻黄、苦杏仁之宣降，为使药。诸药合用，共奏发汗解表、宣肺平喘之功。麻黄汤理法方药推理如图 4 - 1 所示。

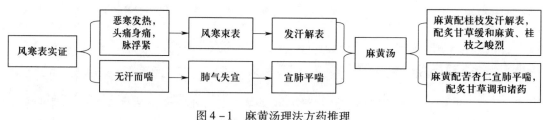

图 4 - 1　麻黄汤理法方药推理

◆ 临床应用

本方可用于感冒外感风寒表实证，以恶寒发热，无汗而喘，脉浮紧为辨证要点。

◆ 使用注意

（1）本方为辛温发汗之峻剂，发汗力强，不可过服。

---

① 本书中，方剂组成保留原书剂量，括号内为当今常用剂量。方剂组成中的中药名与原书保持一致，方解及知识拓展等中的中药名按临床常用名称进行规范。

（2）对于"疮家""淋家""衄家""亡血家"，以及外感表虚自汗、血虚而脉兼"尺中迟"、误下而见"身重心悸"等，虽有表寒证，亦皆应禁用。

方剂二　桂枝汤的组方与运用

◆ 主治病证（证）

风寒表虚证。症见头痛发热，汗出恶风，或鼻鸣干呕，苔白不渴，脉浮缓或浮弱。

风邪外感，风性疏泄，致卫气不固，营阴不能内守而外泄，故恶风、发热、汗出；肺合皮毛，其经脉还循胃口，邪气袭表，肺胃失和，肺系不利，胃失和降，则鼻鸣干呕；风邪袭表，故苔白不渴，脉浮缓或浮弱。

◆ 基本病机（理）

外感风寒，营卫不和。

◆ 治疗方法（法）

解肌发表，调和营卫。

◆ 药理方理（方药）

桂枝去皮，三两（9 g）　芍药三两（9 g）　甘草炙，二两（6 g）　生姜切，三两（9 g）　大枣擘，十二枚（6 g）

上五味，㕮咀，以水七升，微火煮取三升，适寒温，服一升。服已须臾，啜热稀粥一升余，以助药力。温覆令一时许，遍身漐漐微似有汗者益佳，不可令如水流漓，病必不除。若一服汗出病瘥，停后服，不必尽剂；若不汗，更服如前法；又不汗，后服小促其间，半日许，令三服尽。若病重者，一日一夜服，周时观之，服一剂尽，病证犹在者，更作服；若汗不出，乃服至二三剂。禁生冷、黏滑、肉面、五辛、酒酪、臭恶等物（现代用法：水煎服，温覆取微汗）。

本方证为外感风寒，营卫不和所致。方中桂枝辛甘而温，透营达卫，温通经络，解肌发表，外散风寒，用治"卫强"，为君药。芍药酸甘以益阴敛营，敛固外泄之营阴，用治"营弱"，为臣药。君臣二药等量合用，一治卫强，一治营弱，一散一收，调和营卫，使发汗而不伤阴，止汗而不恋邪，有"相反相成"之妙用。生姜辛温发散，助桂枝解肌调卫；大枣甘平滋润，助芍药益阴和营，姜枣相合，加强桂枝、芍药调和营卫之功，共为佐药。炙甘草甘缓调和，益气和中，与桂枝相合，可辛甘化阳以实卫，与芍药相伍，则酸甘化阴以和营，功兼佐使之用。诸药合用，共收解肌发表、调和营卫之功。桂枝汤理法方药推理如图4 - 2所示。

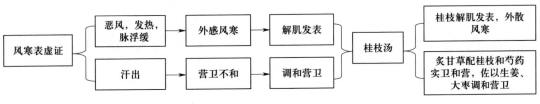

图4 - 2　桂枝汤理法方药推理

◆ 临床应用

本品用于风寒袭表，表虚不固所致的风寒表虚证，以恶风，发热，汗出，脉浮缓为辨证要点。

◆ 使用注意

（1）服后汗出病瘥，停后服；或不效，再服。

（2）服药期间忌食生冷黏腻、酒肉、恶臭等。

（3）服药后多饮热开水或热粥，覆被保暖，取微汗为度。

◆ 中成药常见剂型

桂枝颗粒、合剂。

方剂三　九味羌活汤的组方与运用

◆ 主治病证（证）

外感风寒湿邪，内有蕴热证。症见恶寒发热，无汗，头痛项强，肢体酸楚疼痛，口苦微渴，舌苔白或微黄，脉浮或浮紧。

风寒湿邪侵犯肌表，郁遏卫阳，闭塞腠理，阻滞经络，气血运行不畅，故恶寒发热、无汗、头痛项强、肢体酸楚疼痛；里有蕴热，故口苦微渴；苔白或微黄、脉浮，是表证兼里热之佐证。

◆ 基本病机（理）

外感风寒湿邪，内有蕴热。

◆ 治疗方法（法）

发汗祛湿，兼清里热。

◆ 药理方理（方药）

羌活（9 g）　防风（9 g）　苍术（9 g）　细辛（3 g）　川芎（6 g）　香白芷（6 g）　生地黄（6 g）　黄芩（6 g）　甘草（6 g）（原著本方无用量）

上㕮咀，水煎服。若急汗，热服，以羹粥投之；若缓汗，温服，而不用汤投之（现代用法：水煎服）。

方中羌活味辛苦性温，入太阳经，散风寒，祛风湿，利关节，止痛行痹，为君药。防风辛甘微温，长于祛风胜湿，散寒止痛；苍术辛苦温燥，入太阴经，可发汗祛湿；二药共助君药散寒祛湿止痛，为臣药。细辛、川芎、白芷散寒祛风通痹，以止头身疼痛，其中细辛善治少阴头痛，白芷擅解阳明头痛，川芎长于止少阳、厥阴头痛，此三味与羌活、苍术合用，体现了本方"分经论治"的基本思想和特点；黄芩、生地黄清泄里热，生地黄还可防辛温燥烈之品伤阴之弊；以上五味共为佐药。甘草调和诸药，为使药。诸药配伍，共奏发汗祛湿、兼清里热之效。九味羌活汤理法方药推理如图 4 – 3 所示。

◆ 临床应用

（1）本方是主治外感风寒湿邪而兼有里热证的常用方，以恶寒发热，头痛无汗，肢体

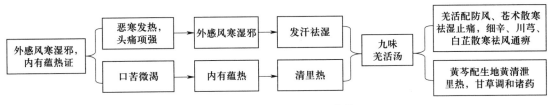

图 4 - 3　九味羌活汤理法方药推理

酸楚疼痛，口苦微渴为辨证要点。

（2）本方还可用于风寒湿邪所致痹痛、关节疼痛、腰膝沉痛及类风湿关节炎见上述证候者。

◆ 使用注意

（1）若寒邪较甚，表证较重，宜热服，且应啜粥以助药力，酿汗祛邪。

（2）若邪不甚，表证较轻，则不必啜粥，温服即可。

◆ 中成药常见剂型

九味羌活丸、颗粒、口服液。

方剂四　小青龙汤的组方与运用

◆ 主治病证（证）

外寒内饮证。症见恶寒发热，头身疼痛，无汗，喘咳，痰涎清稀而量多，胸痞，或干呕，或痰饮喘咳，不得平卧，或身体疼重，头面四肢浮肿，舌苔白滑，脉浮。

恶寒发热、无汗、身体疼重，乃风寒束表，卫阳被遏，营阴郁滞，毛窍闭塞所致。素有水饮之人，一旦感受外邪，每致外寒引动内饮，致寒饮犯肺，肺失宣降，故喘咳痰稀量多，甚则喘咳不得平卧；饮停心下，阻滞气机，则胸痞；若胃气上逆，则干呕；若水饮溢于肌肤，则浮肿身重；舌苔白滑而脉浮为外寒内饮之象。

◆ 基本病机（理）

外感风寒，寒饮内停。

◆ 治疗方法（法）

解表散寒，温肺化饮。

◆ 药理方理（方药）

麻黄去节，三两（9g）　芍药三两（9g）　细辛三两（3g）　干姜三两（6g）　甘草炙，三两（6g）
桂枝去皮，三两（9g）　五味子半升（9g）　半夏洗，半升（9g）

上八味，以水一斗，先煮麻黄，减二升，去上沫，内诸药，煮取三升，去滓，温服一升（现代用法：水煎服）。

本方以辛温之麻黄、桂枝相须为君，发汗解表，且麻黄能宣肺平喘，桂枝能温阳化内饮。臣药用辛热之干姜、辛温之细辛，温肺化饮，兼协麻黄、桂枝解表祛邪。佐药用辛苦而温之半夏，燥湿化痰，和胃降逆。然素有痰饮，脾肺本虚，纯用辛温，恐辛散耗气、温燥伤津，配伍五味子敛肺止咳、芍药和营养血，二药与辛散之品相配，既令散中有收，以利肺气开阖，增强止咳平喘之功，又可防诸辛散温燥之药耗气伤津，亦为佐药。炙甘草益气和中，兼调和辛散酸收之性，为佐使之药。八味相伍，解表与化饮配合，表里双解。小青龙汤理法方药推理如图4-4所示。

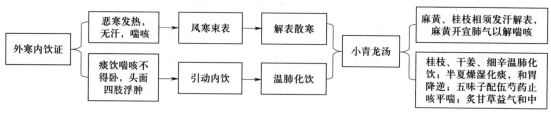

图4-4 小青龙汤理法方药推理

◆ 临床应用

本方为治疗外感风寒，寒饮内停而致喘咳之常用方，以恶寒发热，无汗，喘咳，痰多而稀，舌苔白滑，脉浮为辨证要点。

◆ 使用注意

（1）儿童、孕妇、哺乳期妇女、肝肾功能不全者及运动员禁用。

（2）高血压、青光眼患者，内热咳喘及虚喘者慎用。

（3）服药期间忌食辛辣、生冷、油腻食物。

◆ 中成药常见剂型

小青龙胶囊、合剂、颗粒。

方剂五　止嗽散的组方与运用

◆ 主治病证（证）

风邪犯肺之咳嗽证。症见咳嗽咽痒，咳痰不爽，或微恶风发热，舌苔薄白，脉浮缓。

本证为外感风邪咳嗽，或因治不如法，表解不彻而咳仍不止。风邪犯肺，肺失清肃，或虽经发散，因表解不彻而其邪未尽，故仍咽痒咳嗽、咳痰不爽；微恶风发热、舌苔薄白、脉浮，是表邪尚存之征。

◆ 基本病机（理）

风邪犯肺。

◆ 治疗方法（法）

宣利肺气，疏风止咳。

◆ 药理方理（方药）

桔梗炒，二斤（12 g）　　荆芥二斤（12 g）　　紫菀蒸，二斤（12 g）　　百部蒸，二斤（12 g）　　白前蒸，二斤（12 g）　　甘草炒，十二两（4 g）　　陈皮水洗，去白，一斤（6 g）

上为末。每服三钱（9 g），开水调下，食后临卧服。初感风寒，生姜汤调下（现代用法：作汤剂，水煎服）。

方中紫菀、百部甘苦而微温，专入肺经，为止咳化痰要药，对于新久咳嗽皆宜，故共用为君。桔梗苦辛而性平，善于宣肺止咳；白前辛苦微温，长于降气化痰。两者协同，一宣一降，以复肺气之宣降，合君药则止咳化痰之力尤佳，共为臣药。荆芥辛而微温，疏风解表，以祛在表之余邪；陈皮行气化痰，二者共为佐药。甘草合桔梗以利咽止咳，兼能调和诸药，是为佐使之用。

◆ 临床应用

本方为治疗表邪未尽，肺气失宣而致咳嗽之常用方，以咳嗽咽痒，微恶风发热，苔薄白为辨证要点。

◆ 使用注意

阴虚劳嗽或肺热咳嗽者，不宜使用。

其他常用辛温解表中成药见表4－1。

表4－1　　　　　　　　　　　其他常用辛温解表中成药

药名	组成	功效	主治	用法用量	使用注意
感冒清热颗粒	荆芥穗、防风、紫苏叶、白芷、柴胡、薄荷、葛根、芦根、苦地丁、桔梗、苦杏仁	疏风散寒，解表清热	用于风寒感冒，症见头痛发热、恶寒身痛、鼻流清涕、咳嗽、咽干	开水冲服。一次1袋，一日2次	无
风寒感冒颗粒	麻黄、桂枝、白芷、防风、紫苏叶、葛根、陈皮、干姜、桔梗、苦杏仁、甘草	发汗解表，疏风散寒	用于外感风寒所致恶寒发热、鼻流清涕、头痛、咳嗽、舌淡、苔白、脉浮，以及上呼吸道感染见上述证候者	开水冲服。一次1袋，一日3次。儿童酌减	风热感冒及寒郁化热明显者慎用，服药期间忌食辛辣、油腻食物，高血压、心脏病患者慎用
正柴胡饮颗粒	柴胡、陈皮、防风、甘草、赤芍、生姜	发散风寒，解热止痛	用于外感风寒所致的发热恶寒、无汗、头痛、鼻塞、喷嚏、咽痒咳嗽、四肢酸痛，以及流感初起、轻度上呼吸道感染见上述证候者	开水冲服。一次1袋，一日3次。小儿酌减或遵医嘱	无
四季感冒片	桔梗、紫苏叶、陈皮、荆芥、大青叶、连翘、炙甘草、炒香附、防风	清热解表	用于四季风寒感冒，特别适用于体弱者，妊娠妇女因感冒引起的发热头痛、鼻流清涕、咳嗽口干、咽喉疼痛、恶心厌食等	口服。一次3~5片，一日3次，或遵医嘱	无

续表

药名	组成	功效	主治	用法用量	使用注意
通宣理肺丸	紫苏叶、桔梗、麻黄、陈皮、茯苓、黄芩、前胡、苦杏仁、甘草、制半夏、炒枳壳	解表散寒，宣肺止嗽	用于风寒束表、肺气不宣所致的感冒咳嗽，症见发热、恶寒、咳嗽、鼻塞流涕、头痛、无汗、肢体酸痛	口服。水蜜丸一次7g，大蜜丸一次2丸，一日2～3次	无
杏苏止咳颗粒	苦杏仁、陈皮、紫苏叶、前胡、桔梗、甘草	宣肺散寒，止咳祛痰	用于风寒感冒咳嗽、气逆	开水冲服。一次1袋，一日3次。小儿酌减	无
风寒咳嗽颗粒	陈皮、生姜、法半夏、青皮、苦杏仁、麻黄、紫苏叶、五味子、桑白皮、炙甘草	宣肺散寒，祛痰止咳	用于外感风寒、肺气不宣所致的咳喘，症见头痛鼻塞、痰多咳嗽、胸闷气喘	开水冲服。一次1袋，一日2次	阴虚干咳者慎用

【知识拓展】

◆ 桂枝汤附方

1. 桂枝加厚朴杏子汤（《伤寒论》）

桂枝9g　芍药9g　生姜9g　炙甘草6g　大枣6g　炙厚朴6g　苦杏仁6g

上七味，以水七升，微火煮取三升，去滓。温服一升，覆取微似汗。

功效：解肌发表，降气平喘。

主治：宿有喘病，又感风寒。症见桂枝汤证兼咳喘者。

2. 桂枝加葛根汤（《伤寒论》）

桂枝6g　芍药6g　生姜9g　炙甘草6g　大枣6g　葛根12g

上六味，以水一斗，先煮葛根，减二升，内诸药，煮取三升，去滓，温服一升。覆取微似汗，不须啜粥，余如桂枝法将息及禁忌。

功效：解肌发表，升津舒筋。

主治：风寒客于太阳经输，营卫不和证。症见桂枝汤证兼项背强而不舒者。

3. 桂枝加芍药汤（《伤寒论》）

桂枝9g　芍药18g　炙甘草6g　大枣6g　生姜9g

上五味，以水七升，煮取三升，去滓，温分三服。

功效：温脾和中，缓急止痛。

主治：太阳病误下伤中，土虚木乘之腹痛。

◆ 附方鉴别

桂枝加厚朴杏子汤、桂枝加葛根汤、桂枝加芍药汤均为桂枝汤类方，其病机共性为营卫不和或气血阴阳失调，故均以桂枝汤和营卫、调阴阳。桂枝加厚朴杏子汤主治宿有喘病，又感风寒而见桂枝汤证者；或风寒表证误下，表证未解而见微喘者，其证均为外邪束表而肺气上逆，故以桂枝汤解肌和营卫，加厚朴、苦杏仁以降气平喘。桂枝加葛根汤主治外感风寒，太阳经气不舒，津液不能敷布，经脉失去濡养导致的恶风汗出、项背强而不舒，故用桂枝汤加葛根以解肌发表，生津舒筋。桂枝加芍药汤主治太阳病误下伤中，邪陷太阴，土虚木乘之腹满，故用桂枝汤通阳温脾，芍药加倍以柔肝缓急止痛。

◆ 联合用药

九味羌活丸＋姜枣祛寒颗粒，祛寒发汗效果更佳，同时有和胃温中之效，缓解口苦口涩。

感冒清热颗粒＋维生素 C 片，能缩短病程，加速康复。

正柴胡饮颗粒＋复方氨酚烷胺胶囊，中西药联用，起效快，效果佳。

思考与练习

一、单项选择题

1. 桂枝汤的药物组成不包括（　　）。

A. 麻黄　　　　　　B. 桂枝　　　　　　C. 芍药　　　　　　D. 甘草

E. 生姜

2. 下列解表方剂与中成药中，可用于发热恶寒、无汗而喘、头身疼痛、舌淡红、苔薄白、脉浮紧的是（　　）。

A. 桂枝汤　　　　　B. 小青龙汤　　　　C. 感冒清热颗粒　　D. 麻黄汤

E. 正柴胡饮颗粒

3. 治疗方法为发汗祛湿，兼清里热的方药是（　　）。

A. 桂枝汤　　　　　B. 麻黄汤　　　　　C. 九味羌活汤　　　D. 正柴胡饮颗粒

E. 感冒清热颗粒

4. 患者外感风寒湿邪所致感冒，症见恶寒发热，肌表无汗，头痛项强，肢体酸楚疼痛，口苦而涩。治宜选用（　　）。

A. 桂枝汤　　　　　B. 麻黄汤　　　　　C. 九味羌活汤　　　D. 正柴胡饮颗粒

E. 感冒清热颗粒

5. 患者咳嗽咽痒，咳痰不爽，或微恶风发热，舌苔薄白，脉浮缓。治疗方法宜首选（　　）。

A. 解表散寒，温肺化饮　　　　　　　　B. 宣利肺气，疏风止咳

C. 发汗祛湿，兼清里热　　　　　　　　D. 宣肺散寒，止咳祛痰

E. 发散风寒，解热止痛

二、多项选择题

1. 桂枝汤的功效有（　　）。

A. 解肌发表　　　　B. 散寒除湿　　　　C. 辛凉透表　　　　D. 清热解毒

E. 调和营卫

2. 下列中成药可用于治疗风寒感冒的有（　　　）。

A. 感冒清热颗粒　　　B. 风寒感冒颗粒　　　C. 银翘散　　　　　D. 藿香正气水

E. 参苏丸

3. 通宣理肺丸的功效有（　　　）。

A. 解表散寒　　　　　B. 清热解毒　　　　　C. 宣肺止嗽　　　　D. 化痰止咳

E. 疏风清热

三、思考题

1. 风寒表实证和风寒表虚证的鉴别要点是什么？

2. 感冒清热颗粒为什么能用于风寒表证而不能用于风热表证？

第二节　常用辛凉解表方剂与中成药

 学习目标

1. 掌握辛凉解表方剂银翘散、桑菊饮、麻黄杏仁甘草石膏汤的主治病证、理法方药及临床应用。

2. 熟悉常用辛凉解表方剂的组方分析，常用辛凉解表中成药的功效、主治，常用辛凉解表方剂和中成药的使用注意，柴葛解肌汤的主治病证、理法方药及临床应用。

3. 了解辛凉解表中成药的常见剂型及用法用量。

辛凉解表，指用味辛性凉的药物发散风热，解除表证的治法。辛凉解表方剂与中成药适用于风热表证，代表方药有银翘散、桑菊饮、麻黄杏仁甘草石膏汤、柴葛解肌汤、双黄连颗粒等。

方剂一　银翘散的组方与运用

◆ 主治病证（证）

温病初起。症见发热，微恶风寒，无汗或有汗不畅，头痛，口渴，咽痛咳嗽，舌尖红，苔薄白或薄黄，脉浮数。

温病初起，邪在卫分，卫气被郁，开阖失司，故发热、微恶风寒、无汗或有汗不畅；肺位最高而开窍于鼻，邪自口鼻而入，上犯于肺，肺气失宣，故咳嗽；风热蕴结成毒，侵袭肺系门户，故咽喉红肿疼痛；温邪伤津，故口渴；舌尖红、苔薄白或微黄、脉浮数，均为温病初起之征。

◆ 基本病机（理）

温病初起，邪在卫分，卫气被郁，开阖失司。

◆ 治疗方法（法）

辛凉透表，清热解毒。

◆ 药理方理（方药）

连翘一两（30 g）　银花一两（30 g）　苦桔梗六钱（18 g）　薄荷六钱（18 g）　竹叶四钱（12 g）　生甘草五钱（15 g）　芥穗四钱（12 g）　淡豆豉五钱（15 g）　牛蒡子六钱（18 g）

上为散。每服六钱（18 g），鲜苇根汤煎，香气大出，即取服，勿过煮。肺药取轻清，过煮则味厚入中焦矣。病重者，约二时一服，日三服，夜一服；轻者，三时一服，日二服，夜一服；病不解者，作再服（现代用法：作汤剂，加芦根 18 g，水煎服）。

方中重用金银花、连翘为君药，二药气味芳香，既能疏散风热、清热解毒，又可辟秽化浊。薄荷、牛蒡子功善疏散上焦风热，又可清利头目、解毒利咽；荆芥穗、淡豆豉解表散邪，四者俱为臣药。芦根、淡竹叶清热生津，桔梗、牛蒡子宣肃肺气而止咳利咽，同为佐药。甘草调和药性，又合桔梗利咽止痛，为佐使药。诸药共奏辛凉解表、清热解毒之功。银翘散理法方药推理如图 4 - 5 所示。

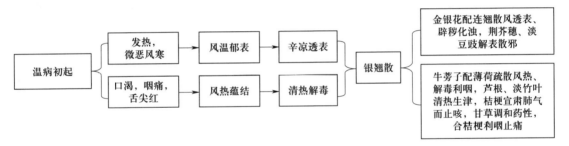

图 4 - 5　银翘散理法方药推理

◆ 临床应用

本方是治疗风温初起的常用方，以发热，微恶风寒，口渴，咽痛，脉浮数为辨证要点。

◆ 使用注意

本方中药物多为芳香轻宣之品，不宜久煎。

◆ 中成药常见剂型

银翘解毒丸、片、颗粒、软胶囊及维 C 银翘片。

方剂二　桑菊饮的组方与运用

◆ 主治病证（证）

风温初起之轻证。症见咳嗽，身热不甚，口微渴，脉浮数。

温热病邪从口鼻而入，邪犯肺络，肺失清肃，故以咳嗽为主症；因邪浅病轻，故身不甚热、口渴亦微。

◆ 基本病机（理）

风温初起，邪客肺络。

◆ 治疗方法（法）

疏风清热，宣肺止咳。

◆ 药理方理（方药）

桑叶二钱五分（7.5 g）　菊花一钱（3 g）　杏仁二钱（6 g）　连翘一钱五分（5 g）　薄荷八分（2.5 g）　苦桔梗二钱（6 g）　生甘草八分（2.5 g）　苇根二钱（6 g）

水二杯，煮取一杯，日二服（现代用法：水煎温服）。

方中桑叶善走肺络，疏散风热，又可清肺止咳；菊花疏散风热，清利头目而肃肺，二者合用以疏散肺中风热见长，共为君药。苦杏仁降气止咳，桔梗开宣肺气，二者相须为用，一宣一降，以复肺脏宣降而止咳，共为臣药。薄荷辛凉解表，以助君药疏散风热之力，连翘透邪解毒，芦根清热生津，共为佐药。甘草调和诸药为使。诸药相伍，疏散风热，宣降肺气，则表证解、咳嗽止。与银翘散相比，其清肺止咳之力大，而解表清热作用较弱，故《温病条辨》称之为"辛凉轻剂"。桑菊饮理法方药推理如图4－6所示。

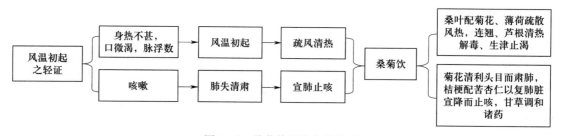

图4－6　桑菊饮理法方药推理

◆ 临床应用

本品用于风热犯肺之咳嗽，以咳嗽，发热不甚，微渴，脉浮数为辨证要点。

◆ 使用注意

因本方为"辛凉轻剂"，故肺热著者，当适当加味，以免病重药轻。

◆ 中成药常见剂型

桑菊感冒片、合剂等。

方剂三　麻黄杏仁甘草石膏汤的组方与运用

◆ 主治病证（证）

外感风邪，邪热壅肺证。症见身热不解，有汗或无汗，咳逆气急，甚则鼻扇，口渴，舌苔薄白或黄，脉浮而数。

风寒之邪郁而化热入肺，或风热袭表，表邪不解而入里，热邪充斥内外，故身热不解、汗出、口渴、苔黄、脉数；热壅于肺，肺失宣降，故咳逆气急，甚则鼻扇；若表邪未尽，或肺气闭郁，则毛窍闭塞而无汗；苔薄白、脉浮亦是表证未尽之征。

◆ 基本病机（理）

表邪入里化热，壅遏于肺，肺失宣降。

◆ 治疗方法（法）

辛凉疏表，清肺平喘。

◆ 药理方理（方药）

麻黄_{去节}，四两（9 g）　　杏仁_{去皮尖}，五十个（9 g）　　甘草_炙，二两（6g）　　石膏_{碎，绵裹}，半斤（18 g）

上四味，以水七升，煮麻黄，减二升，去上沫，内诸药，煮取二升，去滓。温服一升（现代用法：水煎服）。

方中麻黄辛温，宣肺平喘，解表散邪；石膏辛甘大寒，清泄肺热以生津。二药相伍，麻黄以宣肺为主，石膏以清肺为主，合而用之，既宣散肺中风热，又清宣肺中郁热，共为君药。石膏倍于麻黄，相制为用。全方以辛凉为主，麻黄得石膏，宣肺平喘而不助热；石膏得麻黄，清解肺热而不凉遏。苦杏仁苦温，宣利肺气以平喘咳，与麻黄相配则宣降相因，与石膏相伍则清肃协同，为臣药。炙甘草既能益气和中，又能防石膏寒凉伤中，更能调和于寒温宣降之间，为佐使药。四药相伍，辛温与寒凉并用，宣肺而不助热，清肺而不凉遏。麻黄杏仁甘草石膏汤理法方药推理如图4-7所示。

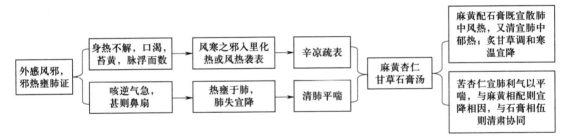

图4-7　麻黄杏仁甘草石膏汤理法方药推理

◆ 临床应用

本方是治疗表邪未解，邪热壅肺而致喘咳的基础方，以发热，喘咳，苔黄，脉浮而数为辨证要点。

◆ 中成药常见剂型

麻杏甘石合剂、软胶囊。

方剂四　柴葛解肌汤的组方与运用

◆ 主治病证（证）

外感风寒，郁而化热证。症见恶寒渐轻，身热增盛，无汗，头痛，目疼鼻干，心烦不眠，咽干耳聋，眼眶痛，舌苔薄黄，脉浮微洪。

外感风寒，恶寒渐轻、身热增盛，为寒郁肌腠逐渐化热所致。因表寒未解，故恶寒、头痛、无汗。阳明经脉起于鼻，经眼眶下行；少阳经脉行于耳后，经面颊到眶下。入里之热初犯阳明、少阳，故目疼鼻干、眼眶痛、咽干、耳聋；热扰心神，则见心烦不眠；脉浮而微洪，是外有表邪、里有热邪之征。此证为太阳风寒未解，郁而化热，渐次传入阳明，波及少阳所致，故属三阳合病。

◆ 基本病机（理）

太阳风寒未解，化热入里。

◆ 治疗方法（法）

解肌清热。

◆ 药理方理（方药）

柴胡（6 g） 干葛（9 g） 甘草（3 g） 黄芩（6 g） 羌活（3 g） 白芷（3 g） 芍药（6 g） 桔梗（3 g）（原著本方无用量）

水二盅，加生姜三片，大枣二枚，槌法加石膏末一钱（3 g），煎之热服（现代用法：水煎温服）。

方中葛根味辛性凉，入阳明经，外透肌热，内清郁热；柴胡味辛性寒，入少阳经，善于祛邪解表退热。二药相须，解肌清热之力显著，共为君药。羌活、白芷助君药辛散发表，并止诸痛；黄芩、石膏清泄里热。四者共为臣药。其中葛根配白芷、石膏，清透阳明之邪热；柴胡配黄芩，透解少阳之邪热；羌活发散太阳之风寒。六药配合，三阳兼治，以治阳明为主。桔梗宣畅肺气以利祛邪外出；芍药、大枣益阴养血，既防热邪伤阴，又制疏散太过；生姜发散风寒。四者俱为佐药。甘草调和药性，为使药。诸药相伍，温清并用，三阳同治，表里兼顾，重在疏泄透散。

◆ 临床应用

本方为治疗太阳风寒未解，入里化热，初犯阳明或三阳合病的常用方，以发热重，恶寒轻，头痛，眼眶痛，鼻干，脉浮微洪为辨证要点。

其他常用辛凉解表中成药见表4-2。

表4-2　　　　　　　　　　　其他常用辛凉解表中成药

药名	组成	功效	主治	用法用量	使用注意
银翘解毒片	金银花、连翘、薄荷、荆芥、淡豆豉、炒牛蒡子、桔梗、淡竹叶、甘草	疏风解表，清热解毒	用于风热感冒，症见发热头痛、咳嗽口干、咽喉疼痛	口服。一次4片，一日2~3次	无
双黄连颗粒	金银花、连翘、黄芩	疏风解表，清热解毒	用于外感风热所致的感冒，症见发热、咳嗽、咽痛	口服或开水冲服。一次10 g，一日3次；6个月以下，一次2~3 g；6个月至1岁，一次3~4 g；1~3岁，一次4~5 g；3岁以上儿童酌量或遵医嘱。无蔗糖颗粒服用量减半	无

续表

药名	组成	功效	主治	用法用量	使用注意
感冒退热颗粒	大青叶、板蓝根、连翘、拳参	清热解毒，疏风解表	用于上呼吸道感染、急性扁桃体炎、咽喉炎属外感风热、热毒壅盛证，症见发热、咽喉肿痛	开水冲服。一次1~2袋，一日3次	无
风热感冒颗粒	桑叶、菊花、连翘、荆芥穗、牛蒡子、板蓝根、苦杏仁、桑枝、六神曲、芦根、薄荷	清热解表，宣肺利咽	用于外感风热所致的感冒，症见发热恶风、鼻塞头痛、咳嗽痰多	口服。一次1袋，一日3次。小儿酌减	外感风寒者慎用，服药期间忌食辛辣、油腻食物
急支糖浆	鱼腥草、金荞麦、四季青、麻黄、紫菀、前胡、枳壳、甘草	清热化痰，宣肺止咳	用于外感风热所致的咳嗽，症见发热、恶寒、胸膈满闷、咳嗽咽痛，以及急性支气管炎、慢性支气管炎急性发作见上述证候者	口服。一次20~30 mL，一日3~4次；1岁以内一次5 mL，1~3岁一次7 mL，3~7岁一次10 mL，7岁以上一次15 mL，一日3~4次	无
川贝枇杷糖浆	川贝母流浸膏、桔梗、枇杷叶、薄荷脑	清热宣肺，化痰止咳	用于风热犯肺、痰热内阻所致的咳嗽痰黄或咳痰不爽、咽喉肿痛、胸闷胀痛，以及感冒、支气管炎见上述证候者	口服。一次10 mL，一日3次	无
川贝止咳露	川贝母、枇杷叶、百部、前胡、桔梗、桑白皮、薄荷脑	止嗽祛痰	用于风热咳嗽、痰多上气或燥咳	口服。一次15 mL，一日3次。小儿减半	无

【知识拓展】

◆ 钟南山团队：连花清瘟胶囊等中药对辅助治疗新型冠状病毒肺炎有效

面对突如其来的新型冠状病毒肺炎疫情，中国共产党坚持人民至上、生命至上，最大限度地保护了人民群众生命安全和身体健康，统筹疫情防控和经济社会发展取得重大积极成果。中国工程院院士钟南山团队证实，连花清瘟胶囊等中药对新型冠状病毒感染引起的细胞病变具有抑制作用，可以抑制新型冠状病毒活性，减少病毒含量，并能抑制炎症因子过度表达。基于上述发现，钟南山联合中国工程院院士张伯礼、中国工程院院士李兰娟等中西医临床专家，启动连花清瘟胶囊治疗新型冠状病毒肺炎的前瞻性、随机、对照、多中心临床研究。结果表明，在常规治疗的基础上联合连花清瘟胶囊口服14天，可提高新型冠状病毒肺炎发热、乏力、咳嗽等临床症状的改善率，改善肺部影像学病变，缩短症状的持续时间，提高临床治愈率。

◆ 更多经典名方

在抗击新型冠状病毒肺炎疫情的斗争中，以"三药三方"为代表的中药曾发挥重要作用。"三药"指金花清感颗粒、连花清瘟胶囊、血必净注射液，"三方"指清肺排毒方、化湿败毒方、宣肺败毒方，均为防治新型冠状病毒肺炎的"利器"。党的二十大报告提出"促进中医药传承创新发展"。中医药是中华民族的瑰宝。在浩如烟海的中医古籍中，经典名方数不胜数，是一个有待挖掘的巨大宝库。清肺排毒方、化湿败毒方、宣肺败毒方均来源于古代经典名方。其中，宣肺败毒方是根据多个古代经典名方加减化裁而来，包括麻黄杏仁甘草石膏汤、麻黄杏仁薏苡甘草汤、葶苈大枣泻肺汤、苇茎汤等，分别源自《伤寒论》《金匮要略》等中医经典。可见，中医药不仅是我国独特的卫生资源，更是我国具有原创优势的科技资源。

◆ 联合用药

双黄连颗粒+板蓝根颗粒或金银花颗粒：清热解毒、利咽消肿、疏风散热的作用更强。适应症为舌质红、苔黄、咽喉肿痛等，用来治疗风热感冒等疾病。

连花清瘟胶囊+抗病毒口服液：可以辅助清瘟解毒，有利于病情快速恢复。

思考与练习

一、单项选择题

1. 患者症见发热，微恶风寒，无汗或有汗不畅，头痛，口渴，咽痛咳嗽，舌尖红，苔薄白或薄黄，脉浮数。治法宜首选（　　）。

A. 辛凉透表，清热解毒　　　　　　B. 发汗祛湿，兼清里热

C. 疏风清热，宣肺止咳　　　　　　D. 解肌清热

E. 清瘟解毒，宣肺泄热

2. 患者症见发热，恶寒，肌肉酸痛，鼻塞流涕，咳嗽，头痛，咽干咽痛，舌偏红，苔黄或黄腻。治宜选用（　　）。

A. 双黄连颗粒　　　　　　　　　　B. 川贝枇杷糖浆

C. 连花清瘟胶囊　　　　　　　　　D. 急支糖浆

E. 感冒清热颗粒

3. 下列解表方剂与中成药中，可用于发热、恶寒、胸膈满闷、咳嗽咽痛，以及急性支气管炎、慢性支气管炎急性发作见上述证候者的是（　　）。

A. 桂枝汤　　　　B. 急支糖浆　　　　C. 感冒清热颗粒　　　　D. 感冒灵颗粒

E. 双黄连颗粒

二、多项选择题

1. 双黄连颗粒的功效有（　　）。

A. 解表散寒　　　　B. 清热解毒　　　　C. 宣肺止嗽　　　　D. 疏风解表

E. 辛凉透表

2. 下列中成药可用于治疗风热感冒的有（　　　）。

A. 银翘解毒片　　　　B. 风寒感冒颗粒　　　　C. 风热感冒颗粒　　　　D. 双黄连颗粒

E. 参苏丸

三、思考题

1. 柴葛解肌汤的配伍是如何体现三阳同治的？

2. 银翘散主治风热表证，为什么配伍辛温之荆芥和淡豆豉？

第三节　常用扶正解表方剂与中成药

 学习目标

1. 掌握扶正解表方剂败毒散的主治病证、理法方药及临床应用。

2. 熟悉常用扶正解表方剂的组方分析，常用扶正解表中成药的功效、主治，常用扶正解表方剂和中成药的使用注意，再造散、加减葳蕤汤的主治病证、理法方药及临床应用。

3. 了解扶正解表中成药的常见剂型及用法用量。

扶正解表，指用辛甘的药物扶正解表，解除体虚表证的治法。扶正解表方剂与中成药适用于体虚表证，代表方药有败毒散、再造散、加减葳蕤汤、玉屏风口服液、参苏丸等。

方剂一　败毒散的组方与运用

◆ 主治病证（证）

气虚外感风寒湿证。症见恶寒壮热，头项强痛，肢体酸痛，无汗，鼻塞声重，咳嗽有痰，胸膈痞满，舌苔白腻，脉浮而重按无力。

风寒湿邪束于肌表，卫阳被遏，邪正交争，故见恶寒壮热、无汗；寒主收引，湿性重着，肢体关节经络气血运行不畅，故头项强痛、肢体酸痛；脾虚气弱，湿痰内生，加之风寒犯肺，肺失宣降，故鼻塞声重、咳嗽有痰、胸膈痞满、舌苔白腻；脉浮、重按无力，为气虚外感之征。

◆ 基本病机（理）

气虚而风寒湿邪束表，痰湿内生，肺气失宣。

◆ 治疗方法（法）

散寒祛湿，益气解表。

◆ 药理方理（方药）

柴胡_{去苗，三十两}（9 g）　甘草_{三十两}（9 g）　桔梗_{三十两}（9 g）　人参_{去芦，三十两}（9 g）　川芎_{三十两}（9 g）　茯苓_{去皮，三十两}（9 g）　枳壳_{去瓤，麸炒，三十两}（9 g）　前胡_{去苗，洗，三十两}（9 g）　羌活_{去苗，三十两}（9 g）　独活_{去苗，三十两}（9 g）

为粗末。每服二钱（6 g），水一盏，入生姜、薄荷各少许，同煎七分，去滓，不拘时候，寒多则热服，热多则温服（现代用法：加生姜 3 g，薄荷 2 g，水煎服）。

方中羌活、独活并用，祛风散寒，除湿止痛，通治一身上下之风寒湿邪，共为君药。柴胡发散退热，助君解表；川芎行气活血，助君宣痹止痛。二者共为臣药。桔梗宣肺，枳壳降气，前胡化痰，茯苓渗湿，升降相合，宽胸利气，化痰止咳，皆为佐药。佐以人参，意在扶助正气以鼓邪外出，并使祛邪而不伤正气，且可防邪复入。生姜、薄荷为引，以助发散表邪；甘草调和药性，兼以益气和中，共为佐使。诸药合用，共奏散寒祛湿、益气解表之功。败毒散理法方药推理如图 4 - 8 所示。

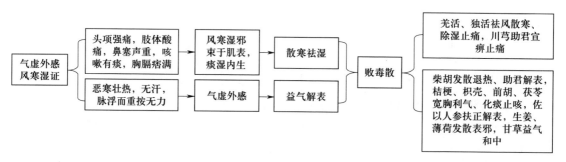

图 4 - 8　败毒散理法方药推理

◆ 临床应用

本方可用于气虚外感风寒湿证，以恶寒发热，头身重痛，无汗，脉浮，重按无力为辨证要点。

方剂二　再造散的组方与运用

◆ 主治病证（证）

阳气虚弱，外感风寒表证。症见恶寒重，发热轻，无汗肢冷，倦怠嗜卧，面色苍白，语声低微，舌淡苔白，脉沉无力或浮大无力。

恶寒发热、无汗，是外感风寒、邪在肌表之象；热轻寒重与肢冷嗜卧、神疲懒言、面色苍白并见，则是素体阳气虚弱，又感风寒之征；素体阳虚，四肢失于温煦，故肢冷嗜卧；阳气衰微，故见神疲懒言、面色苍白、脉沉细无力。

◆ 基本病机（理）

素体阳气虚弱，复感风寒。

◆ 治疗方法（法）

助阳益气，解表散寒。

◆ 药理方理（方药）

黄芪（6 g）　人参（3 g）　桂枝（3 g）　甘草（1.5 g）　熟附（3 g）　细辛（2 g）　羌活（3 g）　防风（3 g）　川芎（3 g）　煨生姜（3 g）（原著本方无用量）

水二盅，枣二枚，煎至一盅。槌法再加炒芍药一撮，煎三沸，温服（现代用法：加大枣 2 枚，炒白芍 3g，水煎服）。

方中君以桂枝、羌活，臣以防风、细辛，君臣相伍旨在发散风寒。佐以熟附子温补元阳，黄芪、人参补益元气，既可鼓舞正气以利发散，又可防止阳随汗脱；川芎行气活血，并能祛风；白芍养血敛阴，合桂枝有调和营卫之意，并制附子、桂枝、羌活、细辛诸药之温燥；煨生姜温胃，大枣滋脾，合用以助脾胃升发之气，滋汗源以助解表。使以甘草调和药性。诸药相合，辛温与甘温合法，共成助阳益气、解表散寒之功。

◆ 临床应用

本方为益气助阳解表之常用方，以恶寒发热，热轻寒重，无汗，肢冷倦怠，舌淡苔白，脉沉无力为辨证要点。

方剂三　加减葳蕤汤的组方与运用

◆ 主治病证（证）

阴虚外感风热证。症见微恶风寒，无汗或有汗不多，头痛身热，咳嗽，心烦，口渴，咽干，舌红，脉数。

风热袭表，肺卫失和，故见头痛身热、微恶风寒、无汗或有汗不多、咳嗽、口渴等症；阴虚本津液不足，又易生内热，加之感受风热外邪，故除风热袭表之症外，尚有咽干、心烦、舌红、脉数等阴虚内热之症。

◆ 基本病机（理）

素体阴虚，外感风热。

◆ 治疗方法（法）

滋阴解表。

◆ 药理方理（方药）

生葳蕤二钱至三钱（9 g）　生葱白二枚至三枚（6 g）　桔梗一钱至钱半（4.5 g）　东白薇五分至一钱（3 g）　淡豆豉三钱至四钱（12 g）　苏薄荷一钱至钱半（4.5 g）　炙草五分（1.5 g）　红枣二枚

水煎，分温再服。

方中葳蕤（玉竹）甘平滋润，滋阴润燥；薄荷疏散风热，清利咽喉，为"温病宜汗解者之要药"，二者配伍，滋阴解表，共为君药。葱白、淡豆豉助薄荷发表散邪，用为臣药。佐以白薇清热益阴，桔梗宣肺止咳，大枣甘润养血，合白薇以滋阴液。使以甘草调和药性。诸药配伍，辛凉与甘寒合法，汗不伤阴，滋不碍邪，共奏滋阴解表之功。

◆ 临床应用

本方为治疗素体阴虚，外感风热之常用方，以身热微寒，咽干口燥，舌红，苔薄白，脉数为辨证要点。

其他常用扶正解表中成药见表4-3。

表4-3　　　　　　　　　　　　　其他常用扶正解表中成药

药名	组成	功效	主治	用法用量	使用注意
玉屏风颗粒	黄芪、炒白术、防风	益气，固表，止汗	用于表虚不固，自汗恶风，面色㿠白，或体虚易感风邪者	开水冲服。一次1袋，一日3次	无
参苏丸	党参、紫苏叶、葛根、前胡、茯苓、制半夏、陈皮、炒枳壳、桔梗、甘草、木香	益气解表，疏风散寒，祛痰止咳	用于身体虚弱、感受风寒所致感冒，症见恶寒发热、头痛鼻塞、咳嗽痰多、胸闷呕逆、乏力气短	口服。一次6～9g，一日2～3次	无

【知识拓展】

◆ 联合用药

玉屏风颗粒＋清肺化痰丸：玉屏风颗粒补益肺气，增强免疫功能；清肺化痰丸止咳平喘。两药合用，肺气通畅。

风寒感冒颗粒＋玉屏风颗粒：适用于阴虚感冒，症见恶寒、少汗、头昏、口干。

参苏丸＋老年咳喘片：适合老年人气虚感冒咳嗽，年老体虚伴哮喘患者。

思考与练习

一、单项选择题

1. 治疗方法为滋阴解表的方药是（　　　）。

A. 再造散　　　　　　　　　　　　　B. 加减葳蕤汤

C. 败毒散　　　　　　　　　　　　　D. 正柴胡饮颗粒

2. 患者恶寒较甚，发热，自汗，头痛身楚，咳嗽，痰白，咳痰无力，舌淡苔白，脉浮而无力。治法宜首选（　　　）。

A. 辛温解表　　　B. 辛凉解表　　　C. 祛湿解表　　　D. 益气解表

E. 滋阴解表

二、多项选择题

玉屏风颗粒的功效是（　　）。

A. 益气　　　　　　B. 清热解毒　　　　C. 固表　　　　　　D. 化痰止咳

E. 止汗

三、思考题

请说出再造散中白芍的配伍意义。

第五章

常用泻下方剂与中成药

凡以通便、泻热、攻积、逐水等作用为主，用于治疗里实证的方剂，称为泻下剂。泻下剂根据《素问·阴阳应象大论》"其下者，引而竭之""其实者，散而泻之"的原则立法，属于"八法"中之"下"法。

泻下剂以泻下药为主要组成，主要用于有形实邪内结之里实证。凡燥屎内结、冷积不化、瘀血内停、宿食不消、结痰停饮、虫积之脘腹胀满、腹痛拒按、大便秘结或泻痢、苔厚、脉沉实等属里实证者，均可用泻下剂治疗。里实证的证候表现有热结、寒结、燥结、水结之不同。热结者，当寒下；寒结者，当温下；燥结者，当润下；水结者，当逐水；里实而兼见正气不足者，当攻补兼施。故泻下方剂与中成药分为寒下、温下、润下、逐水、攻补兼施多个类别。

泻下剂多由药力迅猛之品组方，易伤胃气，故应中病即止，慎勿过剂。服药期间，应忌食油腻及不易消化的食物，以防重伤胃气。若表证未解，里未成实，不宜使用泻下剂。若表证未解而里实已成，宜用表里双解法；若兼有瘀血，配伍活血祛瘀药治疗；若兼有虫积，配伍驱虫药治疗。年老体虚、病后伤津、亡血者，以及孕妇、产妇、月经期女性，均应慎用或禁用。

第一节　常用寒下方剂与中成药

 学习目标

1. 掌握寒下方剂大承气汤的主治病证、理法方药及临床应用。

2. 熟悉常用寒下方剂的组方分析，常用寒下中成药的功效、主治，常用寒下方剂和中成药的使用注意，大陷胸汤的主治病证、理法方药及临床应用。

3. 了解寒下中成药的常见剂型及用法用量。

寒下，指用性味苦寒的药物泻热通腑，解除里热积滞实证的治法。寒下方剂与中成药适用于里热积滞实证，代表方药有大承气汤、大陷胸汤、清宁丸、胆宁片、复方芦荟胶囊等。

方剂一　大承气汤的组方与运用

◆ 主治病证（证）

（1）阳明腑实证。症见大便不通，频转矢气，脘腹痞满，腹痛拒按，按之硬，甚或潮热谵语，手足濈然汗出，舌苔黄燥起刺，或焦黑燥裂，脉沉实。

伤寒邪传阳明之腑，入里化热，并与肠中燥屎结滞，腑气不通。里热结实，腑气不通，故大便不通、频转矢气、脘腹痞满、腹痛拒按、按之硬、舌苔黄燥起刺或焦黑燥裂、脉实。前人将其归纳为"痞、满、燥、实"四字。"痞"，即自觉胸闷，胸口如有重物压迫感；"满"，是指脘腹胀满，按之有抵抗；"燥"，是指肠中燥屎干结不下；"实"，是指腹痛拒按，大便不通或下利清水而腹痛不减，以及谵语、潮热、脉实有力等。

（2）热结旁流证。症见下利清水，色纯青，其气臭秽，脐腹疼痛，按之坚硬有块，口舌干燥，脉滑实。

"热结旁流"之证，是腑热炽盛，燥屎内结不出，迫肠中之津从旁而下所致。所以"旁流"是现象，"热结"是本质。

（3）里热实证之热厥、痉病或发狂等。

邪热积滞，闭阻于内，阳盛格阴于外，而成厥逆；或伤津劫液，筋脉失养则痉；或热扰神明，心神浮越则狂。厥只是表象，里实热是其本质。故其厥逆的同时，必有里热实证。

◆ 基本病机（理）

邪热积滞，阻于肠腑（上述诸证虽有差异，然而病机相同）。

◆ 治疗方法（法）

峻下热结。

◆ 药理方理（方药）

大黄酒洗，四两（12 g）　厚朴炙，去皮，半斤（24 g）　枳实炙，五枚（12 g）　芒硝三合（9 g）

上四味，以水一斗，先煮二物，取五升，去滓，内大黄，更煮取二升，去滓，内芒硝，更上微火一两沸，分温再服，得下，余勿服（现代用法：水煎服。先煎枳实、厚朴，后下大黄，溶服芒硝）。

方中大黄苦寒通降，泻热通便，荡涤胃肠实热积滞，为君药；芒硝咸寒润降，泻热通便，软坚润燥，以除燥坚，为臣药。芒硝、大黄配合，相须为用，泻下热结之功益峻。实热内阻，腑气不行，则内结之积滞恐难速下，故本方重用厚朴亦为君药，行气消胀除满。臣以枳实下气开痞散结，助厚朴行气而除痞满。合而用之，既能消痞除满，又使胃肠气机通降下行以助泻下通便。四药相合，共奏峻下热结之功。大承气汤理法方药推理如图 5 – 1 所示。

◆ 临床应用

本方既为治疗阳明腑实证之代表方，亦为寒下法之基础方，以数日不大便，脘腹痞满胀痛，苔黄厚而干，脉沉数有力为辨证要点。

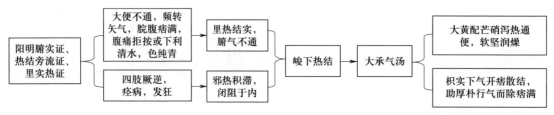

图 5 - 1　大承气汤理法方药推理

◆ 使用注意

本方药力峻猛，应中病即止，慎勿过剂。

方剂二　大陷胸汤的组方与运用

◆ 主治病证（证）

大结胸证。症见心下疼痛，拒按，按之硬，或心下至少腹硬满疼痛而不可近，大便秘结，日晡潮热，或短气烦躁，舌上燥而渴，脉沉紧，按之有力。

水热互结，则气机不通，轻者心下疼痛拒按，甚者心下至少腹硬满疼痛而不可近；里热成实，腑气不通，故见大便秘结；膈为邪踞，升降被阻，故见短气烦躁；水热互结，津液不能上承，故舌燥而口渴；由于邪热内陷，燥热累及阳明，故日晡潮热；脉沉紧，按之有力，为邪气盛而正气未虚。

◆ 基本病机（理）

太阳病误治，邪热内陷，水热互结。

◆ 治疗方法（法）

泻热逐水。

◆ 药理方理（方药）

大黄去皮，六两（10 g）　芒硝一升（10 g）　甘遂一钱匕（1 g）

上三味，以水六升，先煮大黄，取二升，去滓，内芒硝，煮一两沸，内甘遂末，温服一升。得快利，止后服（现代用法：水煎，溶芒硝，冲服甘遂末）。

方中甘遂苦寒，泻热散结，尤善峻下泻水逐饮，为君药。大黄苦寒，荡涤胸腹之邪热；芒硝咸寒，泻热通滞，润燥软坚。二药为臣佐药，相须为用，以泻热破积、软坚通滞。三药相伍，寒下峻逐并用，前后分消，共奏峻下逐水泻之功。

◆ 临床应用

本方为治疗水热互结之大结胸证的常用方，以心下硬满而痛不可近，苔黄舌燥，脉沉为辨证要点。

◆ 使用注意

（1）煎药时，应先煎大黄。

（2）本方药力峻猛，应中病即止，以防过剂伤正。

（3）素体虚弱者慎用。

其他常用寒下中成药见表 5 – 1。

表 5 – 1 其他常用寒下中成药

药名	组成	功效	主治	用法用量	使用注意
清宁丸	大黄、绿豆、车前草、炒白术、黑豆、制半夏、醋香附、桑叶、桃枝、牛乳、姜厚朴、麦芽、陈皮、侧柏叶	清热泻火，消肿通便	用于火毒内蕴所致的咽喉肿痛、口舌生疮、头晕耳鸣、目赤牙痛、腹中胀满、大便秘结	口服。水蜜丸一次6g，大蜜丸一次1丸，一日1~2次	孕妇忌服
胆宁片	大黄、虎杖、白茅根、青皮、陈皮、山楂、郁金	疏肝利胆，清热通下	用于肝郁气滞、湿热未清所致的右上腹隐隐作痛、食入作胀、胃纳不香、嗳气、便秘，以及慢性胆囊炎见上述证候者	口服。一次5片，一日3次。饭后服用	服用本品后，如每日排便增至3次以上，应酌情减量
新复方芦荟胶囊	芦荟、青黛、琥珀	清肝泻热，润肠通便，宁心安神	用于心肝火盛、大便秘结、腹胀腹痛	口服。一次1~2粒，一日1~2次	不宜长期服用，哺乳期妇女及肝肾功能不全者慎用，孕妇禁用

【知识拓展】

◆ 大承气汤附方

1. 小承气汤（《伤寒论》）

大黄12 g　厚朴6 g　枳实9 g

以水四升，煮取一升二合，去滓，分温二服。初服汤，当更衣，不尔者，尽饮之。若更衣者，勿服之。

功效：轻下热结。

主治：阳明腑实证。症见谵语，便秘，潮热，胸腹痞满，舌苔老黄，脉滑而疾；或痢疾初起，腹中胀痛，里急后重等。

2. 调胃承气汤（《伤寒论》）

大黄12 g　炙甘草6 g　芒硝12 g

以水三升，煮二物至一升，去滓，内芒硝，更上微火一二沸，温顿服之，以调胃气。

功效：缓下热结。

主治：阳明病、胃肠燥热证。症见大便不通，口渴心烦，蒸蒸发热，或腹中胀满，舌苔黄，脉滑数，以及胃肠热盛而致发斑吐衄，口齿咽喉肿痛等。

◆ 附方鉴别

大承气汤、小承气汤、调胃承气汤合称"三承气汤"。三方均以等量大黄（12 g）泻热通便，主治阳明腑实之证。但各方组成的药味和剂量不同，故作用同中有异。大承气汤厚朴倍大黄，先煎枳实、厚朴，后下大黄，芒硝烊化，泻下与行气并重，其功峻下，主治痞、满、燥、实之阳明腑实重证；小承气汤，药少芒硝一味，且厚朴用量较大承气汤减少了3/4，大黄倍厚朴，枳实亦少3g，更三味同煎，其功轻下，主治以痞、满、实为主之阳明腑实轻证；调胃承气汤用大黄、芒硝而不用枳实、厚朴，且大黄与炙甘草同煎，取其和中调胃，下不伤正，故名"调胃承气汤"，主治以燥实为主之阳明热结证。

◆ 联合用药

新复方芦荟胶囊＋双歧杆菌四联活菌片：清肝泻热，润肠通便，宁心安神，中成药快速缓解便秘问题，益生菌调理，标本兼治。

思考与练习

一、多项选择题

大承气汤的组成药物中含有（　　）。

A. 芒硝　　　　　　B. 枳实　　　　　　C. 白芍　　　　　　D. 桃仁

二、思考题

请简述大承气汤的主治病证及理法方药。

第二节　常用温下方剂与中成药

 学习目标

1. 掌握温下方剂温脾汤的主治病证、理法方药及临床应用。
2. 熟悉常用温下方剂的组方分析。

温下，指用于解除里寒积滞实证的治法。温下方剂与中成药适用于里寒积滞实证，代表方药有温脾汤等。

方剂　温脾汤的组方与运用

◆ 主治病证（证）

阳虚冷积证。症见便秘腹痛，脐周绞痛，手足不温，苔白不渴，脉沉弦而迟。

脾阳不足，运化失常，冷积中阻，腑气不通，故便秘腹痛、脐周绞痛；阳气不足，四肢失于温煦，故手足不温；苔白不渴，脉沉弦而迟，是阴寒里实之象。

◆ 基本病机（理）

脾阳不足，寒积中阻。

◆ 治疗方法（法）

攻下冷积，温补脾阳。

◆ 药理方理（方药）

当归三两（9 g） 干姜三两（9 g） 附子二两（6 g） 人参二两（6 g） 芒硝二两（6 g） 大黄五两（15 g） 甘草二两（6 g）

上七味，㕮咀，以水七升，煮取三升，分服，日三（现代用法：水煎服，后下大黄）。

方中附子温脾阳以散寒凝，大黄荡涤泻下而除积滞。大黄性虽苦寒沉降，但与大辛大热之附子相配，具有温下之功以攻逐寒积，共为君药。干姜温中助阳，助附子温阳祛寒；芒硝、当归润肠软坚、养血润燥，助大黄泻下攻积。三者均为臣药。人参合甘草补益脾气，且二者与附子、干姜相伍，有阳虚先益气之意，为佐药。甘草又能调和药性，兼使药之功。诸药合用，辛热甘温咸寒合法，寓补于攻，温下相成，共成泻下冷积、温补脾阳之剂。温脾汤理法方药推理如图 5 - 2 所示。

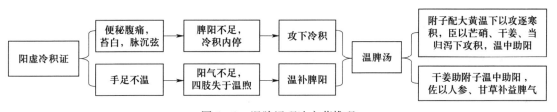

图 5 - 2 温脾汤理法方药推理

◆ 临床应用

本方为治疗脾阳不足，冷积内停证之常用方，以便秘腹痛，得温则缓，倦怠少气，手足不温，苔白，脉沉弦为辨证要点。

思考与练习

一、单项选择题

1. 下列不是温脾汤组成药物的是（ ）。

A. 大黄 B. 甘草 C. 附子 D. 厚朴

2. 温脾汤的功效是（ ）。

A. 温中健脾，行气除满 B. 攻下冷积，温补脾阳

C. 温阳健脾，行气利水 　　　　　　D. 温脾散寒，消食止泻

3. 患者，男，70 岁，便秘，脐腹冷痛，手足不温，舌苔白，脉沉弦。治疗应选用（　　）。

A. 增液承气汤　　　　B. 温脾汤　　　　C. 大陷胸汤　　　　D. 麻子仁丸

二、多项选择题

（　　）是温脾汤的组成药物。

A. 大黄　　　　　B. 甘草　　　　　C. 附子　　　　　D. 厚朴

三、思考题

请简述温脾汤的主治病证及相应的理法方药。

第三节　常用润下方剂与中成药

 学习目标

1. 掌握润下方剂麻子仁丸的主治病证、理法方药及临床应用。

2. 熟悉常用润下方剂的组方分析，常用润下中成药的功效、主治，常用润下方剂和中成药的使用注意，济川煎的主治病证、理法方药及临床应用。

3. 了解润下中成药的常见剂型及用法用量。

润下，指用于解除津枯肠燥所致的大便秘结证的治法。润下方剂与中成药适用于津枯肠燥所致的大便秘结证，代表方药有麻子仁丸、济川煎、五仁润肠丸等。

方剂一　麻子仁丸的组方与运用

◆ 主治病证（证）

脾约证。症见大便干结，小便频数，脘腹胀痛，舌红苔黄，脉数。

由于胃肠燥热，脾受约束而失其布津之职，津液但输膀胱，致肠失濡润，故大便干结、小便频数、脘腹胀痛、舌红苔黄、脉数。

◆ 基本病机（理）

肠胃燥热，脾津不足，肠道失于濡润。

◆ 治疗方法（法）

润肠泻热，行气通便。

◆ 药理方理（方药）

麻子仁二升（20 g）　芍药半斤（9 g）　枳实炙，半斤（9 g）　大黄去皮，一斤（12 g）　厚朴炙，去皮，一尺（9 g）　杏仁去皮尖，熬，别作脂，一升（10 g）

上六味，蜜和丸，如梧桐子大，饮服十丸，日三服，渐加，以知为度（现代用法：药研为末，炼蜜为丸，每次 9 g，每日 1~2 次，温开水送服；亦可作汤剂，水煎服）。

方中火麻仁味甘性平，质润多脂，润肠通便，为君药。肺与大肠相表里，宣降肺气有助于通降肠腑，故配苦杏仁以肃降肺气而润肠；白芍养阴和里以缓急；大黄苦寒沉降，泻热通便以通腑。三者均能增强君药的作用，故为臣药。枳实、厚朴行气破结消滞，以助腑气下行而通便，共为佐药。蜂蜜润燥滑肠，调和诸药。诸药相合，泻下与润下相伍，泻而不峻，下不伤正，共奏润肠通便之功。麻子仁丸理法方药推理如图 5-3 所示。

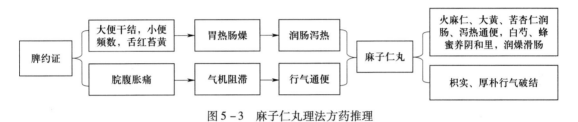

图 5-3　麻子仁丸理法方药推理

◆ 临床应用

本方为治疗胃热肠燥便秘之常用方，以大便秘结，小便频数，脘腹胀痛，舌质红，苔薄黄，脉数为辨证要点。

◆ 使用注意

服用时应从小剂量逐渐加量，以取效为度。

◆ 中成药常见剂型

麻仁丸、胶囊、软胶囊、合剂。

方剂二　济川煎的组方与运用

◆ 主治病证（证）

肾虚便秘证。症见大便秘结，小便清长，腰膝酸冷，舌淡苔白，脉沉迟。

肾司气化而主二便之开阖，肾阳虚弱，气化失司，津液不布，肠失濡润，传导不利，故小便清长而见大便秘结；腰为肾之府，肾主骨生髓，肾虚精亏，则腰膝酸冷；肾阳亏损，故舌淡苔白、脉沉迟。

◆ 基本病机（理）

肾虚精亏，开阖失司。

◆ 治疗方法（法）

温肾益精，润肠通便。

◆ 药理方理（方药）

当归三至五钱（9～15 g）　牛膝二钱（6 g）　肉苁蓉酒洗去咸，二至三钱（6～9 g）　泽泻一钱半（4.5 g）

升麻五分至七分或一钱（1.5～3 g）　枳壳一钱（3 g）

水一盏半，煎七分，食前服（现代用法：水煎服）。

方中肉苁蓉甘咸性温，功能温肾益精，暖腰润肠，为君药。当归养血和血，润肠通便；牛膝补肾壮腰，性善下行。二者共为臣药。枳壳宽肠下气助通便；泽泻渗利小便而泄肾浊；少加升麻以升清阳，清阳升则浊阴自降，助通便之效。三者共为佐使药。诸药合用，既可温肾益精治其本，又能润肠通便以治标。用药灵巧，补中有泻，降中有升。

◆ 临床应用

本方为治疗肾虚便秘的常用方，以大便秘结，小便清长，腰膝酸冷，舌淡苔白，脉虚弱为辨证要点。

其他常用润下中成药见表5-2。

表5-2　　　　　　　　　　　其他常用润下中成药

药名	组成	功效	主治	用法用量	使用注意
麻仁丸	火麻仁、苦杏仁、大黄、炒枳实、姜厚朴、炒白芍	润肠通便	用于肠热津亏所致的便秘，症见大便干结难下、腹部胀满不舒，以及习惯性便秘见上述证候者	口服。水蜜丸一次6 g，小蜜丸一次9 g，大蜜丸一次1丸，一日1～2次	无
五仁润肠丸	地黄、桃仁、火麻仁、郁李仁、柏子仁、酒肉苁蓉、陈皮、熟大黄当归、松子仁	润肠通便	用于年老体弱便秘	口服。一次1丸，一日2次	孕妇禁用
增液颗粒	玄参、麦冬、地黄	养阴生津，清热润燥	用于热邪伤阴、津液不足引起的阴虚内热、口干咽燥、大便燥结，亦可用于感染性疾患高热所致体液耗损的辅助用药	开水冲服。一次1袋，一日3次	无
通便灵胶囊	番泻叶、当归、肉苁蓉	泻热导滞，润肠通便	用于热结便秘、长期卧床便秘、一时性腹胀便秘、老年习惯性便秘	口服。一次5～6粒，一日1次	孕妇及哺乳期、月经期妇女禁用，脾胃虚寒者慎用；忌食辛辣、油腻及不易消化食物
苁蓉通便口服液	何首乌、肉苁蓉、麸炒枳实、蜂蜜	润肠通便	用于老年便秘、产后便秘	口服。一次10～20 mL，一日1次。睡前或清晨服用	实热积滞致大便燥结者慎用，孕妇慎用

【知识拓展】

◆ "济川煎"方名由来

关于济川煎,《景岳全书》认为,凡病涉虚损而大便秘结不通,则芒硝、大黄等攻积剂必不可用。若势有不得不通者,宜济川煎主之,此为用通于补之剂也。方后又有加减云"如气虚者,但加人参无碍;如有火,加黄芩;若肾虚,加熟地""虚肾者,枳壳不必用"。总之,该方在温补之中,寓有通便之功,故名济川煎。济,相助也,益也;川,一作水之所聚,此处指肾,一指尾窍,此处指后阴。所以济川煎功用为温肾益精、润肠通便,对年老肾虚而大便秘结者颇为适用。

◆ 联合用药

通便灵胶囊 + 开塞露:通便灵胶囊以润肠通便为主,起效稍慢,联合开塞露可快速缓解便秘问题。

苁蓉通便口服液 + 黄芪:气虚便秘可联用黄芪以补气,改善气虚便秘。

思考与练习

一、单项选择题

1. 治疗方法为温肾益精、润肠通便的方药是( )。

A. 十枣汤   B. 济川煎   C. 麻子仁丸   D. 增液承气汤

E. 正柴胡饮颗粒

2. 某患者,就诊症状为大便硬而不出,小便频数,苔薄黄,脉数。治疗应选用( )。

A. 济川煎   B. 大陷胸汤   C. 温脾汤   D. 麻子仁丸

3. 麻子仁丸的组成药物中含有( )。

A. 芒硝、桃仁   B. 枳实、芒硝   C. 白芍、苦杏仁   D. 大黄、桃仁

4. 济川煎的组成药物中不含( )。

A. 升麻   B. 牛膝   C. 麦冬   D. 枳壳

5. 济川煎的组成药物中含有( )。

A. 生地黄   B. 玄参   C. 麦冬   D. 当归

二、多项选择题

麻子仁丸的组成药物中含有( )。

A. 枳实   B. 当归   C. 苦杏仁   D. 白芍

三、思考题

麻子仁丸临床应用时要注意什么？

第四节　常用逐水方剂与中成药

 学习目标

1. 掌握逐水方剂十枣汤的主治病证、理法方药及临床应用。
2. 熟悉逐水方剂十枣汤的组方分析和使用注意。

逐水，指用解除水饮壅盛于里之实证的治法。逐水方剂与中成药适用于水饮壅盛于里之实证，代表方药有十枣汤等。

方剂　十枣汤的组方与运用

◆ 主治病证（证）

（1）悬饮证。症见咳唾胸胁引痛，心下痞硬，干呕短气，头痛目眩，或胸背掣痛不得息，舌苔白滑，脉沉弦。

饮停胸胁，上迫于肺，气机阻滞，则咳唾引胸胁疼痛，甚或胸背掣痛不得息；水饮停于心下，则心下痞硬、干呕短气；上扰清阳，则头痛目眩；舌苔白滑、脉沉弦均为水饮壅盛之象。

（2）水肿证。症见全身悉肿，尤以身半以下为重，腹胀喘满，二便不利，脉沉实。

水饮泛溢肢体，则成水肿；阻滞胸腹，气机壅塞，则腹胀喘满。

◆ 基本病机（理）

水饮壅盛，停聚于里，内外泛滥。

◆ 治疗方法（法）

攻逐水饮。

◆ 药理方理（方药）

芫花_熬　甘遂　大戟_{各等分}

三味等分，各别捣为散。以水一升半，先煮大枣肥者十枚，取八合去滓，内药末。强人服一钱匕（2 g），羸人服半钱（1 g），温服之，平旦服。若下少病不除者，明日更服，加半钱。得快下利后，糜粥自养（现代用法：三药研细末，或装入胶囊，每次服 0.5～1 g，每日 1 次，以大枣 10 枚煎汤送服，清晨空腹服。得下之后，服糜粥以调养胃气）。

方中甘遂苦寒有毒，善行经隧之水湿；大戟苦寒，善泻脏腑之水邪；芫花辛温，善消胸胁伏饮痰癖。三药峻烈，各有所长，合而用之，峻泻攻逐，可将胸腹积水迅速逐出体外。大枣煎汤送服，益脾缓中，防止逐水伤及脾胃，并缓和诸药毒性，使邪去而不伤正，且寓培土制水之意。十枣汤理法方药推理如图 5-4 所示。

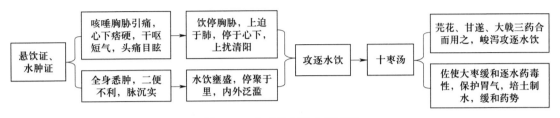

图 5-4 十枣汤理法方药推理

◆ 临床应用

本方是峻下逐水法之基础方，为治疗悬饮、水肿实证之代表方，以咳唾胸胁引痛，水肿腹胀，二便不利，脉沉弦为辨证要点。

◆ 使用注意

（1）本方服法乃"三药"为末，枣汤送服。

（2）需要空腹服用。

（3）从小剂量始，据证递加。

（4）因其逐水之力峻猛，只宜暂用，不可久服。

（5）孕妇忌服。

思考与练习

一、单项选择题

症见咳唾胸胁引痛，心下痞硬，干呕短气，脉沉弦者，治疗应选用（　　）。

A. 十枣汤　　　　B. 济川煎　　　　C. 温脾汤　　　　D. 增液承气汤

二、多项选择题

十枣汤的组成药物中含有（　　）。

A. 芫花　　　　B. 甘遂　　　　C. 大戟　　　　D. 厚朴

三、思考题

请简述十枣汤的主治病证及相应的理法方药。

第五节　常用攻补兼施方剂与中成药

 学习目标

1. 掌握攻补兼施方剂增液承气汤的主治病证、理法方药及临床应用。

2. 熟悉攻补兼施方剂增液承气汤的组方分析，常用攻补兼施中成药的功效、主治，常用攻补兼施方剂和中成药的使用注意。

3. 了解攻补兼施中成药的常见剂型及用法用量。

攻补兼施方剂与中成药适用于里实正虚证，代表方药有增液承气汤、便通胶囊等。

方剂　增液承气汤的组方与运用

◆ 主治病证（证）

阳明热结阴亏证。症见大便秘结，下之不通，脘腹胀满，口干唇燥，舌红苔黄，脉细数。

胃肠燥热内结，传导失司，则脘腹胀满、大便秘结；燥屎不下，热结愈盛，则阴津愈枯，热结津亏，肠道失于濡润，故下之不通；口干唇燥、舌红苔黄、脉细数，皆为热伤津亏之象。

◆ 基本病机（理）

阳明温病，热结阴亏。

◆ 治疗方法（法）

滋阴增液，泻热通便。

◆ 药理方理（方药）

玄参一两（30 g）　麦冬连心，八钱（24 g）　细生地八钱（24 g）　大黄三钱（9 g）　芒硝一钱五分（4.5 g）

水八杯，煮取三杯，先服一杯，不知，再服（现代用法：水煎服，芒硝溶服）。

方中重用甘咸性寒之玄参为君药，滋阴降火，泻热软坚。麦冬、生地黄甘寒质润共为臣药，与玄参三药相合即增液汤，滋阴增液，泻热降火，共奏滋阴增液之功。热结既成，恐独取清润之法难以尽下燥结，故佐以大黄、芒硝泻热通便，软坚润燥。诸药相伍，重用甘寒，佐以苦寒，寓攻下于增水行舟之中，攻补兼施，使阴液得复，热结得除，诸症可愈。增液承气汤理法方药推理如图5－5所示。

◆ 临床应用

本方为治疗热结阴亏，肠燥便秘证之基础方，以燥屎不行，下之不通，口干唇燥，苔

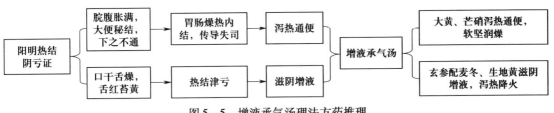

图 5-5 增液承气汤理法方药推理

黄，脉细数为辨证要点。

◆ 使用注意

（1）津液不足，无水舟停者，建议先服增液汤，不下者，再服增液承气汤。

（2）本方虽为攻补兼施之剂，但方中有攻伐之大黄、芒硝，不宜久服，中病即止。

其他常用攻补兼施中成药见表 5-3。

表 5-3　　　　　　　　　　其他常用攻补兼施中成药

药名	组成	功效	主治	用法用量	使用注意
便通胶囊	麸炒白术、肉苁蓉、当归、桑葚、枳实、芦荟	健脾益肾，润肠通便	用于脾肾不足、肠腑气滞所致的便秘，症见大便秘结或排泄乏力、神疲气短、头晕目眩、腰膝酸软，以及原发性习惯性便秘、肛周疾患所引起的便秘见上述证候者	口服。一次 3 粒，一日 2 次，或遵医嘱	孕妇禁用。偶见轻度腹痛、腹泻及皮疹

思考与练习

一、单项选择题

治疗方法为滋阴增液、泻热通便的方药是（　　　）。

A. 增液承气汤　　　　B. 十枣汤　　　　C. 济川煎　　　　D. 麻子仁丸

二、多项选择题

1. 增液承气汤的功效有（　　　）。

A. 滋阴增液　　　　B. 泄热通便　　　　C. 温补脾阳　　　　D. 行气利水

2. 增液承气汤的组成药物中含有（　　　）。

A. 大黄　　　　B. 甘草　　　　C. 生地黄　　　　D. 白芍

三、思考题

增液承气汤适合用于什么证型？

第六章

常用和解方剂与中成药

和解剂作用平和，主要具有和解少阳、调和肝脾、调和寒热之功，属"八法"中"和"法的范围，适用于少阳病半表半里、肝脾不调、寒热互结、肠胃不和等脏腑功能失调所致的病证。

第一节　常用和解少阳方剂与中成药

 学习目标

1. 掌握和解少阳方剂小柴胡汤的主治病证、理法方药及临床应用。

2. 熟悉常用和解少阳方剂的组方分析，常用和解少阳中成药的功效、主治，常用和解少阳方剂和中成药的使用注意。

3. 了解和解少阳中成药的常见剂型及用法用量。

和解少阳，系"和"法之一，疏通表里，治疗少阳病。和解少阳方剂和中成药适用于少阳病邪在半表半里之间，代表方药有小柴胡汤、小柴胡颗粒等。

方剂　小柴胡汤的组方与运用

◆ 主治病证（证）

（1）伤寒少阳证。症见往来寒热，胸胁苦满，默默不欲饮食，心烦喜呕，口苦，咽干，目眩，舌苔薄白，脉弦。

（2）妇人伤寒，热入血室，以及疟疾、黄疸等病而见少阳证者。

邪犯少阳，徘徊于半表半里之间，外与阳争而为寒，内与阴争而为热，故往来寒热；邪在少阳，经气不利，少阳相火郁而为热，所以口苦、咽干、目眩而胸胁苦满；胆热犯胃，胃失和降，故见心烦喜呕，默默不欲饮食；舌苔薄白是邪尚未入里化热之征，脉弦是少阳经气

· 98 ·

郁而不得疏泄之故。

◆ 基本病机（理）

邪在少阳，正邪交争于半表半里。

◆ 治疗方法（法）

和解少阳。

◆ 药理方理（方药）

柴胡半斤（24 g）　黄芩三两（9 g）　人参三两（9 g）　甘草炙，三两（9 g）　半夏洗，半升（9 g）　生姜切，三两（9 g）　大枣擘，十二枚（4 枚）

上七味，以水一斗二升，煮取六升，去滓，再煎，取三升，温服一升，日三服（现代用法：水煎服）。

本方之柴胡为少阳专药，轻清升散，疏邪透表，故为君药。黄芩苦寒，善清少阳相火，故为臣药，配合柴胡，一散一清，共解少阳之邪。半夏和胃降逆，散结消痞，为佐药，助君臣药攻邪。人参、甘草亦为佐药，生姜、大枣为使药，益胃气，生津液，和营卫，既扶正以助祛邪，又实里而防邪入。小柴胡汤理法方药推理如图 6 - 1 所示。

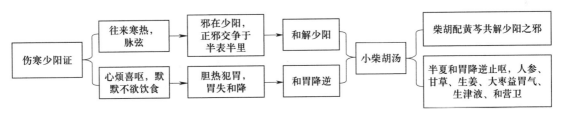

图 6 - 1　小柴胡汤理法方药推理

◆ 临床应用

本方用于伤寒少阳证和妇人伤寒，热入血室，以及疟疾、黄疸等病而见少阳证者，以往来寒热，胸胁苦满，默默不欲饮食，心烦喜呕，口苦，咽干，目眩，舌苔薄白，脉弦为辨证要点。

◆ 使用注意

邪在肌表，未入少阳，或阳明热盛者，不宜使用和解少阳剂。

◆ 中成药常见剂型

小柴胡颗粒、片、胶囊。

其他常用和解少阳中成药见表 6 - 1。

表 6 - 1			其他常用和解少阳中成药		
药名	组成	功效	主治	用法用量	使用注意
小柴胡颗粒	柴胡、黄芩、党参、大枣、生姜、姜半夏、甘草	解表散热，疏肝和胃	用于外感病、邪犯少阳证，症见寒热往来、胸胁苦满、食欲不振、心烦喜呕、口苦咽干	开水冲服。一次1～2袋，一日3次	风寒表证者不宜使用

【知识拓展】

◆ 小柴胡汤附方

1. 柴胡桂枝干姜汤（《伤寒论》）

柴胡24 g　桂枝9 g　干姜6 g　天花粉12 g　黄芩9 g　牡蛎6 g　炙甘草6 g

上七味，以水一斗二升，煮取六升，去滓，再煎，取三升，温服一升，日三服。初服微烦，复服，汗出便愈。

功效：和解少阳，温化水饮。

主治：①伤寒。症见胸胁满微结，小便不利，渴而不呕，但头汗出，往来寒热，心烦。②疟疾。症见寒多微有热，或但寒不热。

2. 柴胡加龙骨牡蛎汤（《伤寒论》）

柴胡12 g　龙骨4.5 g　牡蛎4.5 g　生姜4.5 g　人参4.5 g　桂枝4.5 g　茯苓4.5 g
半夏9 g　黄芩3 g　铅丹1 g　大黄6 g　大枣2 枚

上十二味，以水八升，煮取四升，内大黄，切如棋子，更煮一两沸，去滓，温服一升。

功效：和解少阳，通阳泻热，重镇安神。

主治：伤寒少阳兼痰热扰心证。症见胸满烦惊，小便不利，谵语，一身尽重，不可转侧。

◆ 附方鉴别

小柴胡汤、柴胡桂枝干姜汤、柴胡加龙骨牡蛎汤均能和解少阳，主治往来寒热，皆以柴胡、黄芩相合，乃和解少阳之代表配伍。但小柴胡汤乃伤寒邪入少阳之主方，为和解少阳之代表方剂，主治少阳证邪在半表半里者；柴胡桂枝干姜汤证兼内有寒饮，故佐以桂枝、干姜温阳化饮，口渴加天花粉生津止渴，胸胁满微结加牡蛎软坚散结；柴胡加龙骨牡蛎汤证兼有痰热，且见谵语，故佐以大黄泻热，小便不利加茯苓利水而化痰，心烦惊恐加铅丹、龙骨、牡蛎镇心安神。

◆ 联合用药

小柴胡颗粒＋玉屏风颗粒：用于感冒怕风、鼻塞、清涕等表寒症状明显者。二者联用，为机体筑起一道抵御外感侵犯的屏障。

小柴胡颗粒＋苏黄止咳胶囊：用于感冒后咳嗽。

小柴胡颗粒＋板蓝根颗粒：用于风热感冒引起的咽喉肿痛等。

思考与练习

一、单项选择题

1. 小柴胡汤的君药是（　　　）。

A. 黄芩　　　　　　B. 人参　　　　　　C. 柴胡　　　　　　D. 姜半夏

E. 炙甘草

2. 具有解表散热、疏肝和胃功效的中成药是（ ）。

A. 感冒止咳颗粒 　 B. 风寒感冒颗粒 　 　 C. 小柴胡颗粒 　 　 D. 藿香正气丸

E. 暑湿感冒颗粒

3. 柴胡在小柴胡汤中的作用是（ ）。

A. 疏肝解郁 　 　 B. 升阳举陷 　 　 　 C. 疏邪透表 　 　 D. 解表散热

E. 疏肝理脾

4. 邪在少阳证选用（ ）。

A. 小柴胡汤 　 　 B. 大柴胡汤 　 　 　 C. 银翘散 　 　 　 D. 败毒散

E. 桑菊饮

二、多项选择题

1. 小柴胡汤的药物组成是（ ）。

A. 柴胡 　 　 　 　 B. 半夏 　 　 　 　 C. 黄芩 　 　 　 　 D. 人参

E. 炙甘草

2. 组方中含有柴胡、黄芩的方剂有（ ）。

A. 痛泻要方 　 　 　 　 　 　 　 　 　 B. 柴胡桂枝干姜汤

C. 小柴胡汤 　 　 　 　 　 　 　 　 　 D. 柴胡加龙骨牡蛎汤

E. 麻黄汤

三、思考题

1. 简述小柴胡汤中柴胡与黄芩的配伍意义。

2. 小柴胡颗粒为什么不能用于风寒表证？

第二节　常用调和肝脾方剂与中成药

 学习目标

1. 掌握调和肝脾方剂四逆散、逍遥散的主治病证、理法方药及临床应用。

2. 熟悉常用调和肝脾方剂的组方分析，常用调和肝脾中成药的功效、主治，常用调和肝脾方剂和中成药的使用注意。

3. 了解调和肝脾中成药的常见剂型及用法用量。

调和肝脾，系"和"法之一，理气疏肝，健脾助运，治疗肝脾不和证。调和肝脾方剂和中成药适用于肝气郁结，横犯脾胃，或脾虚不运，影响肝不疏泄，而致胸闷胁痛、脘腹胀痛、不思饮食、大便泄泻，甚至寒热往来等。代表方药有四逆散、逍遥散、痛泻要方、固肠止泻丸等。

方剂一　四逆散的组方与运用

◆ 主治病证（证）

（1）阳郁厥逆证。症见手足不温，或脘腹疼痛，或泻痢下重，脉弦。

（2）肝脾不和证。症见胁肋胀闷，脘腹疼痛，脉弦。

外邪传入少阴，气机为之郁遏，不得疏泄，导致阳气内郁，不能达于四末，而见手足不温；肝气郁结，疏泄失常，木来乘土，故见脘腹疼痛，或见泻痢下重等症；肝郁而脉弦。

◆ 基本病机（理）

外邪传入少阴，不得疏泄，阳气内郁。肝气郁结，横犯脾胃。

◆ 治疗方法（法）

透邪解郁，疏肝理脾。

◆ 药理方理（方药）

甘草炙　枳实破，水渍，炙干　柴胡　芍药各十分（各6 g）

上四味，各十分，捣筛，白饮和，服方寸匕，日三服（现代用法：水煎服）。

方中柴胡入肝胆经，升发阳气，疏肝解郁，透邪外出，为君药。白芍敛阴，养血柔肝，为臣药，与柴胡合用，以补养肝血，条达肝气，可使柴胡升散而无耗伤阴血之弊；且二者恰适肝体阴用阳之性，为疏肝法之基本配伍。佐以枳实理气解郁，泄热破结，与柴胡为伍，一升一降，增舒畅气机之功，并奏升清降浊之效；与白芍相配，又能理气和血，使气血调和。炙甘草调和诸药，益脾和中。四药配伍，疏柔相合，以适肝性；升降同用，肝脾并调，共奏透邪解郁、疏肝理脾之效，使邪去郁解，气血调畅，清阳得伸，四逆自愈。四逆散理法方药推理如图6-2所示。

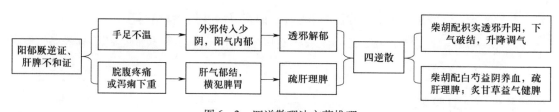

图6-2　四逆散理法方药推理

◆ 临床应用

本方原治阳郁厥逆证，后世多用作疏肝理脾的基本方，以手足不温，或脘腹胁肋疼痛，或泻痢下重，脉弦为辨证要点。

◆ 使用注意

本方所治四逆系外邪传经入里，气机为之郁遏，不得疏泄，导致阳气内郁，不能宣达于四肢，而致手足不温，与阴盛阳衰的四肢厥逆有本质区别。阴盛阳衰之四肢厥逆不宜使用本方。

方剂二　逍遥散的组方与运用

◆ 主治病证（证）

肝郁血虚脾弱证。症见两胁作痛，寒热往来，头痛目眩，口燥咽干，神疲食少，月经不调，乳房作胀，脉弦而虚。

肝郁血虚，则两胁作痛、头痛目眩；郁而化火，故口燥咽干；肝木为病，易于传脾，脾胃虚弱，故神疲食少；脾为营之本，胃为卫之源，脾胃虚弱则营卫受损，不能调和而致往来寒热；肝藏血，主疏泄，肝郁血虚脾弱，则见妇女月经不调、乳房胀痛。

◆ 基本病机（理）

肝郁血虚，脾失健运。

◆ 治疗方法（法）

疏肝解郁，养血健脾。

◆ 药理方理（方药）

甘草_{微炙赤，半两（4.5 g）}　当归_{去苗，锉，微炒，一两（9 g）}　茯苓_{去皮，白者，一两（9 g）}　芍药_{白者，一两（9 g）}　白术_{一两（9 g）}　柴胡_{去苗，一两（9 g）}

上为粗末，每服二钱（6 g），水一大盏，烧生姜一块切破，薄荷少许，同煎至七分，去渣热服，不拘时候（现代用法：加生姜 3 片、薄荷 6 g，水煎服；丸剂，每服 6~9 g，日服 2 次）。

方中以柴胡疏肝解郁，使肝郁得以条达，为君药。当归甘辛苦温，养血和血，且其味辛散，乃血中气药；白芍酸苦微寒，养血敛阴，柔肝缓急。当归、白芍与柴胡同用，补肝体而助肝用，血和则肝和，血充则肝柔，共为臣药。木郁则土衰，肝病易传脾，故以白术、茯苓、甘草健脾益气，非但实土以御木乘，且使营血生化有源，共为佐药。用法中加薄荷少许，疏散郁遏之气，透达肝经郁热；烧生姜（煨姜）降逆和中，且能辛散达郁，亦为佐药。柴胡引药入肝，炙甘草调和药性，二者兼使药之用。逍遥散理法方药推理如图 6 - 3 所示。

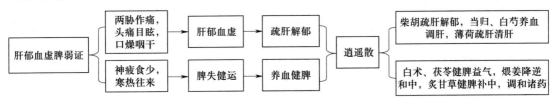

图 6 - 3　逍遥散理法方药推理

◆ 临床应用

本方为治疗肝郁血虚脾弱证之基础方，亦为妇科调经之常用方，以两胁作痛，神疲食少，月经不调，脉弦而虚为辨证要点。

◆ 使用注意

方中薄荷、煨姜宜少用。

◆ 中成药常见剂型

逍遥丸、颗粒、片、胶囊、合剂。

方剂三　痛泻要方的组方与运用

◆ 主治病证（证）

脾虚肝郁之痛泻。症见肠鸣腹痛，大便泄泻，泻必腹痛，泻后痛缓，舌苔薄白，脉两关不调，左弦而右缓。

土虚木乘，肝脾不和，脾运失常致泻必腹痛，泻后痛缓。肝脾不和则两关不调，肝郁则脉弦，脾虚则脉缓，舌苔薄白亦为脾虚之征。

◆ 基本病机（理）

土虚木乘，肝脾不和，脾运失常。

◆ 治疗方法（法）

补脾柔肝，祛湿止泻。

◆ 药理方理（方药）

炒白术三两（9 g）　炒芍药二两（6 g）　炒陈皮两半（4.5 g）　防风一两（3 g）

上锉，分八帖，水煎或丸服（现代用法：水煎服）。

方中白术苦甘而温，补脾燥湿以培土，为君药。白芍酸甘而寒，柔肝缓急以止痛，为臣药。二药配伍，可于土中泻木。炒陈皮辛苦而温，理气燥湿，醒脾和胃，为佐药。防风具升散之性，合白芍以助疏散肝郁，合炒白术以鼓舞脾之清阳，并可祛湿以助止泻，又为脾经引经药，故兼具佐使之用。四药相合，补脾柔肝，寓疏于补，扶土抑木，使脾健肝柔，痛泻自止。

◆ 临床应用

本方为治疗痛泻之代表方，以肠鸣腹痛，大便泄泻，泻必腹痛，泻后痛缓，左关脉弦而右关脉缓为辨证要点。

◆ 使用注意

临床使用一定要以腹痛泄泻，泻后痛缓为据。

其他常用调和肝脾中成药见表6-2。

表6-2　　　　　　　　　　　其他常用调和肝脾中成药

药名	组成	功效	主治	用法用量	使用注意
逍遥丸	柴胡、当归、白芍、炒白术、茯苓、炙甘草、薄荷	疏肝健脾，养血调经	用于肝郁脾虚所致的郁闷不舒、胸胁胀痛、头晕目眩、食欲减退、月经不调	口服。小蜜丸一次9 g，大蜜丸一次1丸，一日2次	无

续表

药名	组成	功效	主治	用法用量	使用注意
固肠止泻胶囊	乌梅、黄连、罂粟壳、干姜、木香、延胡索	调和肝脾，涩肠止痛	用于肝脾不和，泻痢腹痛，以及慢性非特异性溃疡性结肠炎见上述证候者	口服。一次6粒，一日3次	儿童禁用；本品易成瘾，不宜常服；忌食生冷、辛辣、油腻等刺激性食物

【知识拓展】

◆ 逍遥散附方

1. 加味逍遥散（《内科摘要》）

当归3 g　白芍3 g　茯苓3 g　炒白术3 g　柴胡3 g　牡丹皮1.5 g　炒栀子1.5 g　炙甘草1.5 g

水煎服。

功效：养血健脾，疏肝清热。

主治：肝郁血虚内热证。症见烦躁易怒，或自汗盗汗，或头痛目涩，或颊赤口干，或月经不调，少腹胀痛，或经期吐衄，舌红苔薄黄，脉弦虚数。

2. 黑逍遥散（《医宗己任篇》）

逍遥散加熟地黄6 g

功效：疏肝健脾，养血调经。

主治：肝脾血虚。症见临经腹痛，脉弦虚。

3. 当归芍药散（《金匮要略》）

当归9 g　芍药48 g　茯苓12 g　白术12 g　泽泻24 g　川芎24 g

上六味，杵为散，取方寸匕，酒和，日三服。

功效：养肝和血，健脾祛湿。

主治：肝脾两虚，血瘀湿滞证。症见腹中拘急，绵绵作痛，或胸胁疼痛，头晕目眩，食少神疲，或下肢浮肿，小便不利，舌淡苔白，脉细弦或濡缓。

◆ 附方鉴别

加味逍遥散与黑逍遥散均由逍遥散加味而成，皆可治疗肝郁血虚脾弱之证。加味逍遥散是在逍遥散的基础上加牡丹皮、炒栀子，故又名丹栀逍遥散、八味逍遥散。肝郁血虚日久，则生热化火，故加牡丹皮以清血中之伏火，加炒栀子清肝热、泻火除烦，并导热下行。加味逍遥散临床多用于肝郁血虚有热所致的月经不调、经量过多、日久不止，以及经期吐衄等。黑逍遥散是在逍遥散的基础上加熟地黄，治逍遥散证而血虚较甚者；若血虚而有内热者，宜加生地黄（《种痘新书》卷十之逍遥散）。当归芍药散与四逆散乃仲景调和肝脾之祖方，两方相合，去利水之泽泻，活血之川芎，行气之枳实，即为逍遥散，主治肝郁血虚脾弱之证。

但当归芍药散无柴胡，疏散之力锐减，而重用芍药柔肝养血止痛，取川芎既助芍药调肝之气，又助当归以行血，入泽泻以助茯苓利水，存白术意在健脾，遂主治之证当为脾弱血虚而木郁兼有水湿者。

思考与练习

一、单项选择题

1. 具有疏肝解郁、养血健脾功效的方剂是（　　）。
A. 小柴胡汤　　　　　B. 大柴胡汤　　　　　C. 逍遥散　　　　　D. 柴葛解肌汤
E. 柴胡疏肝散

2. 柴胡在四逆散中的作用是（　　）。
A. 疏肝解郁　　　　　B. 升阳举陷　　　　　C. 疏邪透表　　　　　D. 解表散热
E. 疏肝理脾

3. 痛泻要方的药物组成不包括（　　）。
A. 炒白术　　　　　B. 炒白芍　　　　　C. 炒山药　　　　　D. 防风
E. 炒陈皮

4. 最能体现"扶土抑木"治法的方剂是（　　）。
A. 小柴胡汤　　　　　B. 痛泻要方　　　　　C. 大柴胡汤　　　　　D. 柴胡疏肝散
E. 败毒散

二、多项选择题

1. 逍遥丸的功效有（　　）。
A. 疏肝理脾　　　　　B. 疏肝解郁　　　　　C. 养血健脾　　　　　D. 疏肝行气
E. 活血止痛

2. 四逆散的药物组成有（　　）。
A. 柴胡　　　　　B. 枳实　　　　　C. 白芍　　　　　D. 炙甘草

3. 逍遥散的臣药是（　　）。
A. 当归　　　　　B. 柴胡　　　　　C. 白术　　　　　D. 白芍
E. 茯苓

三、思考题

简述逍遥散的主治病证。

第三节 常用调和寒热方剂与中成药

 学习目标

1. 掌握调和寒热方剂半夏泻心汤的主治病证、理法方药及临床应用。
2. 熟悉常用调和寒热方剂的组方分析和使用注意。

调和寒热方剂适用于邪犯肠胃，寒热夹杂，升降失常而致心下痞满、恶心呕吐、脘腹胀痛、肠鸣下利等。常以干姜、黄芩、黄连、半夏等辛开苦降之品为主，配以人参、甘草补气和中组成方剂，代表方药有半夏泻心汤。

方剂 半夏泻心汤的组方与运用

◆ 主治病证（证）

寒热互结之痞证。症见心下痞，但满而不痛，或呕吐，肠鸣下利，舌苔腻而微黄。

寒热互结，气不升降，所以上为干呕或呕吐，下为腹痛肠鸣而下利。

◆ 基本病机（理）

寒热互结，气不升降。

◆ 治疗方法（法）

寒热平调，散结除痞。

◆ 药理方理（方药）

半夏洗，半升（12 g） 黄芩三两（9 g） 干姜三两（9 g） 人参三两（9 g） 黄连一两（3 g） 大枣擘，十二枚（4 枚） 甘草炙，三两（9 g）

上七味，以水一斗，煮取六升，去滓，再煎，取三升，温服一升，日三服（现代用法：水煎服）。

方中以辛温之半夏为君，散结除痞，又善降逆止呕。臣以辛热之干姜温中散寒，以苦寒之黄芩、黄连泻热开痞。君臣相伍，寒热平调，辛开苦降。然寒热互结，又缘于中虚失运，升降失常，故以人参、大枣甘温益气，以补脾虚，为佐药。甘草补脾和中而调诸药，为佐使药。诸药相伍，寒热平调以和阴阳，辛开苦降以调气机，补泻兼施以顾虚实。使寒去热清，升降复常。半夏泻心汤理法方药推理如图6-4所示。

◆ 临床应用

本方为治疗中气虚弱、寒热互结、升降失常之基础方，又是寒热平调、辛开苦降、散结

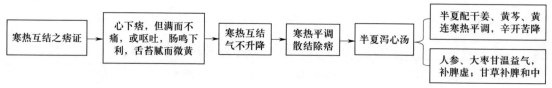

图6-4 半夏泻心汤理法方药推理

除痞法之代表方，以心下痞满，呕吐泻痢，苔腻微黄为辨证要点。

◆ 使用注意

本方主治虚实互见之证，因单纯气滞或食积所致的心下痞满，不宜使用。

【知识拓展】

◆ 半夏泻心汤附方

1. 生姜泻心汤（《伤寒论》）

生姜12 g　炙甘草9 g　人参9 g　干姜3 g　黄芩9 g　半夏9 g　黄连3 g　大枣4 枚

上八味，以水一斗，煮取六升，去滓，再煎，取三升，温服一升，日三服。

功效：和胃消痞，宣散水气。

主治：水热互结痞证。症见心下痞硬，干噫食臭，腹中雷鸣下利。

2. 甘草泻心汤（《伤寒论》）

炙甘草12 g　黄芩9 g　人参9 g　干姜9 g　黄连3 g　大枣4 枚　半夏9 g

上七味，以水一斗，煮取六升，去滓，再煎，取三升，温服一升，日三服。

功效：和胃补中，降逆消痞。

主治：胃气虚弱痞证。症见下利日数十行，谷不化，腹中雷鸣，心下痞硬而满，干呕，心烦不得安。

3. 黄连汤（《伤寒论》）

黄连9 g　炙甘草9 g　干姜9 g　桂枝9 g　人参6 g　半夏9 g　大枣4 枚

上七味，以水一斗，煮取六升，去滓，温服，日三服，夜二服。

功效：寒热并调，和胃降逆。

主治：胃热肠寒证。症见腹中痛，欲呕吐者。

◆ 附方鉴别

生姜泻心汤即半夏泻心汤减干姜6 g，加生姜12 g而成。方中重用生姜，取其和胃降逆，宣散水气而消痞满，配合辛开苦降、补益脾胃之品，故能用治寒热互结于中焦、脾胃升降失常所致的痞证。甘草泻心汤即半夏泻心汤加重炙甘草用量而成，方中重用炙甘草调中补虚，配合辛开苦降之品，故能用治胃气虚弱、寒热互结所致的痞证。《王旭高医书六种》载："半夏泻心汤治寒热交结之痞，故苦辛平等；生姜泻心汤治水与热结之痞，故重用生姜以散水气；甘草泻心汤治胃虚气结之痞，故加重甘草以补中气而痞自除。"黄连汤即半夏泻心汤加黄连6 g，并以黄芩易为桂枝而成。黄连汤证为上热下寒，胃热则欲呕，肠寒则腹痛，故用黄连清胃热，干姜、桂枝温肠寒，配伍半夏和胃降逆，人参、甘草、大枣补虚缓急。全方温清并用，补泻兼施，使寒散热清、上下调和、升降复常，腹痛、呕吐自愈。

思考与练习

一、单项选择题

1. 半夏泻心汤主治之痞证是（　　）。

A. 寒热互结之痞　　　B. 热结之痞　　　　　C. 胃虚痞结之证　　　D. 痰热互结之痞

E. 以上均不是

2. 半夏泻心汤的君药是（　　）。

A. 半夏　　　　　　　B. 黄芩　　　　　　　C. 干姜　　　　　　　D. 炙甘草

E. 大枣

二、多项选择题

半夏泻心汤的配伍特点是（　　）。

A. 辛开苦降　　　　　B. 补泻同施　　　　　C. 寒热平调　　　　　D. 肝脾同调

E. 气血双补

三、思考题

1. 半夏泻心汤中清热的药物是什么？

2. 简述半夏泻心汤的使用注意。

第七章

常用清热方剂与中成药

凡以清热、泻火、凉血、解毒等作用为主，用于治疗里热证的方剂，称为清热剂。本类方剂是根据《素问·至真要大论》之"热者寒之""温者清之"的原则立法，属于"八法"中之"清"法。

清热剂的适用范围是里热证。里热的成因，有外感六淫，入里致热；有五志过极，饮食劳伤，脏腑偏盛致热。但总不越外感与内生两个方面。外感火热入里，有在气分、血分之别；内生火热，有在脏、在腑及实热、虚热之异。因此，本类方剂相应地分为清气分热、清营凉血、清热解毒、气血两清、清脏腑热、清虚热六类。

应用清热剂，要辨别里热所在部位及热证之真假、虚实。凡屡用清热泻火之剂而热仍不退者，即如王冰所云"寒之不寒，是无水也"，当用甘寒壮水滋阴之法，使阴复热退。若邪热在表，治当解表；里热已成腑实，则宜攻下；表邪未解，热已入里，又宜表里双解。对于热邪炽盛，服清热剂入口即吐者，可于清热剂中少佐辛温之姜汁，或采取凉药热服的方法。

第一节　常用清气分热方剂与中成药

 学习目标

1. 掌握清气分热方剂白虎汤的主治病证、理法方药及临床应用。

2. 熟悉常用清气分热方剂的组方分析，常用清气分热中成药的功效、主治，常用清气分热方剂和中成药的使用注意。

3. 了解清气分热中成药的常见剂型及用法用量。

清气分热剂具有清热泻火、生津止渴等作用，适用于热在气分证，症见壮热面赤，多汗烦渴，脉洪大或滑数。代表方药有白虎汤、竹叶石膏汤、牛黄清感胶囊等。

方剂一　白虎汤的组方与运用

◆ 主治病证（证）

伤寒阳明经证及温病气分热盛证。症见壮热面赤，烦渴引饮，汗出恶热，脉洪大有力或滑数。

伤寒之邪或外感温热之邪传入阳明经，未成阳明腑实而在阳明气分，阳明主肌肉，邪化为热，就可迫使津液外出，有汗或汗多，伤津，故易口渴；阳明乃多气多血之经，故高热、大热；热从肌肉向外发，故不恶寒反恶热、脉洪数有力。此虽阳明气分实热，但未见腑实，故不宜攻下。热盛必伤津液，若用苦寒直折，又恐化燥伤津。

◆ 基本病机（理）

伤寒化热或温邪入里，里热炽盛。

◆ 治疗方法（法）

清热生津。

◆ 药理方理（方药）

石膏碎，一斤（50 g）　知母六两（18 g）　甘草炙，二两（6 g）　粳米六合（9 g）

上四味，以水一斗，煮米熟汤成，去滓，温服一升，日三服（现代用法：水煎，米熟汤成，温服）。

本方证为伤寒化热或温邪入里，里热炽盛所致。邪气入里，里热内盛，则以"大热、大渴、大汗、脉洪大"为特点。君药石膏辛甘大寒，入肺胃二经，功善清肺胃邪热，解肌透热，又可生津止渴。臣药知母苦寒质润，既可助石膏清肺胃之热，又可滋阴润燥救已伤之阴津。石膏与知母相须为用，清热生津之功倍增。佐药粳米、炙甘草益胃护津，并可防石膏、知母过寒伤胃。炙甘草兼以调和诸药，为使药。四药合用，泻火之中寓有生津之效，清热而无苦寒燥津之弊，使邪热清解，津液恢复，则诸证自除。白虎汤理法方药推理如图7-1所示。

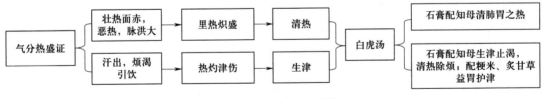

图7-1　白虎汤理法方药推理

◆ 临床应用

本方为治阳明经热证及气分热盛证的代表方剂，具有强有力的清热作用，以身大热，汗大出，口大渴，脉洪大的"四大"症状为辨证要点。

◆ 使用注意

（1）伤寒脉浮，发热无汗，其表不解者不可用本方。

（2）吴鞠通提出四禁：脉浮弦而细者、脉沉者（里寒证）、不渴者（无热）、汗不出者，都禁用本方。

（3）血虚发热及真寒假热者，禁用本方。

（4）水煎至米熟或糜烂为度。

◆ 中成药常见剂型

白虎合剂。

方剂二　竹叶石膏汤的组方与运用

◆ 主治病证（证）

伤寒、温病、暑病余热未清之气津两伤证。症见身热多汗，心胸烦闷，气逆欲呕，口干喜饮，或虚烦不寐，舌红苔少，脉虚数。

本方为诸般热病之后，余热未清，气津两伤之证而设。余热留恋未清，故见身热多汗、心胸烦闷；热伤气津，故见口干喜饮、舌红苔少、脉虚数；气逆欲呕，乃余热扰胃，胃失和降所致；余热上扰于心，故虚烦不寐。

◆ 基本病机（理）

诸般热病之后，余热未清，气津两伤，胃气不和。

◆ 治疗方法（法）

清热生津，益气和胃。

◆ 药理方理（方药）

竹叶二把（6 g）　石膏一斤（50 g）　半夏洗，半升（9 g）　麦门冬去心，一升（20 g）　人参二两（6 g）甘草炙，二两（6 g）　粳米半升（10 g）

上七味，以水一斗，煮取六升，去滓，内粳米，煮米熟汤成，去米，温服一升，日三服（现代用法：水煎服）。

方中石膏清热生津，除烦止渴，为君药。人参益气生津，麦冬养阴生津清热，二者气阴双补，共为臣药，君臣相合，清补并行。半夏降逆和胃止呕，其性虽温，但与倍量之麦冬相伍，温燥之性去而降逆之用存，且亦使人参、麦冬补而不滞；淡竹叶清热除烦；粳米、炙甘草养胃和中，与半夏相合可防石膏寒凉伤胃，与人参相伍可益脾养胃。四者共为佐药。炙甘草调和诸药，兼为使药。诸药相伍，共奏清热生津、益气和胃之效。本方从白虎汤衍化而来。白虎汤证为邪实正盛，故直截了当一味清热。而本方证则为热势已衰，气津两伤，兼胃气失和，故方中去清热泻火之知母，加淡竹叶清热除烦，人参、麦冬益气生津，半夏和胃降逆，合而用之，清热兼扶正，补虚不恋邪，为清补两顾之剂。正如《医宗金鉴》所言："以大寒之剂，易为清补之方。"

◆ 临床应用

本方为治疗热病后期，余热未清，气津两伤证之常用方，以身热多汗，气逆欲呕，烦渴喜饮，舌红苔少，脉虚数为辨证要点。

◆ 使用注意

热病邪正俱实及脾胃虚寒者忌用本方。

其他常用清气分热中成药见表 7 - 1。

表 7 - 1　　　　　　　　　　　　　其他常用清气分热中成药

药名	组成	功效	主治	用法用量	使用注意
牛黄清感胶囊	黄芩、金银花、连翘、人工牛黄、珍珠母	疏风解表，清热解毒	用于外感风热，内郁化火所致的感冒发热、咳嗽、咽痛	口服。一次 2 ~ 4 粒，一日 3 次。儿童酌减或遵医嘱	无

【知识拓展】

◆ 白虎汤附方

1. 白虎加人参汤（《伤寒论》）

知母 18 g　石膏 50 g　炙甘草 6 g　粳米 9 g　人参 9 g

上五味，以水一斗，煮米熟汤成，去滓，温服一升，日三服。

功效：清热，益气，生津。

主治：气分热盛，气津两伤证。汗、吐、下后，里热炽盛而见四大症者；白虎汤证见有背微恶寒，或饮不解渴，或脉浮大而芤者；暑热病见有身大热属气津两伤者。

2. 白虎加桂枝汤（《金匮要略》）

知母 18 g　炙甘草 6 g　石膏 50 g　粳米 6 g　桂枝 9 g

为粗末，每服五钱，水一盏半，煎至八分，去滓，温服，汗出愈。

功效：清热，通络，和营卫。

主治：温疟。症见其脉如平，身无寒但热，骨节疼烦，时呕；风湿热痹而见壮热，气粗烦躁，关节肿痛，口渴，苔白，脉弦数。

3. 白虎加苍术汤（《类证话人书》）

知母 18 g　炙甘草 6 g　石膏 50 g　苍术 9 g　粳米 9 g

上锉如麻豆大，每服五钱，水一盏半，煎至八九分，去滓，取六分清汁，温服。

功效：清热祛湿。

主治：湿温病。症见身热胸痞，汗多，舌红苔白腻等；风湿热痹，身大热，关节肿痛等。

◆ 附方鉴别

白虎加人参汤、白虎加桂枝汤、白虎加苍术汤均由白虎汤加味而成。其中白虎加人参汤是清热与益气生津并用之剂，适用于气分热盛、气津两伤之证；白虎加桂枝汤是清中有透，兼以通经络之剂，用于治温疟或风湿热痹证；白虎加苍术汤是清热与燥湿并用之方，用于治湿温病之热重于湿者，症见白虎汤证兼胸痞身重、苔黄腻而干，亦可用于风湿热痹、关节红肿等。

思考与练习

一、单项选择题

1. 凡以清热药为主要组成，具有清热、泻火、凉血、解毒等作用，治疗里热证的方剂，统称为（   ）。

A. 解表剂　　　　　　B. 温里剂　　　　　　C. 安神剂　　　　　　D. 清热剂

E. 补益剂

2. 不属于清热剂适应病证的是（   ）。

A. 热在气分，壮热烦渴　　　　　　　　B. 热在营血，谵语发斑

C. 阳明腑实，便秘昏谵　　　　　　　　D. 火毒炽盛，烦躁狂乱

E. 热病后期，夜热早凉

3. 壮热烦渴，口干舌燥，面赤恶热，大汗，脉洪大有力，治当首选（   ）。

A. 白虎汤　　　　　B. 白虎加人参汤　　　　C. 竹叶石膏汤　　　　D. 清暑益气汤

E. 凉膈散

二、多项选择题

竹叶石膏汤的辨证要点是（   ）。

A. 壮热面赤　　　　　B. 身热多汗　　　　　C. 气逆欲呕　　　　　D. 口干喜饮

E. 渴不欲饮

三、思考题

1. 白虎汤的组成、功效及主治是什么？

2. 为什么热在气分选用石膏配知母而不是黄芩、黄连、栀子之类苦寒的药？

第二节　常用清营凉血方剂与中成药

 学习目标

1. 掌握清营凉血方剂清营汤的主治病证、理法方药及临床应用。

2. 熟悉常用清营凉血方剂的组方分析，常用清营凉血中成药的功效、主治，常用清营

凉血方剂和中成药的使用注意。

3. 了解清营凉血中成药的常见剂型及用法用量。

清营凉血剂具有清营透热、凉血解毒的作用，适用于邪热传营或热入血分诸证。邪热传营见有身热夜甚，神烦少寐，时有谵语或斑疹隐隐等；热入血分则见出血，发斑，如昏狂，谵语，舌绛起刺等。代表方药有清营汤、犀角地黄汤、安宫牛黄丸等。

方剂一　清营汤的组方与运用

◆ 主治病证（证）

热入营分证。症见身热夜甚，神烦少寐，时有谵语，口渴或不渴，目喜开或喜闭，斑疹隐隐，舌绛而干，脉细数。

本方治证乃邪热内传营分之证。营分证为温病传变的第三个阶段，多由气分热转来。形成营分证的机理是气热传营，营阴受损，心神被扰。温邪由气传营，灼伤营阴，夜属阴，值夜已亏之营阴不足以制阳，邪热嚣张，故见身热夜甚；营气通于心，邪热入营，干扰心神，故见神烦少寐、时有谵语；热蒸营阴上承，故本应口渴而反不渴；目喜开或喜闭，是为火热欲从外泄，阴阳不相既济所致；热虽入营但已迫近血分，血得热便轻举妄动而发为斑疹隐隐；舌绛而干、脉细数，皆为热伤营阴之象。

◆ 基本病机（理）

邪热内传营分，耗伤营阴。

◆ 治疗方法（法）

清营解毒，透热养阴。

◆ 药理方理（方药）

犀角三钱（水牛角代，30 g）　生地黄五钱（15 g）　元参三钱（9 g）　竹叶心一钱（3 g）　麦冬三钱（9 g）　丹参二钱（6 g）　黄连一钱五分（5 g）　银花三钱（9 g）　连翘连心用，二钱（6 g）

上药，水八杯，煮取三杯，日三服（现代用法：作汤剂，水牛角镑片先煎，后下余药）。

方用水牛角（原方用犀角），取其苦咸性寒之性，清营凉血解毒，且能散瘀，为君药。生地黄、麦冬、玄参（增液汤）三药皆为甘寒质润之品，既可凉血解毒，又可养阴生津，为热伤营阴而设，共为臣药。佐以金银花、连翘、黄连、竹叶，四药皆质轻性寒，乃入气分之品，功可清热解毒以透邪热，使营分之邪透出气分而解，此即叶天士所说"入营犹可透热转气"之理。丹参清心安神，引药入心经，且活血消瘀，以防热与血结，为佐而兼使之品。上药合用，可使入营邪热透出于气分而解。营分热清，营阴得复，诸症自愈。清营汤理法方药推理如图 7-2 所示。

◆ 临床应用

本方主治温病热邪传入营分之证，为"透热转气"的代表方，以身热夜甚，神烦少寐，斑疹隐隐，舌绛而干，脉数为辨证要点。

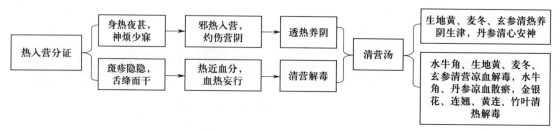

图7-2　清营汤理法方药推理

◆ 使用注意

（1）使用本方应注意舌诊，《温病条辨》云："舌白滑者，不可与也。"舌苔白滑为湿郁之象，禁用本方，以防滋腻而助湿留邪。

（2）水牛角水煎服，每次可用30～60 g，可用猪蹄爪甲代替。

方剂二　犀角地黄汤的组方与运用

◆ 主治病证（证）

温热病热入血分证。症见高热烦躁，神昏谵语，斑色紫黑，或吐血、衄血、便血、尿血，舌绛起刺，脉数；或漱水不欲咽，或大便色黑易解。

本方治证乃温邪热毒深陷血分，扰神动血所致。营热不解，每多深入血分。因心主血脉而藏神，热入血分，必扰心神，故致烦乱谵语；血分热盛，迫血妄行，伤于阳络血从上溢则为吐血、衄血，伤于阴络血从内溢则为便血、尿血，外溢肌肤则见斑色紫黑；邪居阴分，热蒸阴津上承，故见口干而漱水不欲咽；离经之血留而为瘀，下渗肠间，其性濡润，故大便色黑易解；舌绛起刺、脉细数，说明阴血耗伤更甚。总言其病理损害，可概括为神乱、伤阴（耗血）、血动、瘀成。叶天士有谓"入血就恐耗血动血，直须凉血散血"，故治以清热解毒、凉血散瘀为法。

◆ 基本病机（理）

温邪热毒深陷血分，扰神动血。

◆ 治疗方法（法）

清热解毒，凉血散瘀。

◆ 药理方理（方药）

芍药三分 (9 g)　地黄半斤 (24 g)　丹皮一两 (12 g)　犀角屑一两 (水牛角代，30 g)

上四味切，以水一斗，煮取四升，去滓，温服一升，日二三服（现代用法：作汤剂，水煎服，水牛角镑片先煎，余药后下）。

方用苦咸性寒之水牛角（原方用犀角）清热凉血以止血，清心解毒以安神，为君药。生地黄甘寒质润，凉血止血，养阴生津，助水牛角清血分热毒，并补已失之阴血，为臣药。芍药、牡丹皮既能凉血，又能散瘀，共为佐使。四药合用，凉血与散瘀并举，使热清血宁而无耗血动血之虑，凉血止血又无留瘀之弊。

◆ 临床应用

本方主要用于热入血分证，以出血发斑，神昏谵语，身热舌绛为辨证要点。

◆ 使用注意

（1）本方多用赤芍，如果热伤阴血较盛，可使用白芍。

（2）阳虚失血及脾胃虚弱者不宜用本方治疗。

其他常用清营凉血中成药见表7-2。

表7-2　　　　　　　　　　　　其他常用清营凉血中成药

药名	组成	功效	主治	用法用量	使用注意
安宫牛黄丸	牛黄、水牛角浓缩粉、麝香或人工麝香、珍珠、朱砂、雄黄、黄连、黄芩、栀子、郁金、冰片	清热解毒，镇惊开窍	用于热病、邪入心包、高热惊厥、神昏谵语，以及中风昏迷及脑炎、脑膜炎、中毒性脑病、脑出血、败血症见上述证候者	口服。一次2丸（每丸重1.5 g）或一次1丸（每丸重3 g），一日1次；小儿3岁以内一次1/2丸（每丸重1.5 g）或一次1/4丸（每丸重3 g），4～6岁一次1丸（每丸重1.5 g）或一次1/2丸（每丸重3 g），一日1次；或遵医嘱	孕妇慎用

【知识拓展】

清热剂主要用于里热证。现代医学认为里热证多与病原微生物引起的感染性疾病有关。现代研究证明，清热剂具有解热、抗菌、抗病毒、抗炎、调节免疫功能等作用，多用于治疗病毒性感染、细菌性感染、非感染性疾病而有热象者。此外，清热解毒剂尚有一定的抗肿瘤作用。

思考与练习

一、单项选择题

具有清营透热、凉血解毒的作用，适用于邪热传营或热入血分之诸证的方剂称为（　　）。

A. 清脏腑热剂　　　B. 清营凉血剂　　　C. 清热祛暑剂　　　D. 清气分热剂

E. 气血两清剂

二、多项选择题

清营汤的功效是（　　）。

A. 凉血活血　　　B. 化瘀活血　　　C. 清营解毒　　　D. 透热养阴

E. 清营化斑

三、思考题

1. 如何理解犀角地黄汤中"凉血"与"散瘀"并用的配伍法则？

2. 清营汤主治邪热入营证，为什么方中配伍金银花、连翘？

第三节　常用清热解毒方剂与中成药

 学习目标

1. 掌握清热解毒方剂黄连解毒汤、普济消毒饮的主治病证、理法方药及临床应用。

2. 熟悉常用清热解毒方剂的组方分析，常用清热解毒中成药的功效、主治，常用清热解毒方剂和中成药的使用注意。

3. 了解清热解毒中成药的常见剂型及用法用量。

清热解毒剂适用于瘟疫、温毒或疮疡疔毒等热毒较重之证，症见狂乱烦躁，错语不眠，吐衄发斑，头面红肿焮痛，咽喉肿痛，口舌生疮，便秘溲赤，舌红苔黄，脉数有力等。代表方药有黄连解毒汤、普济消毒饮、六神丸、牛黄解毒片等。

方剂一　黄连解毒汤的组方与运用

◆ 主治病证（证）

三焦火毒热盛证。症见大热烦躁，口燥咽干，错语不眠；或吐血、衄血；或热甚发斑，身热下利，湿热黄疸；或外科痈疡疔毒，小便黄赤；舌红苔黄，脉数有力。

本方证为火热毒邪，充斥三焦，波及上下内外所致。火热毒盛，内扰心神，则见大热烦躁、错语不眠；热迫血行，则吐衄发斑；热灼津少，则口燥咽干；热壅肌肤，气血郁滞，则为痈肿疔毒；舌红苔黄、脉数有力，皆为火毒炽盛之征。综上所述，本方主治症状虽繁，但病因则一，皆由无形火热毒邪内盛而成。

◆ 基本病机（理）

三焦火毒热盛。

◆ 治疗方法（法）

泻火解毒。

◆ 药理方理（方药）

黄连三两（9 g） 黄芩二两（6 g） 黄柏二两（6 g） 栀子擘，十四枚（9 g）

上四味切，以水六升，煮取二升，分二服（现代用法：水煎服）。

方中以大苦大寒之黄连为君药，清泻上焦心火，并兼泻中焦之火。黄芩清上焦之火，为臣药。黄柏清下焦之火，为佐药。使以栀子通泻三焦之火，导热下行。四药皆为苦寒之品，苦泻寒清，直折火势，使火邪去而热毒解，毒解则诸症可愈。黄连解毒汤理法方药推理如图7-3所示。

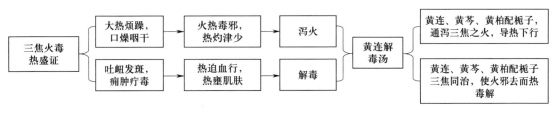

图7-3 黄连解毒汤理法方药推理

◆ 临床应用

本方主要用于治三焦火毒热盛证，以大热烦躁，口燥咽干，舌红苔黄，脉数有力为辨证要点。

◆ 使用注意

黄连解毒汤为大苦大寒之剂，久服易伤脾胃，非火盛者不宜使用。

◆ 中成药常见剂型

黄连解毒丸。

方剂二 普济消毒饮的组方与运用

◆ 主治病证（证）

大头瘟证。症见恶寒发热，头面红肿焮痛，目不能开，咽喉不利，口干舌燥，舌红苔黄，脉浮数有力。

大头瘟（又名大头天行），好发于春夏之交，乃感受风热疫毒之邪，壅于上焦，发于头面所致。风热疫毒郁于肌表，卫气失和，故发热恶寒；风热疫毒上攻头面，气血郁滞，故头面红肿焮痛，甚则目不能开；热毒壅肺，上循咽喉，故咽喉不利、口渴舌燥；舌红苔黄、脉数有力，为里热炽盛之象。因病位在上焦头面，治宜因势利导，故以清热解毒、疏风散邪为法。

◆ 基本病机（理）

感受风热疫毒之邪，壅于上焦，发于头面。

◆ 治疗方法（法）

清热解毒，疏风散邪。

◆ 药理方理（方药）

黄芩半两（15 g） 黄连半两（15 g） 人参三钱（9 g） 橘红去白，二钱（6 g） 玄参二钱（6 g） 生甘草二钱（6 g） 连翘一钱（3 g） 黍粘子一钱（3 g） 板蓝根一钱（3 g） 马勃一钱（3 g） 白僵蚕炒，七分（2 g） 升麻七分（2 g） 柴胡二钱（6 g） 桔梗二钱（6 g）

上为细末，咬咀，如麻豆大，每服五钱（15 g），水二盏，煎至一盏，去滓，稍热，时时服之（现代用法：水煎服）。

方中重用君药黄连、黄芩清热泻火解毒，祛上焦头面热毒。臣药牛蒡子（黍粘子）、连翘、僵蚕辛凉疏散上焦头面风热，兼清热解毒。君臣合用，共清头面热毒。升麻、柴胡疏散风热，并引药上达，使壅于头面疫毒之邪得以散泄，寓有"火郁发之"之意。黄芩、黄连得升麻、柴胡之引，直达病所，清泻头面热毒；升麻、柴胡得黄芩、黄连之苦降，可防其升散太过，一升一降，相互制约，清泻疫毒无凉遏，升散邪热不助焰。玄参、马勃、板蓝根加强清热解毒之功；配甘草、桔梗清利咽喉，且载药上行以助升麻、柴胡之力；玄参滋阴，又可防苦燥升散之品伤阴；陈皮理气疏壅，以利散邪消肿；人参补气，扶正以祛邪；甘草调和药性。诸药配伍，苦寒清泻与辛凉升散合法，清疏并用，共收清热解毒、疏风散邪之功。普济消毒饮理法方药推理如图7-4所示。

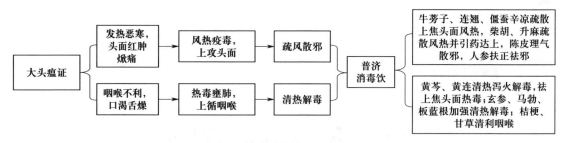

图7-4 普济消毒饮理法方药推理

◆ 临床应用

本方为治大头瘟之常用方，以头面及耳前后红肿焮痛，咽喉不利，恶寒发热，舌红苔黄，脉浮数为辨证要点。

◆ 使用注意

素体阴虚及脾虚便溏者慎用。

其他常用清热解毒中成药见表7-3。

表7-3 其他常用清热解毒中成药

药名	组成	功效	主治	用法用量	使用注意
牛黄解毒片	人工牛黄、雄黄、石膏、大黄、黄芩、桔梗、冰片、甘草	清热解毒	用于火热内盛、咽喉肿痛、牙龈肿痛、口舌生疮、目赤肿痛	口服。小片一次3片，大片一次2片，一日2~3次	孕妇禁用

续表

药名	组成	功效	主治	用法用量	使用注意
清热解毒口服液	石膏、金银花、玄参、地黄、连翘、栀子、甜地丁、黄芩、龙胆、板蓝根、知母、麦冬	清热解毒	用于热毒壅盛所致的发热面赤、烦躁口渴、咽喉肿痛，以及流感、上呼吸道感染见上述证候者	口服，一次10~20 mL，一日3次；儿童酌减，或遵医嘱	无
一清颗粒	黄连、大黄、黄芩	清热泻火解毒，化瘀凉血止血	用于火毒血热所致的身热烦躁、目赤口疮、咽喉牙龈肿痛、大便秘结、吐血、咯血、衄血、痔血，以及咽炎、扁桃体炎、牙龈炎见上述证候者	开水冲服。一次1袋，一日3~4次	出现腹泻时，可酌情减量
银黄口服液	金银花提取物、黄芩提取物	清热疏风，利咽解毒	用于外感风热、肺胃热盛所致的咽干、咽痛、喉核肿大、口渴、发热，以及急慢性扁桃体炎、急慢性咽炎、上呼吸道感染见上述证候者	口服。一次10~20 mL，一日3次；小儿酌减	无
三黄片	大黄、盐酸小檗碱、黄芩浸膏	清热解毒，泻火通便	用于三焦热盛所致的目赤肿痛、口鼻生疮、咽喉肿痛、牙龈肿痛、心烦口渴、尿黄、便秘，亦用于急性胃肠炎、痢疾	口服。小片一次4片，大片一次2片，一日2次；小儿酌减	孕妇慎用
板蓝根颗粒	板蓝根	清热解毒，凉血利咽	用于肺胃热盛所致的咽喉肿痛、口咽干燥、腮部肿胀，以及急性扁桃体炎、腮腺炎见上述证候者	开水冲服。一次1~2袋，一日3~4次	无
六神丸	珍珠粉、牛黄、麝香、雄黄、冰片、蟾酥	清热解毒，消炎止痛	用于烂喉丹痧、咽喉肿痛、喉风喉痈、单双乳蛾、小儿热疖、痈疡疔疮、乳痈发背、无名肿毒	口服，一日3次，温开水吞服；1岁每次服1粒，2岁每次服2粒，3岁每次服3~4粒，4~8岁每次服5~6粒，9~10岁每次服8~9粒，成年每次服10粒。另可外敷在皮肤红肿处，取丸十数粒，用冷开水或米醋少许，盛食匙中化散，敷搽4周，每日数次常保潮润，直至肿退为止。如红肿已/将出脓或穿烂，切勿再敷	新生儿及孕妇禁用；阴虚火旺者慎用；服药期间忌烟酒、辛辣、鱼腥；老人、儿童及素体脾胃虚弱者慎用；本品含蟾酥、雄黄有毒药物，不宜过量、久用；本品外用不可入眼

【知识拓展】

◆ 黄连解毒汤附方

泻心汤（《金匮要略》）

大黄6 g　黄连3 g　黄芩3 g

上三味，以水三升，煮取一升，顿服之。

功效：泻火解毒，燥湿泄痞。

主治：邪火内炽，迫血妄行之吐血、衄血等；湿热黄疸，见有胸痞烦热者；积热上冲，见有目赤肿痛、口舌生疮者；外科疮疡、心胸烦热、大便干结，属于火毒炽盛者。

◆ 附方鉴别

泻心汤与黄连解毒汤同为泻火解毒之剂，两方在苦寒泻火的同时，均可导热下行。前者以二黄（黄连、黄芩）配大黄泻热通便，导热毒从肠腑而泻；后者用三黄（黄连、黄芩、黄柏）配栀子通泻三焦，导热毒从小便而出。

◆ 知识链接

中医对梅花点舌丸抗肿瘤的研究较多，也取得了较好的疗效。中医认为热毒内蕴是肿瘤的病机之一，临床中有不少肿瘤患者伴有热郁火毒之证，一是伴发肿瘤周围炎症，二是伴发全身感染。因此，炎症和感染往往是促使肿瘤恶化和发展的因素之一。梅花点舌丸能清热解毒，对某些恶性肿瘤或恶性肿瘤的某个阶段有一定疗效，这是因为清热解毒药能控制肿瘤周围炎症或防止全身感染，在一定程度上能抑制肿瘤的发展。现代研究证明，梅花点舌丸对肿瘤有一定的抑制生长或杀灭作用。

思考与练习

一、单项选择题

1. 黄连解毒汤主治（　　）。

A. 暑湿

B. 阳明气分实热

C. 肝经实火上炎

D. 三焦火毒热盛

E. 脏腑积热聚于胸膈

2. 不属于普济消毒饮组成药物的是（　　）。

A. 黄芩、连翘、黄连

B. 柴胡、桔梗、升麻、陈皮

C. 栀子、黄柏、枳壳、知母

D. 僵蚕、板蓝根、马勃、甘草

E. 玄参、牛蒡子

二、多项选择题

1. 黄连解毒汤的辨证要点有（　　　）。

A. 吐血、衄血　　　　B. 大热烦躁　　　　C. 口燥咽干　　　　D. 小便淋漓

E. 错语不眠

2. 普济消毒饮用药体现了（　　　）的配伍特点。

A. 清疏并用　　　　B. 升降共投　　　　C. 利尿泻热　　　　D. 釜底抽薪

E. 火郁发之

三、思考题

1. 黄连解毒汤与普济消毒饮均能清热解毒，两方用药各有何特点？

2. 普济消毒饮为何重用黄连、黄芩为君？二药与升麻、柴胡配伍的意义何在？

第四节　常用气血两清方剂与中成药

 学习目标

1. 掌握气血两清方剂清瘟败毒饮的主治病证、理法方药及临床应用。

2. 熟悉清瘟败毒饮的组方分析和使用注意。

气血两清剂适用于疫毒或者热毒充斥内外，气血两燔之证，代表方剂有清瘟败毒饮等。

方剂　清瘟败毒饮的组方与运用

◆ 主治病证（证）

温疫热毒，气血两燔证。症见大热渴饮，头痛如劈，干呕狂躁，谵语神昏；或发斑疹，或吐血、衄血；四肢或抽搐，或厥逆；舌绛唇焦，脉沉细而数，或沉数，或浮大而数。

热毒化火，火盛伤津，故见大热烦渴、舌绛唇焦；热毒上攻清窍，内扰神明，乃致头痛如劈、干呕狂躁、谵语神昏；热燔营血，故有发斑、吐衄；热深厥深，发为肢厥；脉沉细而数，或沉数，或浮大而数，分别示病情重、中、轻之不同。

◆ 基本病机（理）

温疫热毒，充斥内外，气血两燔。

◆ 治疗方法（法）

清热解毒，凉血泻火。

◆ 药理方理（方药）

生石膏大剂六两至八两（180~240 g），中剂二两至四两（60~120 g），小剂八钱至一两二钱（24~36 g） 小生地大剂六钱至一两（18~30 g），中剂三钱至五钱（9~15 g），小剂二钱至四钱（6~12 g） 乌犀角（水牛角代）大剂六钱至八钱（18~24 g），中剂三钱至四钱（9~12 g），小剂二钱至四钱（6~12 g） 真川连大剂四钱至六钱（18~24 g），中剂二钱至四钱（6~12 g），小剂一钱至钱半（3~4.5 g） 生栀子（6 g） 桔梗（6 g） 黄芩（6 g） 知母（6 g） 赤芍（6 g） 玄参（6 g） 连翘（6 g） 竹叶（6 g） 甘草（6 g） 丹皮（6 g）（后十味，原著本方无用量）

先煮石膏数十沸，后下诸药，犀角（水牛角代）磨汁和服（现代用法：水煎服）。

方中重用石膏配知母、甘草，取法白虎汤，意在清气分之热而保津，正如《疫毒一得》云："此皆大寒解表之剂，故重用石膏，先平甚者，而诸经之火，自无不安矣。"黄连、黄芩、栀子共用，仿黄连解毒汤之意，以通泻三焦火热；犀角（现用水牛角代替）、生地黄、赤芍、牡丹皮相配，即犀角地黄汤，为清热解毒、凉血散瘀而设。再配连翘、竹叶以助清气分之热；玄参以助清热凉血；火性炎上，桔梗则可"载药上行"。诸药合用，共奏气血两清、清瘟败毒之功。清瘟败毒饮理法方药推理如图7-5所示。

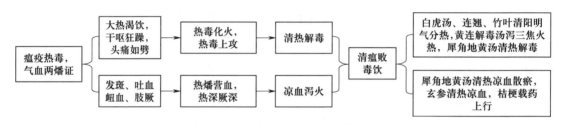

图7-5 清瘟败毒饮理法方药推理

◆ 临床应用

本方用于温疫热毒，气血两燔证，以大热渴饮，头痛如劈，干呕狂躁，谵语神昏；或发斑疹，或吐血、衄血；四肢或抽搐，或厥逆；舌绛唇焦，脉沉细而数，或沉数，或浮大而数为辨证要点。

◆ 使用注意

本方为辛寒之峻剂，清热凉血力强，不可过服。

【知识拓展】

◆ 清瘟败毒饮附方

化斑汤（《温病条辨》）

石膏30 g 知母12 g 生甘草9 g 玄参9 g 犀角（水牛角代）6 g 粳米9 g

水八杯，煮取三杯，日三服，渣再煮一盅，夜一服。

功效：清气凉血。

主治：温病热入气血之证。症见发热烦躁，外透斑疹，色赤，口渴或不渴，脉数。

◆ 附方鉴别

清瘟败毒饮、化斑汤同具清热凉血之功。但清瘟败毒饮以大剂辛寒药物清阳明经热，并用泻火、解毒、凉血，以使气血两清，适合于热毒充斥、气血两燔之证；化斑汤清气凉血解毒之功不及清瘟败毒饮，适用于温病热入气血，发热、发斑之证。

思考与练习

一、单项选择题

1. 适用于疫毒或者热毒充斥内外，气血两燔之证的方剂称为（　　）。

A. 清气分热剂　　　　　　　　　　　B. 清虚热剂

C. 气血两清剂　　　　　　　　　　　D. 清脏腑热剂

E. 清热解毒剂

2. 清瘟败毒饮具有（　　）的功效。

A. 清热解毒，凉血泻火　　　　　　　B. 清热生津，益气和胃

C. 清肝泻火，降逆止呕　　　　　　　D. 清热解毒，凉血散瘀

E. 清热解毒，疏风散邪

二、思考题

清瘟败毒饮主要体现了哪些方剂的配伍法则？

第五节　常用清脏腑热方剂与中成药

学习目标

1. 掌握清脏腑热方剂导赤散、龙胆泻肝汤、左金丸的主治病证、理法方药及临床应用。

2. 熟悉常用清脏腑热方剂的组方分析，常用清脏腑热中成药的功效、主治，常用清脏腑热方剂和中成药的使用注意。

3. 了解清脏腑热中成药的常见剂型及用法用量。

清脏腑热剂用于邪热偏盛于某一脏、某一腑或脏腑均热之证。根据热在脏、腑之不同，选用相应的清热药。代表方药有导赤散、龙胆泻肝汤、左金丸、清胃散、泻白散、黄连上清丸、藿胆片等。

方剂一　导赤散的组方与运用

◆ 主治病证（证）

心经火热证。症见心胸烦热，口渴面赤，意欲冷饮，以及口舌生疮；或心热下移于小肠，症见溲赤涩刺痛，舌红，脉数。

赤色应心，"导赤"即引导心热下行从小便而出。本方治证乃心经蕴热或移于小肠所致。心经有热，循经上炎，而见心胸烦热、面赤口渴、口舌生疮等症；心与小肠相表里，心热移于小肠，泌别失司，故见小便赤涩刺痛。

◆ 基本病机（理）

心经热盛或心热移于小肠。

◆ 治疗方法（法）

清心利水养阴。

◆ 药理方理（方药）

生地黄　木通　生甘草梢各等分（各6 g）

上药为末，每服三钱（9 g），水一盏，入竹叶同煎至五分，食后温服（现代用法：加竹叶3 g，水煎服）。

方中生地黄甘寒质润，入心、肾经，清热凉血并养阴，为君药。木通入心与小肠经，味苦性寒，既可助生地黄清心降火，又可利水通淋以导热下行，为臣药。生甘草梢清热解毒，调和诸药，用"梢"，古有直达茎中止淋痛之说；竹叶清心除烦，兼可引药入经，并为佐使。四药合用，利水不伤阴，泻火不伐胃，滋阴不恋邪，最宜于小儿心经有热者。导赤散理法方药推理如图7-6所示。

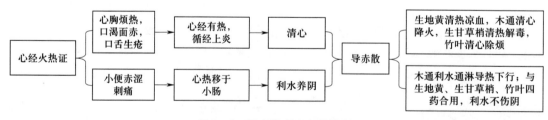

图7-6　导赤散理法方药推理

◆ 临床应用

本方为治心经火热证之代表方，以心胸烦热，口舌生疮，或小便短赤，舌红脉数为辨证要点。

◆ 使用注意

脾胃虚弱者慎用。

◆ 中成药常见剂型

导赤丸。

方剂二　龙胆泻肝汤的组方与运用

◆ 主治病证（证）

（1）肝胆实火上炎证。症见头痛目赤，胁痛，口苦，耳聋耳肿，舌红苔黄，脉弦数有力。

（2）肝胆湿热下注证。症见阴肿，阴痒，阴汗，小便淋浊，或妇女带下黄臭，舌红苔黄腻，脉弦数有力。

肝脉经两胁循咽连目，上行颠顶，肝胆实火循经上炎，故见头痛、目赤、口苦、耳聋、耳肿；热壅气滞，经气不通，故见两胁作痛；肝脉循少腹绕阴器，肝胆湿热重浊下注，则见阴肿阴痒、小便淋浊及妇人黄带。

◆ 基本病机（理）

肝胆实火上炎或肝胆湿热下注。

◆ 治疗方法（法）

清泻肝胆实火，清利肝经湿热。

◆ 药理方理（方药）

龙胆草酒炒（6 g）　黄芩炒（9 g）　栀子酒炒（9 g）　泽泻（12 g）　木通（6 g）　车前子（9 g）当归酒洗（3 g）　生地黄酒炒（9 g）　柴胡（6 g）　甘草生用（6 g）（原著本方无用量）

水煎服；亦可制成丸剂，每服 6～9 g，日二次，温开水送下。

方中龙胆大苦大寒，入肝胆经，为凉肝猛将，能上清肝胆实火，下泻肝胆湿热，泻火除湿，两擅其功，为君药。黄芩、栀子亦属苦寒，泻火解毒，燥湿清热，为臣药。车前子、木通、泽泻清热利湿，使湿热从水道排除，为佐药。肝主藏血，肝经有热，易伤阴血，上述诸药又属苦燥渗利伤阴之品，故用生地黄、当归滋阴养血，使祛邪而不伤正；肝主疏泄，性喜条达，大剂苦寒降泄之品，又恐使肝胆之气被抑，故用柴胡疏畅肝胆，并能引诸药入肝胆之经。三药也为佐药。甘草为使，一则益气和中，可防苦寒之品伤胃，二则调和诸药。全方具有如下配伍特点：泻中有补，利中有滋，祛邪而不伤正，泻火而不伐胃。火降热清，湿浊得消，循经所发诸症自愈。龙胆泻肝汤理法方药推理如图7-7所示。

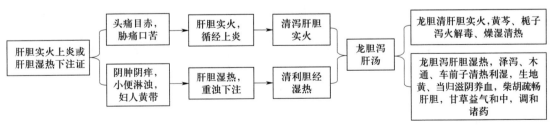

图7-7　龙胆泻肝汤理法方药推理

◆ 临床应用

本方是用于治肝胆实火上炎及肝胆湿热下注的常用方，以头痛目赤，口苦胁痛，舌红苔黄腻，脉弦数有力为辨证要点。

◆ 使用注意

（1）本方药多苦寒，易伤脾胃，故对脾胃虚寒和阴虚阳亢之证，皆非所宜。

（2）柴胡在本方为佐使药，量宜轻。

◆ 中成药常见剂型

龙胆泻肝丸（水丸、蜜丸、浓缩丸）、口服液、颗粒、胶囊、软胶囊。

方剂三　左金丸的组方与运用

◆ 主治病证（证）

肝火犯胃证。症见胁肋疼痛，呕吐吞酸，口苦嘈杂，脘痞嗳气，舌红苔黄，脉弦数。

肝郁则胁肋疼痛；犯胃则胃失和降，故嘈杂吞酸、口苦、呕吐、脘痞嗳气；舌红苔黄、脉象弦数，乃肝经火郁之候。

◆ 基本病机（理）

肝郁化火，横逆犯胃，肝胃不和。

◆ 治疗方法（法）

清肝泻火，降逆止呕。

◆ 药理方理（方药）

黄连六两（18 g）　吴茱萸一两（3 g）

上药为末，水丸或蒸饼为丸，白汤下五十丸（6 g）（现代用法：为末，水泛为丸，每服3～6 g，温开水吞服，一日2次；亦可作汤剂，水煎服）。

君药重用黄连，一药三用：一泻肝火，肝火清自不横逆犯胃；二清胃热，胃火降则其气自降而胃和；三泻心火，即"实则泻其子"之意。气郁化火，若纯用大苦大寒之品，恐使郁结不开，又会折伤中阳。少佐辛热之吴茱萸，一则疏肝解郁，使肝气条达；二则制约黄连之苦寒太过，使泻火无凉遏之弊；兼之其降逆下气，和胃止呕。吴茱萸与黄连相反相成，共奏清肝泻火、降逆止呕之效。左金丸理法方药推理如图7-8所示。

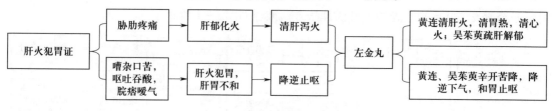

图7-8　左金丸理法方药推理

◆ 临床应用

本方为治疗肝火犯胃，肝胃不和证之常用方，以呕吐吞酸，胁痛口苦，舌红苔黄，脉弦数为辨证要点。

◆ 使用注意

（1）脾胃虚寒胃痛及肝阴不足胁痛者慎用。

（2）保持心情舒畅，以免加重病情。

◆ 中成药常见剂型

左金丸、胶囊。

方剂四 清胃散的组方与运用

◆ 主治病证（证）

胃火牙痛证。症见牙痛牵引头痛，面颊发热，其齿喜冷恶热；或牙宣出血，或牙龈红肿溃烂，或唇舌颊腮肿痛；口气热臭，口干舌燥，舌红苔黄，脉滑数。

阳明胃经循齿龈，上行于头，胃火上攻，故见牙痛头痛、口气热臭；热壅肉腐，故见牙龈红肿溃烂；胃热深入血分，故见牙宣出血；口干舌燥、舌红苔黄、脉滑数，均为胃热津伤之候。

◆ 基本病机（理）

胃中积热，循经上攻。

◆ 治疗方法（法）

清胃凉血。

◆ 药理方理（方药）

真生地黄三分（6 g） 当归身三分（6 g） 牡丹皮半钱（6 g） 黄连拣净，六分，如黄连不好，更加二分；如夏月倍之。大抵黄连临时，增减无定（9 g） 升麻一钱（6 g）

上药为细末，都作一服，水一盏半，煎至七分，去滓，放冷服之（现代用法：水煎服）。

方中黄连苦寒入胃，清胃泻火，直折胃中火热，为君。生地黄、牡丹皮凉血清热，为臣药。当归养血活血，以助消肿止痛，为佐药。升麻辛凉升散解毒，可宣散郁遏之伏火，含有"火郁发之"之意，兼可引药入经，为佐使。五药合用，胃火得降，血热亦清，循经所发诸症自除。

◆ 临床应用

本方为治胃有积热所致实火牙痛的常用方，以牙痛牵引头痛，口气热臭，舌红苔黄，脉滑数为辨证要点。

◆ 使用注意

牙痛属风寒及肾虚火炎者不宜。

◆ 中成药常见剂型

清胃丸。

方剂五 泻白散的组方与运用

◆ 主治病证（证）

肺热喘咳证。症见气喘咳嗽，皮肤蒸热，日晡尤甚，舌红苔黄，脉细数。

白色应肺，"泻白"即泻肺中伏热。肺主气，宜清肃下降，若火热郁伏于肺，则气逆不降而为喘咳；肺合皮毛，肺有郁热，则见皮肤蒸热；伏热渐伤阴分，故热以午后为甚。

◆ 基本病机（理）

肺有伏火郁热，气失宣降。

◆ 治疗方法（法）

清泻肺热，平喘止咳。

◆ 药理方理（方药）

地骨皮洗去土，焙，一两（30 g）　桑白皮细锉炒黄，一两（30 g）　甘草炙，一钱（3 g）

上锉散，入粳米一撮，水二小盏，煎七分，食前服（现代用法：水煎服）。

方中桑白皮甘寒性降，入肺经，清泻肺热，平喘止咳，为君药。地骨皮泻肺中伏火，并养阴退虚热，为臣药。炙甘草、粳米养胃和中，培土生金，共为佐使。四药合用，具有清热不伤阴、泻肺不伤正的组方特点。如此配伍，肺热得清，喘咳自平。本方在原书（《小儿药证直诀》）中又名泻肺散。

◆ 临床应用

本方药性平和，为治疗肺有伏火，郁热喘咳之常用方，以咳喘气急，皮肤蒸热，舌红苔黄，脉细数为辨证要点。

◆ 使用注意

本方因其平和，尤宜于正气未伤，伏火不甚者，但风寒咳嗽或肺虚喘咳者不宜使用。

◆ 中成药常见剂型

泻白丸、糖浆。

其他常用清脏腑热中成药见表7－4。

表7－4　　　　　　　　　　　　其他常用清脏腑热中成药

药名	组成	功效	主治	用法用量	使用注意
龙胆泻肝丸	龙胆、柴胡、黄芩、炒栀子、泽泻、木通、盐车前子、酒当归、地黄、炙甘草	清肝胆，利湿热	用于肝胆湿热、头晕目赤、耳鸣耳聋、胁痛口苦、尿赤涩痛、湿热带下	口服。水丸一次3～6 g，小蜜丸一次6～12 g（30～60丸），大蜜丸一次1～2丸，一日2次	孕妇慎用
藿胆片	广藿香叶提取物、猪胆粉	芳香化浊，清热通窍	用于湿浊内蕴、胆经郁火所致的鼻塞、流清涕或浊涕、前额头痛	口服。一次3～5片，一日2～3次；儿童酌减或饭后服用，遵医嘱	无
黄连上清丸	黄连、姜制栀子、连翘、炒蔓荆子、防风、荆芥穗、白芷、黄芩、菊花、薄荷、酒大黄、酒黄柏、桔梗、川芎、石膏、旋覆花、甘草	散风清热，泻火止痛	用于风热上攻、肺胃热盛所致的头晕目眩、暴发火眼、牙齿疼痛、口舌生疮、咽喉肿痛、耳痛耳鸣、大便秘结、小便短赤	口服。水丸或水蜜丸一次3～6 g，小蜜丸一次6～12 g（30～60丸），大蜜丸一次1～2丸，一日2次	忌食辛辣食物，孕妇慎用，脾胃虚寒者禁用

【知识拓展】

◆ 龙胆泻肝汤附方

1. 泻青丸（《小儿药证直诀》）

当归3 g　龙胆3 g　川芎3 g　栀子3 g　大黄3 g　羌活3 g　防风3 g

上件等分为末，炼蜜为丸，鸡头大（1.5 g），每服半丸至一丸，煎竹叶汤同砂糖温水化下。

功效：清肝泻火。

主治：肝经郁火证。症见目赤肿痛，烦躁易怒，不能安卧，尿赤便秘，脉洪实，以及小儿急惊，热盛抽搐等。

2. 当归龙荟丸（《丹溪心法》）

当归30 g　龙胆30 g　栀子30 g　黄连30 g　黄柏30 g　黄芩30 g　芦荟15 g　大黄15 g　木香4.5 g　麝香1.5 g（一方加青黛15 g）

上十味为末，面糊丸。生姜汁吞此丸。

功效：清泻肝胆实火。

主治：肝胆实火证。症见头晕目眩，神志不宁，谵语发斑，或大便秘结，小便赤涩。

◆ 附方鉴别

龙胆泻肝汤、泻青丸、当归龙荟丸同用苦寒之品为主成方，均可泻肝经实火。其不同之处在于：龙胆泻肝汤泻肝火并能清利湿热，且可兼顾补养肝血，使苦寒泻火而不伤阴血，用于治肝火上炎及湿热下注二证；泻青丸配伍辛散之品，于泻肝火之中寓于疏散肝胆郁火之功，宜于肝火内郁证；当归龙荟丸大苦大寒之药居多，着重于直泻实火，使从二便分消，用于治肝经实火证，非实火上盛不可轻用。

思考与练习

一、单项选择题

导赤散用药配伍未体现（　　）的配伍特点。

A. 寒凉但非苦寒　　　B. 通利又非峻利　　　C. 清心结合利尿　　　D. 泻火兼顾养阴

E. 导热兼能散瘀

二、多项选择题

龙胆泻肝汤的功效有（　　）。

A. 疏肝解郁　　　B. 泻肝胆实火　　　C. 清热泻火　　　D. 清肝胆湿热

E. 清利湿热

三、思考题

结合方证病机，分析龙胆泻肝汤中配伍生地黄、当归及柴胡的意义。

第六节　常用清虚热方剂与中成药

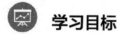 **学习目标**

1. 掌握清虚热方剂青蒿鳖甲汤的主治病证、理法方药及临床应用。

2. 熟悉常用清虚热方剂的组方分析，常用清虚热中成药的功效、主治，常用清虚热方剂和中成药的使用注意。

3. 了解清虚热中成药的常见剂型及用法用量。

清虚热剂具有清退虚热的作用，适用于热病后期，余邪未尽，阴液已伤之夜热早凉，或肝肾阴虚，以致骨蒸潮热，盗汗面赤，久热不退的虚热证。代表方药有青蒿鳖甲汤、归芍地黄丸等。

方剂　青蒿鳖甲汤的组方与运用

◆ 主治病证（证）

温病后期，阴虚邪伏证。症见夜热早凉，热退无汗，舌红苔少，脉细数。

温病后期，阴液已伤。因夜属阴，阴不制阳，伏热偏甚，故见入夜身热；早晨邪不出表，仍归阴分，故热退身凉；阴液不足，故见热退无汗；舌红少苔、脉细数为阴虚有热之征。

◆ 基本病机（理）

温病后期，阴液耗伤，邪伏阴分。

◆ 治疗方法（法）

养阴透热。

◆ 药理方理（方药）

青蒿二钱（6 g）　鳖甲五钱（15 g）　细生地四钱（12 g）　知母二钱（6 g）　丹皮三钱（9 g）

水五杯，煮取二杯，日再服（现代用法：水煎服）。

方中鳖甲咸寒质重，直入阴分，入络搜邪，滋阴退热；青蒿辛轻芳香，清热透络，引邪外出。两药共为君药。此正如《温病条辨》所说："此方有先入后出之妙，青蒿不能直入阴分，有鳖甲领之入也，鳖甲不能独出阳分，有青蒿领之出也。"生地黄甘凉，滋阴清热；知母苦寒，滋阴降火，共助鳖甲养阴退热，为臣药。牡丹皮辛苦性凉，擅入阴血，凉血透热，助青蒿以透泄阴分之伏热，为佐药。本方滋阴与透热并进，可使阴复热透而诸症自解。青蒿鳖甲汤理法方药推理如图7-9所示。

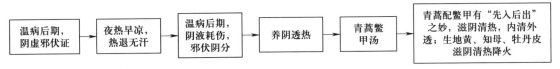

图7-9　青蒿鳖甲汤理法方药推理

◆ 临床应用

本方适用于温病后期，阴虚邪伏之虚热证，以夜热早凉，热退无汗，舌红少苔，脉细数为辨证要点。

◆ 使用注意

(1) 阴虚欲作抽搐者不宜用本方。

(2) 青蒿不耐高温，宜后下，或用沸水浸泡即可。

◆ 中成药常见剂型

青蒿鳖甲片。

其他常用清虚热中成药见表7-5。

表7-5　　　　　　　　　　　　　　　其他常用清虚热中成药

药名	组成	功效	主治	用法用量	使用注意
归芍地黄丸	当归、酒白芍、熟地黄、酒萸肉、牡丹皮、山药、茯苓、泽泻	滋肝肾，补阴血，清虚热	用于肝肾两亏、阴虚血少、头晕目眩、耳鸣咽干、午后潮热、腰腿酸痛、足跟疼痛	口服。水蜜丸一次6 g，小蜜丸一次9 g，大蜜丸一次1丸，一日2~3次	无

【知识拓展】

◆ 青蒿鳖甲汤附方

秦艽鳖甲散（《卫生宝鉴》）

柴胡30 g　鳖甲30 g　地骨皮30 g　秦艽15 g　当归15 g　知母15 g

上六味为粗末，每次服五钱（15 g），水一盏，青蒿五叶，乌梅一个，煎至七分，去渣温服，空心、临卧各一服。

功效：清热除蒸，滋阴养血。

主治：阴亏血虚，风邪传里化热之风劳病。症见骨蒸盗汗，肌肉消瘦，唇红颊赤，气粗，困倦，舌红少苔，脉细数。

◆ 附方鉴别

秦艽鳖甲散与青蒿鳖甲汤同治阴虚发热。但青蒿鳖甲汤以青蒿、鳖甲"先入后出"，配伍生地黄、知母，养阴与透热并进，治热病伤阴、邪伏阴分之证；秦艽鳖甲散以疏风之柴胡、秦艽与养阴退蒸之鳖甲、地骨皮，以及清热养血之知母、当归相伍，养阴清热与和解祛风并进，治风劳病之骨蒸盗汗。

思考与练习

一、单项选择题

具有清退虚热作用，适用于热病后期，余邪未尽，阴液已伤之证的方剂称为（　　　）。
A. 清气分热剂　　　　B. 清虚热剂　　　　C. 气血两清剂　　　　D. 清脏腑热剂
E. 清热解毒剂

二、多项选择题

属于清热剂的方剂有（　　　）。
A. 败毒散　　　　　　B. 清营汤　　　　　C. 导赤散　　　　　D. 白虎汤
E. 泻白散

三、思考题

青蒿鳖甲汤可治疗虚热证，其主治证候与方药配伍有何特点？

第八章

常用祛暑方剂与中成药

凡作用以祛除暑邪为主，用于治疗暑病的方剂，统称为祛暑剂。本类方剂的治法属于"八法"中之"清"法。

暑邪致病有明显的季节性，《素问·热论》曰："先夏至日者为病温，后夏至日者为病暑。"暑为阳邪，其性炎热，暑气通心，暑热伤人常直入气分，导致人体里热亢盛，心神被扰，故见身热、面赤、心烦、小便短赤、舌红脉数等症；又因暑性升散，易伤津耗气，故常见口渴汗多、体倦少气等症；夏季天暑下迫，地湿上蒸，故暑病多夹湿邪，兼见胸闷，或身体困重、小便不利，或泄泻、苔白腻；夏月贪凉露卧，不避风寒，加之腠理疏松，寒邪侵袭肌表，而伴恶寒发热、头痛无汗、脉浮等症。故祛暑方剂与中成药分为祛暑解表、祛暑利湿、祛暑清热、祛暑益气四类。

在运用祛暑剂时，应注意暑病本证、兼证和主次轻重。单纯中暑受热，治宜清热祛暑，选用苦寒合甘寒的清热之品。暑病夹湿，应酌情在祛暑剂中配伍祛湿之品，若暑重湿轻，则湿易从热化，祛湿之品不宜过于温燥，以免损伤津液；若湿重暑轻，则暑易被湿遏，清热之品不宜过于甘寒，以免阴柔留湿。暑热耗气伤津，治宜祛暑清热、益气养阴，主选甘寒清热养阴或益气、甘酸敛津之品。

第一节 常用祛暑解表方剂与中成药

 学习目标

1. 掌握祛暑解表方剂香薷散的主治病证、理法方药及临床应用。

2. 熟悉香薷散的组方分析和使用注意。

祛暑解表剂适用于夏月外感风寒，暑湿伤中证，代表方药有香薷散等。

方剂 香薷散的组方与运用

◆ 主治病证（证）

阴暑证。症见恶寒发热，头疼身痛，无汗，腹痛吐泻，胸脘痞闷，舌苔白腻，脉浮。

本方所治之证乃夏月乘凉饮冷，外感风寒，内伤于湿所致。夏感风寒，邪滞肌表，正邪相争，卫闭营郁，则见恶寒发热、头痛身痛、无汗、脉浮等风寒表实证；露卧饮冷，则湿伤脾胃，气机受阻，升降失常，故胸脘痞闷、腹痛吐泻；舌苔白腻为寒湿之象。此为外寒内湿之证。

◆ 基本病机（理）

夏月乘凉饮冷，外感风寒，内伤于湿。

◆ 治疗方法（法）

祛暑解表，化湿和中。

◆ 药理方理（方药）

香薷去土，一斤（10 g）　白扁豆微炒，半斤（5 g）　厚朴去粗皮，姜汁炙熟，半斤（5 g）

上粗末。每三钱（9 g），水一盏，入酒一分，煎七分，去滓，水中沉冷，连吃二服，立有神效，随病不拘时（现代用法：水煎服或加酒少量同煎）。

方中香薷味辛微温，芳香质轻，辛温发散，为夏月祛暑解表要药，故重用为君药。厚朴苦辛性温，行气除满，燥湿运脾，为臣药。白扁豆甘淡性平，健脾和中，渗湿消暑，为佐药。入酒少许同煎，意在温经脉，通阳气，使药力畅达周身。诸药合用，祛暑解表，化湿和中，有表里双解之功。香薷散理法方药推理如图 8 - 1 所示。

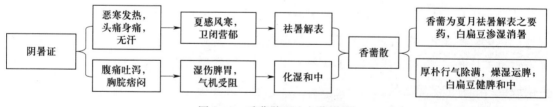

图 8 - 1　香薷散理法方药推理

◆ 临床应用

本方为治疗夏月乘凉饮冷，外感风寒，内伤于湿之常用方，以恶寒发热，头痛身痛，无汗，胸脘痞闷，舌苔白腻，脉浮为辨证要点。

◆ 使用注意

若属表虚有汗或中暑发热汗出、心烦口渴者，不宜使用。

【知识拓展】

◆ 香薷散附方

新加香薷饮（《温病条辨》）

香薷 6 g　金银花 9 g　鲜扁豆花 9 g　厚朴 6 g　连翘 6 g

水五杯，煮取二杯，先服一杯，得汗止后服；不汗再服，服尽不汗，更作服。

功效：祛暑解表，清热化湿。

主治：暑温夹湿，复感外寒证。症见发热头痛，恶寒无汗，口渴面赤，胸闷不舒，舌苔白腻，脉浮而数。

◆ 附方鉴别

香薷散与新加香薷饮均用辛温之香薷、厚朴解表散寒，化湿和中。但香薷散配健脾化湿之白扁豆，以散寒化湿见长，为辛温之剂，主治夏季感寒夹湿、寒湿较盛之证；新加香薷饮又加扁豆花、金银花、连翘等辛凉轻清之品，药性偏凉，以清热解暑见长，为辛温复辛凉之剂，主治夏季感寒，暑湿内蕴，寒轻暑重之证。

思考与练习

一、单项选择题

1. 适用于夏月外感风寒，暑湿伤中证的方剂称为（   ）。

A. 祛暑利湿剂   B. 清热祛暑剂   C. 祛暑解表剂   D. 祛暑益气剂

E. 解表温里剂

2. 香薷散的功效是（   ）。

A. 解表散寒，温肺化饮   B. 解表散寒，化湿和中

C. 祛暑解表，化湿和中   D. 发汗祛湿，兼清里热

E. 发汗解表，兼清里热

二、多项选择题

1. 香薷散与新加香薷饮的处方中共同的药物有（   ）。

A. 香薷   B. 金银花   C. 白扁豆   D. 厚朴

E. 连翘

2. 香薷散主治阴暑证。症见（   ）。

A. 恶寒发热，头疼身痛   B. 有汗

C. 腹痛吐泻，胸脘痞闷   D. 舌苔白腻

E. 脉浮数

三、思考题

香薷散与新加香薷饮的功效、主治病证有何异同？

第二节　常用祛暑利湿方剂与中成药

 学习目标

1. 掌握祛暑利湿方剂六一散的主治病证、理法方药及临床应用。
2. 熟悉六一散的组方分析和使用注意。

祛暑利湿剂适用于感暑夹湿证，代表方药有六一散。

方剂　六一散的组方与运用

◆ 主治病证（证）

暑湿证。症见身热心烦，口渴，小便不利，或泄泻，舌红苔黄，脉数。又治小便赤涩淋痛及砂淋。

暑为阳邪而通于心，外感暑热，则见身热心烦；暑热伤津，则见口渴；暑多挟湿，湿浊内阻，脾胃升降失司，膀胱气化不利，则见呕吐泄泻、小便不利。

◆ 基本病机（理）

外感暑热夹湿。

◆ 治疗方法（法）

清暑利湿。

◆ 药理方理（方药）

滑石白腻好者，六两（18 g）　甘草一两（3 g）

为细末，每服三钱（9 g），蜜少许，温水调下，或无蜜亦可，每日三服；或欲冷冻饮料者，新井泉调下亦得；解利发汗，煎葱白、豆豉汤下，每服水一盏，葱白五寸、豆豉五十粒，煮取汁七分调，并三、四服，以效为度（现代用法：为细末，每服 9～18 g，包煎，或温开水调下，日 2～3 服；亦可作汤剂，水煎服）。

方中重用滑石，取其甘淡性寒，且质重体滑，以清热祛暑、渗湿利尿，为君药。甘草生用，既可清热和中，又能防滑石之寒滑重坠以伐胃，为佐使药。本方药少力专，暑湿并清，则身热可退，烦渴可解，吐泻可止，小便自利。《明医杂著》"治暑之法，清心利小便最好"之说，正合本方之意。六一散理法方药推理如图 8－2 所示。

◆ 临床应用

本方用于治暑湿证，以身热烦渴，小便不利，或泄泻为辨证要点。临床很少单独使用，常配用于其他方药之中。

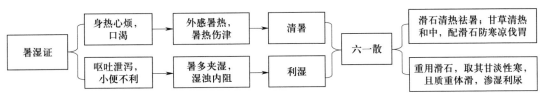

图 8 - 2　六一散理法方药推理

◆ 使用注意

阴虚内无湿热，或小便清长者忌用本方。

【知识拓展】

◆ 六一散附方

1. 益元散（《奇效良方》）

六一散加朱砂 1 g，为细末，每服三钱，不拘时，白沸汤调下。

功效：清心解暑，兼能安神。

主治：暑湿证兼心悸怔忡，失眠多梦者。

2. 碧玉散（《伤寒直格》）

六一散加青黛，令轻碧色。用法同六一散。

功效：清解暑热。

主治：暑湿证兼有肝胆郁热者。

3. 鸡苏散（《伤寒直格》）

六一散加薄荷。用法同六一散。

功效：疏风解暑。

主治：暑湿证兼微恶风寒，头痛头胀，咳嗽不爽者。

◆ 附方鉴别

六一散、益元散、碧玉散与鸡苏散均用滑石、甘草，清暑利湿，主治暑湿证。六一散是主治暑湿证之基础方；益元散加朱砂，兼以安神，其清心之功优于六一散；碧玉散加青黛，兼以清肝；鸡苏散加薄荷，兼以疏风散热。

思考与练习

一、单项选择题

1. 适用于感暑夹湿证的方剂称为（　　）。

A. 祛暑利湿剂　　　　B. 清热祛暑剂　　　　C. 祛暑解表剂　　　　D. 祛暑益气剂

E. 解表温里剂

2. 六一散的药物组成是（　　）。

A. 连翘、薄荷　　　　B. 广藿香、甘草　　　C. 滑石、广藿香　　　D. 甘草、滑石

E. 广藿香、薄荷

二、思考题

香薷散、六一散同治暑病夹湿，试从组方分析"治湿"之不同。

第三节　常用祛暑清热方剂与中成药

学习目标

1. 掌握祛暑清热方剂清络饮的主治病证、理法方药及临床应用。

2. 熟悉常用祛暑清热方剂的组方分析，常用祛暑清热中成药的功效、主治，常用祛暑清热方剂和中成药的使用注意。

3. 了解祛暑清热中成药的常见剂型及用法用量。

祛暑清热剂具有祛除暑热的作用，适用于夏月暑病，症见汗多，心烦，口渴，体倦少气，尿少而黄，精神不振等。代表方药有清络饮、六合定中丸、藿香正气口服液等。

方剂一　清络饮的组方与运用

◆ 主治病证（证）

暑伤肺经气分之轻证。症见身热口渴不甚，头目不清，昏眩微胀，舌淡红，苔薄白。

因邪在气分，正邪相争，阳热亢盛，热伤津液，故身热口渴；虽暑热伤肺经气分，但伤之轻浅，故身热口渴不甚；暑多夹湿，湿为阴邪，其性重浊黏滞，易阻遏气机，损伤阳气，湿热熏蒸，浊气上蔽清窍，则头目不清、昏眩微胀；舌淡红、苔薄白为邪浅病轻之象。

◆ 基本病机（理）

暑热伤肺，邪在气分。

◆ 治疗方法（法）

解暑清肺。

◆ 药理方理（方药）

鲜荷叶边二钱（6 g）　鲜银花二钱（6 g）　西瓜翠衣二钱（6 g）　丝瓜皮二钱（6 g）　鲜竹叶心二钱（6 g）　鲜扁豆花一枝（6 g）

以水二杯，煮取一杯，日二服（现代用法：水煎服）。

全方六药皆用鲜者，取其气味芳香，清透暑热。本方为邪浅病轻之剂，方中药物多轻清走上，专清肺络之邪。鲜金银花辛凉芳香，清解暑热；鲜扁豆花芳香清散，解暑化湿；西瓜翠衣清热解暑，生津解渴；丝瓜皮清肺透络；鲜荷叶祛暑清热且有疏散之意；鲜竹叶清心而利水。六药共奏祛暑清热之功。清络饮理法方药推理如图 8-3 所示。

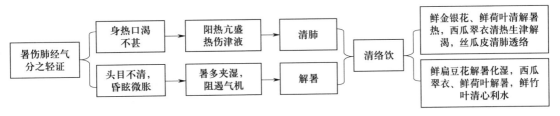

图 8-3　清络饮理法方药推理

◆ 临床应用

本方为治疗暑伤肺经，邪轻病浅的代表方，以身热口渴不甚，头目不清，舌淡红，苔薄白为辨证要点。

◆ 使用注意

夏天应用时，还可再加青蒿等药。

方剂二　六合定中丸的组方与运用

◆ 主治病证（证）

用于夏伤暑湿，宿食停滞，寒热头痛，胸闷恶心，吐泻腹痛。

◆ 基本病机（理）

夏伤暑湿。

◆ 治疗方法（法）

祛暑除湿，和中消食。

◆ 药理方理（方药）

广藿香（16 g）　紫苏叶（16 g）　香薷（16 g）　木香（36 g）　檀香（36 g）　姜厚朴（48 g）枳壳炒（48 g）　陈皮（48 g）　桔梗（48 g）　甘草（48 g）　茯苓（48 g）　木瓜（48 g）　炒白扁豆（16 g）　炒山楂（48 g）　六神曲炒（192 g）　炒麦芽（192 g）　炒稻芽（192 g）

口服。一次 3~6 g，一日 2~3 次。

方中广藿香外祛风寒以解表，内化湿浊以止泻；香薷解表散寒，用于暑月之寒湿外感。二者共为君药。陈皮、姜厚朴、枳壳温中行气、化湿和胃，木香、檀香行气止痛，共为臣药。炒山楂、六神曲、炒麦芽、炒稻芽消食和胃，茯苓、木瓜、炒白扁豆健脾和中、消暑化湿，紫苏叶、桔梗散寒解表、化湿调气，共为佐药。甘草健脾和胃，调和药性，为使药。诸药合用，共奏祛暑除湿、和中消食之功。

◆ 临床应用

（1）泄泻：内伤湿滞，复感外寒所致腹泻呕吐，腹痛，胸闷恶心，不思饮食，恶寒发热，头痛，以及胃肠型感冒见上述证候者。

（2）食积：脾胃寒湿，饮食停积所致胃脘部饱胀不适，呃逆，嗳腐吞酸，或有隐痛，或腹泻酸臭，不欲饮食，以及消化不良见上述证候者。

（3）胃痛：脾胃寒湿，饮食不化所致胃脘部疼痛，得寒则甚，食少，口不干，腹胀，便溏，或伴恶心呕吐，以及急性胃炎、慢性胃炎、胃及十二指肠溃疡见上述证候者。

◆ 使用注意

（1）湿热泄泻、实热积滞胃痛者慎服。

（2）服药期间饮食宜清淡，忌服用滋补性中成药及辛辣、油腻食物。

（3）肠炎脱水严重者可以适当补液。

◆ 中成药常见剂型

六合定中水丸、蜜丸。

其他常用祛暑清热中成药见表8-1。

表8-1　　　　　　　　　　　　　其他常用祛暑清热中成药

药名	组成	功效	主治	用法用量	使用注意
十滴水软胶囊	樟脑、干姜、大黄、小茴香、肉桂、辣椒、桉油	健胃，祛暑	用于因中暑而引起的头晕、恶心、腹痛、胃肠不适	口服。一次1~2粒，儿童酌减	孕妇忌服
藿香正气口服液	苍术、陈皮、姜厚朴、白芷、茯苓、大腹皮、生半夏、甘草浸膏、广藿香油、紫苏叶油	解表化湿，理气和中	用于外感风寒、内伤湿滞或夏伤暑湿所致的感冒，症见头痛昏重、胸膈痞闷、脘腹胀痛、呕吐泄泻；胃肠型感冒见上述证候者	口服。一次5~10 mL，一日2次，用时摇匀	无
保济丸	钩藤、薄荷、蒺藜、白芷、木香、广东神曲、菊花、广藿香、苍术、茯苓、厚朴、化橘红、天花粉、薏苡仁、葛根、稻芽	解表，去湿，和中	用于暑湿感冒，症见发热头痛、腹痛腹泻、恶心呕吐、肠胃不适；亦可用于晕车晕船	口服。一次1.85~3.7 g，一日3次	外感燥热者不宜服用

思考与练习

一、单项选择题

1. 具有祛除暑热作用，适用于夏月暑病的方剂称为（　　）。

A. 清脏腑热剂　　　　B. 清营凉血剂　　　　C. 祛暑清热剂　　　　D. 清气分热剂

E. 气血两清剂

2. 暑热伤肺，邪在气分宜选用（　　　）。

A. 香薷散　　　　　　B. 清络饮　　　　　　C. 六一散　　　　　　D. 青蒿鳖甲汤

E. 清暑益气丸

3. 具有祛暑除湿、和中消食功效的药物是（　　　）。

A. 六一散　　　　　　B. 香薷散　　　　　　C. 六合定中丸　　　　D. 普济消毒丸

E. 清暑益气丸

二、多项选择题

六合定中丸的功效有（　　　）。

A. 疏风解暑　　　　　B. 祛暑除湿　　　　　C. 祛暑清热生津　　　D. 和中消食

E. 清暑利湿

第四节　常用祛暑益气方剂与中成药

 学习目标

1. 掌握祛暑益气方剂清暑益气汤的主治病证、理法方药及临床应用。

2. 熟悉常用祛暑益气方剂的组方分析，常用祛暑益气中成药的功效、主治，常用祛暑益气方剂和中成药的使用注意。

3. 了解祛暑益气中成药的常见剂型及用法用量。

祛暑益气剂适用于外感暑热，气津两伤证，代表方药有清暑益气汤、清暑益气丸等。

方剂　清暑益气汤的组方与运用

◆ 主治病证（证）

暑热气津两伤证。症见身热汗多，口渴心烦，小便短赤，体倦少气，精神不振，脉虚数。

暑热内侵，故见身热心烦、尿赤脉数；热蒸于内，腠理开泄，故见汗多；暑为阳邪，易伤气津，加之汗出过多伤津，故见口渴喜饮、体倦少气、精神不振、脉虚等症。

◆ 基本病机（理）

暑热内侵，耗伤气津。

◆ 治疗方法（法）

清暑益气，养阴生津。

◆ 药理方理（方药）

西洋参 (5 g)　　石斛 (15 g)　　麦冬 (9 g)　　黄连 (3 g)　　竹叶 (6 g)　　荷梗 (15 g)　　知母 (6 g)

甘草 (3 g)　　粳米 (15 g)　　西瓜翠衣 (30 g)（原著本方无用量）

水煎服。

方中西洋参益气生津，养阴清热，合西瓜翠衣清热解暑，生津利尿，共为君药。荷梗助西瓜翠衣解暑清热，石斛、麦冬助西洋参养阴生津，共为臣药。黄连、知母、竹叶清热除烦，均为佐药。甘草、粳米益气和中，为使药。诸药合用，使暑热得清，气津得复，诸症自除。

全方十味药物大体可分为两部分，各占五味药：一部分是清热祛暑药，包括西瓜翠衣、荷梗、黄连、知母、竹叶；另一部分是益气生津药，包括西洋参、石斛、麦冬、甘草、粳米。两部分有机结合，共成夏令防治中暑之剂。清暑益气汤理法方药推理如图 8-4 所示。

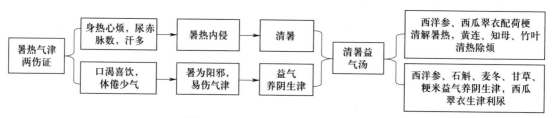

图 8-4　清暑益气汤理法方药推理

◆ 临床应用

本方清补同施，适用于夏月中暑，气津两伤之证，以身热汗多，心烦口渴，体倦少气，脉虚数为辨证要点。

◆ 使用注意

本方中有滋腻之品，故暑病挟湿者不宜使用。

其他常用祛暑益气中成药见表 8-2。

表 8-2　　　　　　　　　　　　　　其他常用祛暑益气中成药

药名	组成	功效	主治	用法用量	使用注意
清暑益气丸	葛根、炙黄芪、人参、麦冬、醋五味子、当归、米泔炙苍术、炒白术、醋青皮、陈皮、黄柏、泽泻、麸炒六神曲、升麻、甘草	祛暑利湿，补气生津	用于中暑受热，气津两伤，症见头晕身热、四肢倦怠、自汗心烦、咽干口渴	姜汤或温开水送服。一次1丸，一日2次	忌食辛辣油腻之品

【知识拓展】

◆ 清暑益气汤附方

清暑益气汤（《内外伤辨惑论》）

黄芪 4.5 g　苍术 4.5 g　升麻 3 g　人参 2 g　白术 2 g　陈皮 2 g　炒神曲 2 g　泽泻 2 g

炙甘草2g 酒浸黄柏2g 当归2g 麦冬2g 青皮2g 葛根2g 五味子2g

水煎服。

功效：清暑益气，除湿健脾。

主治：平素气虚，又感暑湿证。症见身热头痛，口渴自汗，四肢困倦，不思饮食，胸满身重，大便溏薄，小便短赤，苔腻，脉虚。

◆ 附方鉴别

正文中清暑益气汤与竹叶石膏汤均能清解暑热、益气生津，用于外感暑热，气津两伤证。但清暑益气汤用西瓜翠衣、荷梗等，其清暑养阴生津之力较强，常用于感受暑热，气津两伤所致体倦少气、汗多脉虚者；而竹叶石膏汤用石膏、竹叶等药，其清热和胃之效偏优，多用于热病之后，余热未尽，气阴两伤之呕逆虚烦者。

正文中方与附方均能益气，主治暑病兼气虚证。但前者除清暑益气外，还重在养阴生津，宜于暑热伤津耗气证；后者解暑生津之力较逊，重在健脾燥湿，用于元气本虚，伤于暑湿之证。

思考与练习

一、单项选择题

1. 清暑益气汤中清热解暑的主要药物是（　　　）。

A. 荷梗、香薷　　　　　　　　　　B. 西瓜翠衣、荷梗

C. 荷叶、西瓜翠衣　　　　　　　　D. 荷蒂、西瓜翠衣

E. 香薷、荷叶

2. 清暑益气汤中养阴生津的药物是（　　　）。

A. 玄参、麦冬　　　　　　　　　　B. 生地黄、麦冬

C. 玄参、知母　　　　　　　　　　D. 石斛、麦冬

E. 天花粉、麦冬

3. 清暑益气汤与竹叶石膏汤组成中均含有（　　　）。

A. 石斛、生地黄　　　　　　　　　B. 半夏、黄连

C. 竹叶、麦冬　　　　　　　　　　D. 玄参、黄柏

E. 石膏、知母

二、多项选择题

清暑益气汤的功效有（　　　）。

A. 清暑益气　　　　B. 养阴生津　　　　C. 除湿健脾　　　　D. 益气和胃

E. 清暑利湿

三、思考题

1. 清暑益气汤与竹叶石膏汤均可治暑伤气津证，两者在运用上有何区别？

2. 清暑益气汤主治暑热气津两伤证，方中为何配伍黄连与竹叶？

第九章

常用温里方剂与中成药

凡以温热药物为主要组成，具有温里散寒、助阳通脉等作用，用于治疗里寒证的方剂，称为温里剂。本类方剂的治法属于"八法"中之"温"法。

因里寒证的病位有脏腑经络的不同，病势又有轻重缓急之异，温里方剂与中成药可分为温中祛寒、回阳救逆、温经散寒三类。

使用注意：①温里剂药物多辛温燥热，热证、阴虚证、真热假寒证等均应禁用；②回阳救逆剂中多用附子，宜久煎，以降低其毒性；③寒盛拒药不纳者，可热药冷服或少佐寒凉之品。

第一节　常用温中祛寒方剂与中成药

 学习目标

1. 掌握温中祛寒方剂理中丸、小建中汤的主治病证、理法方药及临床应用。

2. 熟悉常用温中祛寒方剂的组方分析，常用温中祛寒中成药的功效、主治，常用温中祛寒方剂和中成药的使用注意。

3. 了解温中祛寒中成药的常见剂型及用法用量。

温中祛寒剂适用于中焦虚寒证，症见脘腹冷痛，呕恶下利，不思饮食，肢体倦怠，手足不温，舌苔白滑，脉沉细或沉迟。代表方药有理中丸、小建中汤、良附丸等。

方剂一　理中丸的组方与运用

◆ 主治病证（证）

（1）脾胃虚寒证。症见脘腹疼痛，喜温喜按，呕吐便溏，脘痞食少，畏寒肢冷，口淡不渴，舌质淡、苔白润，脉沉细或沉迟无力。

（2）阳虚失血证。症见便血、吐血、衄血或崩漏等，血色暗淡，质清稀，面色㿠白，气短神疲，脉沉细或虚大无力。

（3）中阳不足，阴寒上乘之胸痹；脾气虚寒，不能摄津之病后多涎唾；中阳虚损，土不荣木之小儿慢惊；食饮不节，损伤脾胃阳气，清浊相干，升降失常之霍乱等。

中阳不足，寒自内生，阳虚失温，则畏寒肢冷；寒凝而滞，则腹痛绵绵喜温按；脾主运化而升清，胃主受纳而降浊，脾胃虚寒致脾不运化、胃不受纳，升降纳运失职，故见脘腹痞满、食少倦怠、呕吐便溏；舌淡苔白润、口中不渴、脉沉细或沉迟无力，皆为虚寒之象。

若脾胃虚寒，统摄失权，血不循经则可见便血、吐血、衄血或崩漏等，但血色暗淡，质清稀；若中阳不足，阴寒上乘而致胸阳不振，则可见胸痹心痛；若久病伤及脾阳，使津无所摄，上溢于口，则可见病后多涎唾，甚则流涎不止；若小儿先天禀赋不足，后天脾胃虚寒，生化无源，致经脉失养，土不荣木，则可见慢惊；若食饮不节，损伤脾胃阳气，清浊相干，升降失常则致霍乱。

◆ 基本病机（理）

脾胃虚寒。

◆ 治疗方法（法）

温中祛寒，补气健脾。

◆ 药理方理（方药）

人参　干姜　甘草炙　白术各三两（各9g）

上四味，捣筛，蜜和为丸，如鸡子黄许大（9g）。以沸汤数合，和一丸，研碎，温服之，日三四服，夜二服。腹中未热，益至三四丸，然不及汤。汤法：以四物依两数切，用水八升，煮取三升，去滓，温服一升，日三服。服汤后，如食顷，饮热粥一升许，微自温，勿发揭衣被（现代用法：上药共研细末，炼蜜为丸，重9g，每次1丸，小蜜丸则每次9g，温开水送服，每日2~3次；亦可作汤剂，水煎服，药后饮热粥适量）。

方中君药干姜温中祛寒，扶阳抑阴；臣药人参益气健脾，补虚助阳。君臣相配，温中健脾，虚寒并治。佐药白术健脾补虚，燥湿运脾。使药炙甘草助人参、白术健脾和中缓急，调和诸药。四药合用，温补并用，以温为主。理中丸理法方药推理如图9-1所示。

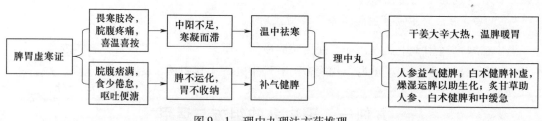

图9-1　理中丸理法方药推理

◆ 临床应用

本方可用于中焦虚寒证，以腹痛绵绵，喜温喜按，畏寒肢冷，舌质淡，舌苔白滑，脉沉细为辨证要点。

◆ 使用注意

（1）阴虚内热、感冒发热者不宜使用。

（2）湿热中阻所致胃痛、呕吐、泄泻者不宜使用。

◆ 中成药常见剂型

理中片。

方剂二 小建中汤的组方与运用

◆ 主治病证（证）

中焦虚寒证。症见腹中拘急隐痛，时痛时止，喜温喜按；或心中悸动，虚烦不宁，劳则愈甚，面白无华；或伴手足烦热，四肢酸楚，口燥咽干，舌质淡，舌苔白，脉细弦。

中焦虚寒，土虚木乘，筋脉拘急，故腹中拘急疼痛，且喜温喜按；化源不足，则心悸、虚烦不宁、面白无华；阳损及阴，阴阳不和，则手足烦热、口燥咽干；舌淡苔白、脉细弦，亦为虚寒及肝脾失和之象。

◆ 基本病机（理）

中焦虚寒，肝脾失调，阴阳不和。

◆ 治疗方法（法）

温中补虚，和里缓急。

◆ 药理方理（方药）

桂枝去皮，三两（9 g） 甘草炙，二两（6 g） 大枣擘，十二枚（4 枚） 芍药六两（18 g） 生姜切，三两（9 g） 胶饴一升（30 g）

上六味，以水七升，煮取三升，去滓，内饴，更上微火消解。温服一升，日三服（现代用法：水煎取汁，兑饴糖，文火加热溶化，分两次温服）。

方中饴糖甘温质润，既可温中补虚、益阴润燥，又可缓急止痛。桂枝辛甘温热，温助中阳，合饴糖辛甘化阳以建中阳之气，为君药。芍药益阴养血，合饴糖酸甘化阴以扶助阴血之虚，协桂枝尤能和营卫而调阴阳，为臣药。炙甘草甘温益气，既可助桂枝、饴糖益气温中，又合芍药酸甘化阴而益肝滋脾，缓急止痛，兼能调和诸药；生姜温中散寒，佐桂枝以温中；大枣补益气血，佐芍药以养血；生姜、大枣相合，尤能鼓舞脾胃生发之气，此三药合为佐使。诸药相合，于辛甘化阳之中，又具酸甘化阴之用，共奏温中补虚、缓急止痛之功。小建中汤理法方药推理如图9-2所示。

◆ 临床应用

本方为治疗中焦虚寒，肝脾失调，阴阳不和证之常用方，以腹中拘急疼痛，喜温喜按，舌淡，脉细弦为辨证要点。

◆ 使用注意

（1）实热或阴虚内热胃痛者不宜使用。

（2）脾虚湿停以及吐蛔者禁用。

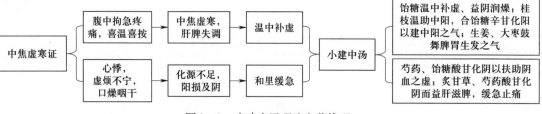

图 9-2　小建中汤理法方药推理

◆ 中成药常见剂型

小建中合剂、胶囊、颗粒、片。

其他常用温中祛寒中成药见表 9-1。

表 9-1　　　　　　　　　　　其他常用温中祛寒中成药

药名	组成	功效	主治	用法用量	使用注意
小建中合剂	桂枝、白芍、炙甘草、生姜、大枣	温中补虚，缓急止痛	用于脾胃虚寒、脘腹疼痛、喜温喜按、嘈杂吞酸、食少，以及胃及十二指肠溃疡见上述证候者	口服。一次 20~30 mL，一日 3 次。用时摇匀	无
温胃舒胶囊	党参、附片（黑顺片）、炙黄芪、炒白术、山药、肉桂、酒肉苁蓉、补骨脂、砂仁、乌梅、炒南山楂、陈皮	温中养胃，行气止痛	用于中焦虚寒所致的胃痛，症见胃脘冷痛、腹胀嗳气、纳差食少、畏寒无力；慢性萎缩性胃炎、浅表性胃炎见上述证候者	口服。一次 3 粒，一日 2 次	胃大出血时禁用，忌食生冷、油腻及不易消化的食物
安中片	高良姜、桂枝、小茴香、砂仁、醋延胡索、煅牡蛎、甘草	温中散寒，理气止痛，和胃止呕	用于阳虚胃寒所致的胃痛，症见胃痛绵绵、畏寒喜暖、泛吐清水、神疲肢冷；慢性胃炎、胃及十二指肠溃疡见上述证候者	口服。一次 4~6 片，儿童一次 2~3 片（素片，每片重 0.2 g）或一次 2~3 片，儿童一次 1~1.5 片（薄膜衣片，每片重 0.52 g）；一日 3 次或遵医嘱	急性胃炎、出血性溃疡患者禁用
良附丸	高良姜、醋香附	温胃理气	用于寒凝气滞、脘痛吐酸、胸腹胀满	口服。一次 3~6 g，一日 2 次	无

【知识拓展】

◆ 理中丸附方

1. 附子理中丸（《太平惠民和剂局方》）

人参（去芦）9 g　白术 9 g　炮姜 9 g　炙甘草 9 g　附子 9 g

上为细末，用炼蜜和为丸，每两作一十丸。每服一丸（6 g），以水一盏化破，煎至七分，稍热服之，空心食前。

功效：温阳祛寒，益气健脾。

主治：脾胃虚寒，下利清谷，恶心呕吐，脘腹疼痛，霍乱吐利转筋等。

2. 桂附理中丸（《中华人民共和国药典》）

肉桂 30 g　附片 30 g　党参 90 g　炒白术 90 g　炮姜 90 g　炙甘草 90 g

以上六味，粉碎成细粉，过筛，混匀。每 100 g 粉末加炼蜜 120 ~ 140 g 制成小蜜丸或大蜜丸（每丸重 9 g），或每 100 g 粉末加炼蜜 40 ~ 50 g 和适量的水制成水蜜丸，即得。用姜汤或温开水送服。水蜜丸一次 5 g，小蜜丸一次 9 g，大蜜丸一次 1 丸，一日 2 次。

功效：补肾助阳，温中健脾。

主治：肾阳衰弱，脾胃虚寒，脘腹冷痛，呕吐泄泻，四肢厥冷。

◆ 附方鉴别

附子理中丸、桂附理中丸均为理中丸类方，其病机共性为中焦虚寒，故均以理中丸温中祛寒、补气健脾。附子理中丸主治脾胃虚寒，复感寒邪，脘腹疼痛，霍乱吐泻转筋等，故以理中丸温中健脾，加附子以温阳驱寒。桂附理中丸主治肾阳虚衰，脾胃虚寒，脘腹冷痛，呕吐泄泻，四肢厥冷，故用理中丸加肉桂、附子以补肾助阳、温中健脾。

◆ 联合用药

肠炎宁片 + 蒙脱石散：针对急性腹泻，中西药联用，起效快，效果佳。

思考与练习

一、单项选择题

1. 温里剂主治（　　　）。

A. 里实证　　　　　　B. 里寒证　　　　　　C. 里热证　　　　　　D. 里虚证

2. 理中丸除了温中散寒外，还具有的功效是（　　　）。

A. 健胃消食　　　　　B. 和胃止痛　　　　　C. 缓急止痛　　　　　D. 补气健脾

3. 小建中汤中的君药是（　　　）。

A. 桂枝　　　　　　　B. 芍药　　　　　　　C. 饴糖　　　　　　　D. 大枣

4. 安中片的功效是（　　　）。

A. 疏肝健胃　　　　　B. 温中和胃　　　　　C. 养血柔肝　　　　　D. 回阳救逆

二、多项选择题

1. 理中丸的主治证候是（　　　）。

A. 脘腹隐痛，喜温喜按　　　　　　　　　　B. 畏寒肢冷

C. 大便稀溏   D. 脘痞食少

E. 呕吐

2. 小建中汤与桂枝汤共有的药物是（   ）。

A. 饴糖   B. 桂枝   C. 芍药   D. 大枣

E. 甘草

3. 温胃舒胶囊的适应症包括（   ）。

A. 脘腹冷痛   B. 畏寒无力   C. 腹胀嗳气   D. 纳差食少

E. 大便秘结

三、思考题

1. 请简述理中丸的功效、主治。

2. 小建中汤与桂枝汤仅有一味药之差，为何功效与主治病证不同？

第二节　常用回阳救逆方剂与中成药

 学习目标

1. 掌握回阳救逆方剂四逆汤的主治病证、理法方药及临床应用。

2. 熟悉常用回阳救逆方剂的组方分析和使用注意。

3. 了解回阳救逆中成药的常见剂型。

回阳救逆剂具有回阳救逆、助阳通脉的作用，适用于阳气衰微，阴寒内盛，甚至阴盛格阳、戴阳证等危候。代表方药有四逆汤、参附汤等。

方剂一　四逆汤的组方与运用

◆ 主治病证（证）

少阴病心肾阳衰寒厥证。症见四肢厥逆，恶寒蜷卧，神衰欲寐，面色苍白，腹痛下利，舌苔白滑，脉沉微细。

心肾阳虚，不能温煦周身四末，则见四肢厥逆、恶寒蜷卧；心阳虚衰，神失所养，故神衰欲寐；火不暖土，脾阳不足，则腹痛下利；阳虚鼓脉无力，则脉微细；面色苍白、舌苔白滑亦为阴寒内盛之象。

◆ 基本病机（理）

少阴心肾阳衰，阴寒内盛。

◆ 治疗方法（法）

回阳救逆。

◆ 药理方理（方药）

甘草炙，二两（6 g）　干姜一两半（6 g）　附子生用，去皮，破八片，一枚（15 g）

上三味，以水三升，煮取一升二合，去滓，分温再服。强人可大附子一枚，干姜三两（现代用法：水煎服）。

君药附子大辛大热，温壮心肾，祛寒救逆，为回阳救逆之要药。臣药干姜辛热，温中散寒，助阳通脉，与附子相须为用，以增温里破阴回阳之力，故古人有"附子无姜不热"之说。佐使药炙甘草益气补中，缓和干姜、附子峻烈之性，调和诸药。三药合用，心脾肾兼顾，药简力专，为回阳救逆之峻剂。四逆汤理法方药推理如图9-3所示。

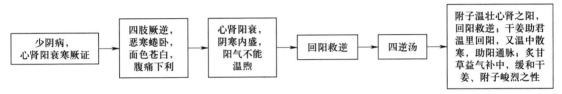

图9-3　四逆汤理法方药推理

◆ 临床应用

本方可用于心肾阳衰寒厥证，以四肢厥逆，神衰欲寐，面色苍白，脉沉微细为辨证要点。

◆ 使用注意

附子生用有毒，应审慎其用量，并且久煎，以免乌头碱中毒。

◆ 中成药常见剂型

四逆汤（合剂）、颗粒。

方剂二　参附汤的组方与运用

◆ 主治病证（证）

阳气暴脱证。症见四肢厥逆，冷汗不止，呼吸微弱，脉微欲绝。

本方证为元气大亏，阳气暴脱所致。元阳暴脱，四末失于温煦，则四肢厥逆；阳脱失守，则冷汗不止；呼吸微弱、脉微欲绝均为阳气虚脱之象。

◆ 基本病机（理）

元气大亏，阳气暴脱。

◆ 治疗方法（法）

益气回阳固脱。

◆ 药理方理（方药）

人参四钱（12 g）　附子炮，去皮脐，三钱（9 g）

用水煎服，阳气脱陷者，倍用之（现代用法：水煎服，附子久煎）。

方中人参甘温，大补元气以固脱；附子辛热，温壮元阳以救逆。人参、附子相伍上助心阳，下补肾阳，中补脾土，共奏益气回阳固脱之功。

◆ 临床应用

本品适用于阳气暴脱证，以四肢厥逆，冷汗不止，呼吸微弱，脉微欲绝为辨证要点。

◆ 使用注意

方中人参不可用党参代替，病情危重者可加大人参、附子用量。

◆ 中成药常见剂型

参附注射液。

思考与练习

一、单项选择题

1. 回阳救逆的代表方剂是（　　）。

A. 小建中汤　　　　　B. 当归四逆汤　　　　C. 四逆汤　　　　　D. 理中丸

2. 治疗四肢厥逆，冷汗不止，呼吸微弱，脉微欲绝属阳气暴脱之厥脱证的首选方剂是（　　）。

A. 四逆汤　　　　　B. 参附汤　　　　　C. 理中丸　　　　　D. 小建中汤

3. 回阳救逆时附子宜用（　　）。

A. 生附子　　　　　B. 制附子　　　　　C. 炮附子　　　　　D. 附片

二、多项选择题

1. 理中丸与四逆汤共有的药物有（　　）。

A. 炙甘草　　　　　B. 附子　　　　　C. 干姜　　　　　D. 人参

E. 白术

2. 炙甘草在四逆汤中的作用有（　　）。

A. 益气补中　　　　　B. 调和诸药　　　　　C. 缓干姜、附子峻烈之性

D. 缓急止痛　　　　　E. 清热解毒

三、思考题

四逆汤中的君药是什么？其作用是什么？

第三节 常用温经散寒方剂与中成药

 学习目标

1. 掌握温经散寒方剂当归四逆汤的主治病证、理法方药及临床应用。

2. 熟悉常用温经散寒方剂的组方分析，常用温经散寒中成药的功效、主治，常用辛温解表方剂和中成药的使用注意。

3. 了解温经散寒中成药的常见剂型及用法用量。

温经散寒剂适用于阳气不足，营血虚弱，寒邪凝滞经脉所致诸证。症见手足不温、肢体麻木疼痛，妇女经期错后或痛经。代表方药有当归四逆汤、艾附暖宫丸等。

方剂 当归四逆汤组方与运用

◆ 主治病证（证）

血虚寒厥证。症见手足厥寒，口不渴，或腰、股、腿、足疼痛，舌淡苔白，脉沉细或细而欲绝。

血虚受寒，寒邪凝滞，阳气不能达于四肢末端，则手足厥寒、脉细欲绝；寒邪凝滞，血行不畅，则腰、股、腿、足疼痛；口不渴、舌苔淡白，亦为血虚有寒之象。

◆ 基本病机（理）

营血亏虚，寒凝经脉。

◆ 治疗方法（法）

温经散寒，养血通脉。

◆ 药理方理（方药）

当归三两（9 g） 桂枝去皮，三两（9 g） 芍药三两（9 g） 细辛三两（3 g） 甘草炙，二两（6 g）
通草二两（6 g） 大枣擘，二十五枚（8 枚）

上七味，以水八升，煮取三升，去滓，温服一升，日三服（现代用法：水煎服）。

方中君药当归养血和血，既补营血之虚，又行血脉之滞；桂枝温经散寒，畅通血脉。臣药芍药养血和营，助当归补血充脉；细辛外温经脉，内温脏腑，通达表里，助桂枝温通行血，以散寒邪。佐药通草通经脉，畅血行；重用大枣补气养血，既助当归、芍药补益阴血，又防桂枝、细辛燥烈太过，伤及阴血。使药炙甘草益气健脾，调和诸药。上药合用，温而不燥，补而不滞，共奏温经通脉之功效。当归四逆汤理法方药推理如图 9 - 4 所示。

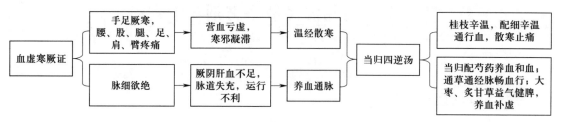

图 9 - 4　当归四逆汤理法方药推理

◆ 临床应用

本方可用于寒邪凝滞经脉所致诸证，以手足厥寒，舌淡苔白，脉沉细或细而欲绝为辨证要点。

◆ 使用注意

（1）热证、实证者不宜使用。

（2）忌食生冷食物。

其他常用温经通脉中成药见表 9 - 2。

表 9 - 2　　　　　　　　　　　其他常用温经通脉中成药

药名	组成	功效	主治	用法用量	使用注意
艾附暖宫丸	当归、地黄、酒白芍、川芎、炙黄芪、艾叶炭、制吴茱萸、肉桂、续断、醋香附	理气养血，暖宫调经	用于血虚气滞、下焦虚寒所致的月经不调、痛经，症见行经后错、经量少、有血块、小腹疼痛、经行小腹冷痛喜热、腰膝酸痛	口服。小蜜丸一次 9 g，大蜜丸一次 1 丸，一日 2 ~ 3 次	无

思考与练习

一、单项选择题

1. 当归四逆汤的君药是（　　）。

A. 当归　　　　　　　B. 桂枝　　　　　　　　C. 芍药　　　　　　　　D. 细辛

2. 月经不调，经行错后，量少有血块，经行小腹冷痛，腰膝酸痛宜选（　　）。

A. 逍遥丸　　　　　B. 艾附暖宫丸　　　　C. 归脾丸　　　　　　D. 八珍汤

二、多项选择题

当归四逆汤的组成药物包括（　　　）。

A. 当归　　　　　　　　B. 桂枝　　　　　　　C. 芍药　　　　　　　D. 细辛

E. 附子

三、思考题

当归四逆汤的主治病证是什么？

第十章

常用表里双解方剂与中成药

表里双解剂以解表药配合泻下药或清热药、温里药等，具有表里同治、内外分解的作用，运用了"汗"法与"下"法、"清"法、"温"法等结合的治法，适用于表证未解，又见里证，或原有宿疾，复感外邪而表里同病的证候。根据表证与里证的不同，表里双解方剂与中成药可分为解表清里、解表温里和解表攻里三类。

第一节　常用解表清里方剂与中成药

 学习目标

1. 掌握解表清里方剂葛根黄芩黄连汤的主治病证、理法方药及临床应用。
2. 熟悉常用解表清里方剂葛根黄芩黄连汤的组方分析和使用注意。
3. 了解解表清里中成药的常见剂型。

解表清里剂适用于表邪未解，里热已炽之证，即既有表寒或表热的症状，又见里热之证。代表方药有葛根黄芩黄连汤等。

方剂　葛根黄芩黄连汤的组方与运用

◆ 主治病证（证）

表证未解，邪热入里证。症见身热，下利臭秽，胸脘烦热，口干作渴，或喘而汗出，舌红苔黄，脉数或促。

表邪未解，而里热已炽，表里俱热，故身热、胸脘烦热、口渴、舌红、苔黄、脉数；热邪内迫，清阳不升，大肠传化失司，故下利臭秽。肺与大肠相表里，阳明里热上蒸于肺，肺气不利则喘，外蒸于肌表则汗出。

◆ 基本病机（理）

表邪未解，而里热已炽。

◆ 治疗方法（法）

解表清里。

◆ 药理方理（方药）

葛根半斤（15 g）　甘草炙，二两（6 g）　黄芩三两（9 g）　黄连三两（9 g）

上四味，以水八升，先煮葛根，减二升，纳诸药，煮取二升，去滓，分温再服（现代用法：水煎服）。

方中重用葛根为君，甘辛而凉，主入阳明经，外解肌表之邪，内清阳明之热，又升发脾胃清阳而止泻生津，使表解里和。臣以黄芩、黄连苦寒清热，厚肠止利。炙甘草甘缓和中，调和诸药，为佐使药。四药合用，辛凉升散与苦寒清降共施，以成清热升阳止利之法，外疏内清，表里同治，使表解里和，身热下利自愈。葛根黄芩黄连汤理法方药推理如图 10 - 1 所示。

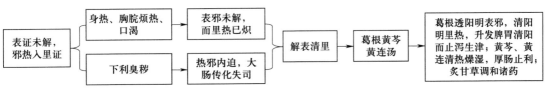

图 10 - 1　葛根黄芩黄连汤理法方药推理

◆ 临床应用

本方为治疗表证未解，邪热入里，邪热下利证之基础方，以身热下利，苔黄，脉数为辨证要点。

◆ 中成药常见剂型

葛根芩连片、丸、胶囊、口服液。

【知识拓展】

◆ 联合用药

葛根黄芩黄连汤＋五苓散：治疗小儿夏季腹泻。

思考与练习

一、单项选择题

1. 葛根黄芩黄连汤的臣药是（　　）。

A. 黄芩、黄连　　　B. 姜半夏、黄芩　　　C. 黄芩、炙甘草　　　D. 姜半夏、黄连

　　E. 炙甘草、黄连

2. 葛根在葛根黄芩黄连汤中的作用是（　　　）。

A. 疏肝解郁　　　　　B. 升阳举陷　　　　　C. 止泻生津　　　　　D. 解表散热

E. 疏肝理脾

3. 表证未解，邪热入里证选用（　　　）。

A. 小柴胡汤　　　　　B. 大柴胡汤　　　　　C. 银翘散　　　　　D. 葛根黄芩黄连汤

E. 桑菊饮

二、多项选择题

1. 葛根黄芩黄连汤的药物组成为（　　　）。

A. 葛根　　　　　　　B. 黄连　　　　　　　C. 黄芩　　　　　　　D. 人参

E. 炙甘草

2. 组方中含有黄连、黄芩的方剂有（　　　）。

A. 痛泻要方　　　　　B. 葛根黄芩黄连汤　　C. 半夏泻心汤　　　　D. 逍遥丸

E. 小柴胡汤

三、思考题

葛根黄芩黄连汤临床应用的辨证要点有哪些？

第二节　常用解表温里方剂与中成药

 ## 学习目标

1. 掌握解表温里方剂五积散的主治病证、理法方药及临床应用。

2. 熟悉五积散的组方分析和使用注意。

3. 了解解表温里中成药的常见剂型。

解表温里剂适用于外有表证、内有里寒之证，代表方药有五积散等。

方剂　五积散的组方与运用

◆ 主治病证（证）

外感风寒，内伤生冷证。症见身热无汗，头痛身疼，项背拘急，胸满恶食，呕吐腹痛，以及妇女血气不和，心腹疼痛，月经不调。

外感风寒，郁于肌表，腠理闭塞，故见发热恶寒、无汗、头痛身疼、项背拘急等表实证；内伤生冷，或宿有积冷，中阳受损，脾胃运化失常，停湿生痰，阻滞气机，气血不和，故胸满恶食、呕吐腹痛；妇人以血为本，寒凝气滞，气血不和，可见月经不调、心腹疼痛。

◆ 基本病机（理）

寒、湿、气、血、痰五积。

◆ 治疗方法（法）

发表温里，顺气化痰，活血消积。

◆ 药理方理（方药）

苍术二十两（15 g）　桔梗二十两（15 g）　枳壳六两（9 g）　陈皮六两（9 g）　芍药三两（5 g）　白芷三两（5 g）　川芎三两（5 g）　川归三两（5 g）　甘草三两（5 g）　肉桂三两（5 g）　茯苓三两（5 g）　半夏汤泡，三两（5 g）　厚朴四两（6 g）　干姜四两（6 g）　麻黄去根、节，六两（6 g）

上除枳壳、桂两件外，余细锉，用慢火炒令色变，摊冷，入枳壳、桂令匀。每服三钱（9 g），水一盏，姜三片，煎至中盏热服（现代用法：上药为散，每服9 g，加生姜3 片，水煎服；亦可作汤剂，水煎服）。

方中重用苍术，既解表又燥湿，配厚朴，合陈皮、甘草，法取平胃散，功擅苦温燥湿、健脾助运，以祛湿积。陈皮、半夏、茯苓、甘草相伍，行气燥湿化痰，以消痰积。麻黄、白芷辛温发汗解表以散外寒，干姜、肉桂辛热温里以祛内寒，合而用之，以散寒积。当归、芍药、川芎活血化瘀止痛，以化血积。桔梗、枳壳升降气机，与厚朴、陈皮为伍，以行气积，并可助化痰除湿。炙甘草健脾和中，调和药性。诸药合用，消温汗补四法并用，共收表里同治、散寒温里、气血痰湿并行之功，使脾运复健，气机通畅，痰消湿化，血脉调和，诸症得解。本方能温里祛寒，行气和血，故对妇女血气不调、寒凝气滞所致的心腹疼痛、月经不调等亦可加减应用。五积散理法方药推理如图10 - 2所示。

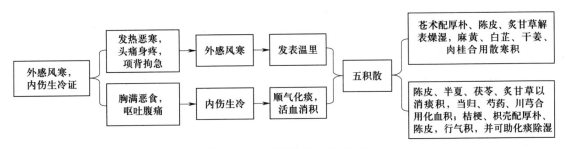

图10 - 2　五积散理法方药推理

◆ 临床应用

本方为治疗外感风寒，内伤生冷所致寒、湿、气、血、痰五积证之代表方，以身热无汗，胸腹胀满或疼痛，苔白腻，脉沉迟为辨证要点。

◆ 中成药常见剂型

五积颗粒、丸、酒。

思考与练习

一、单项选择题

1. 药物组成中有苍术的方剂是（　　）。

A. 五积散　　　　　　　　　　　　B. 大柴胡汤

C. 逍遥散　　　　　　　　　　　　D. 半夏泻心汤

E. 防风通圣散

2. 具有发表温里、顺气化痰、活血消积功效的方剂是（　　）。

A. 旋覆代赭汤　　　　　　　　　　B. 麻黄汤

C. 五积散　　　　　　　　　　　　D. 三子养亲汤

E. 止嗽散

3. 当归、芍药、川芎在五积散中的作用是（　　）。

A. 祛湿积　　　　　　　　　　　　B. 化血积

C. 散寒积　　　　　　　　　　　　D. 行气积

E. 消痰积

4. 五积散中麻黄、白芷合用干姜、肉桂的作用是（　　）。

A. 祛湿积　　　　　　　　　　　　B. 化血积

C. 散寒积　　　　　　　　　　　　D. 行气积

E. 消痰积

二、多项选择题

1. 组方中含有芍药的方剂有（　　）。

A. 四逆散　　　　　　　　　　　　B. 痛泻要方

C. 五积散　　　　　　　　　　　　D. 逍遥散

E. 小柴胡汤

2. 五积散中祛湿积的药物有（　　）。

A. 苍术　　　　　　　　　　　　　B. 厚朴

C. 干姜　　　　　　　　　　　　　D. 陈皮

E. 甘草

三、思考题

五积散是治疗哪五积证的代表方？

第三节　常用解表攻里方剂与中成药

 学习目标

1. 掌握解表攻里方剂大柴胡汤的主治病证、理法方药及临床应用。
2. 熟悉常用解表攻里方剂的组方分析和使用注意。
3. 了解解表攻里中成药的常见剂型及用法用量。

解表攻里剂适用于外有表邪、里有实积之证，代表方药有大柴胡汤、防风通圣散等。

方剂一　大柴胡汤的组方与运用

◆ 主治病证（证）

少阳阳明合病。症见往来寒热，胸胁苦满，呕不止，郁郁微烦，心下痞硬或心下急痛，大便不解或协热下利，舌苔黄，脉弦数有力。

少阳病未解，故见往来寒热、胸胁苦满；邪入阳明，化热成实，气机被阻，腑气不通，故见心下痞硬或心下急痛、大便不解、苔黄；里热较甚，以致郁郁微烦；胆热犯胃，加之阳明热结，胃气上逆更其，故由少阳证之"喜呕"进而成"呕不止"；若阳明积热下迫，大肠传导失司，又可见协热下利；邪踞少阳，阳明热结，正盛邪实，故脉弦数有力。

◆ 基本病机（理）

少阳之邪内传阳明，化热成实。

◆ 治疗方法（法）

和解少阳，内泻热结。

◆ 药理方理（方药）

柴胡半斤（24 g）　黄芩三两（9 g）　芍药三两（9 g）　半夏洗，半升（9 g）　枳实炙，四枚（9 g）　大黄二两（6 g）　大枣十二枚（4 枚）　生姜五两（15 g）

上八味，以水一斗二升，煮取六升，去滓，再煎，温服一升，日三服（现代用法：水煎服）。

本方以和解少阳的小柴胡汤与轻下阳明热结的小承气汤合方加减而成。少阳之邪气未解，故取柴胡与黄芩相伍，和解清热，以解少阳之邪。柴胡善疏少阳之邪，黄芩清泄少阳郁热。里实已成，大黄配枳实，泻热通腑，行气破结，内泻阳明热结。芍药缓急止痛，与大黄相配可治腹中实痛，合枳实能调和气血，以除心下满痛；半夏和胃降逆，辛开散结；配伍大量生姜，既增止呕之功，又解半夏之毒。大枣和中益气，与生姜相配，调脾胃、和营卫，并调和诸药。诸药相伍，和下并用，主以和解少阳，辅以内泻热结，佐以缓急降逆，使少阳与阳明之邪得以分解。大柴胡汤理法方药推理如图 10 - 3 所示。

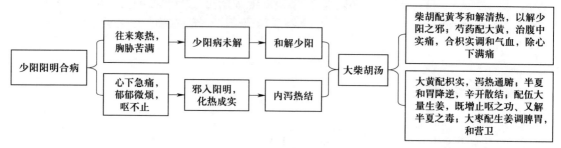

图 10 - 3　大柴胡汤理法方药推理

◆ 临床应用

本方为治疗少阳阳明合病之代表方，以往来寒热，胸胁苦满，心下满痛，呕吐，便秘，苔黄，脉弦数为辨证要点。

方剂二　防风通圣散的组方与运用

◆ 主治病证（证）

（1）风热壅盛，表里俱实证。症见憎寒壮热，头目昏眩，目赤睛痛，口苦而干，咽喉不利，胸膈痞闷，咳呕喘满，涕唾稠黏，大便秘结，小便赤涩，舌苔黄腻，脉数有力。

（2）疮疡肿毒、肠风痔漏、鼻赤、瘾疹等。

风热之邪在表，正邪相争，以致憎寒壮热；风热上攻，则头目昏眩、目赤睛痛、咽喉不利；内有蕴热，肺胃受邪，故见胸膈痞闷、咳呕喘满、涕唾稠黏、口苦口干、便秘溲赤、舌苔黄腻、脉数有力。至于疮疡肿毒、肠风痔漏、鼻赤、瘾疹等，亦为风热壅盛，气血怫郁所致。

◆ 基本病机（理）

外感风邪，内有蕴热，表里俱实。

◆ 治疗方法（法）

疏风解表，泻热通便。

◆ 药理方理（方药）

防风半两（6 g）　川芎半两（6 g）　当归半两（6 g）　芍药半两（6 g）　大黄半两（6 g）　薄荷叶半两（6 g）　麻黄半两（6 g）　连翘半两（6 g）　芒硝半两（6 g）　石膏一两（12 g）　黄芩一两（12 g）　桔梗一两（12 g）　滑石三两（20 g）　甘草二两（10 g）　荆芥一分（3 g）　白术一分（3 g）　栀子一分（3 g）

上为末，每服二钱（6 g），水一大盏，生姜三片，煎至六分，温服（现代用法：作水丸，每服 6 g，加生姜 3 片，煎汤送服，日 2 次；亦可作汤剂，水煎服）。

方中麻黄、防风、荆芥、薄荷发汗散邪，疏风解表，使表邪从汗而解。黄芩、石膏清泄肺胃；连翘、桔梗清宣上焦，解毒利咽。栀子、滑石清热利湿，引热自小便出；芒硝、大黄泻热通腑，使结热从大便出。四药相伍，使里热从二便分消。火热之邪，易灼血耗气，汗下并用，亦易伤正，故用当归、芍药、川芎养血和血，白术、甘草健脾和中，并兼制苦寒之品以免伤胃。煎加生姜和胃助运。诸药配伍，汗下清利合法，使发汗不伤表，清下不伤里，兼以养血益气扶正，共奏疏风解表、泻热通便之功。

◆ 临床应用

本方为治疗风热壅盛，表里俱实证之代表方，以憎寒壮热，口苦咽干，二便秘涩，苔黄，脉数为辨证要点。

◆ 使用注意

因其有汗、下之功，故体虚者及孕妇应慎用。

◆ 中成药常见剂型

防风通圣丸（见表10－1）、浓缩丸、颗粒。

表 10－1　　　　　　　　防风通圣丸功效、主治及用法用量

药名	组成	功效	主治	用法用量	使用注意
防风通圣丸	麻黄、荆芥穗、防风、薄荷、大黄、芒硝、滑石、栀子、石膏、黄芩、连翘、桔梗、当归、白芍、川芎、炒白术甘草	解表通里，清热解毒	用于外寒内热、表里俱实、恶寒壮热、头痛咽干、小便短赤、大便秘结、瘰疬初起、风疹湿疮	口服。一次 6 g，一日 2 次	孕妇慎用

【知识拓展】

◆ 大柴胡汤附方

厚朴七物汤（《金匮要略》）

厚朴 15 g　甘草 9 g　大黄 9 g　大枣 4 枚　枳实 9 g　桂枝 6 g　生姜 12 g

上七味，以水一斗，煮取四升，温服八合，日三服。

功效：解肌发表，行气通便。

主治：外感表证未罢，里实已成。症见腹满发热，大便不通，脉浮而数。

◆ 附方鉴别

大柴胡汤与厚朴七物汤均为和解攻里之方。但大柴胡汤主治少阳与阳明合病而以少阳证为主者，故法取小柴胡汤之义以和解少阳之邪重，法取小承气汤之义以泻下阳明之邪轻。而厚朴七物汤则治太阳与阳明合病而以阳明证为重者，故重用厚朴，配伍枳实以行气除满，大黄泻热通便，取厚朴三物汤之义以攻下阳明热结；轻用桂枝，佐以生姜、大枣、甘草以解肌散寒，调和营卫，共成发表攻里之剂。

思考与练习

一、单项选择题

1. 治疗风热壅盛，表里俱实证的代表方是（　　　）。

A. 防风通圣散　　　　B. 小承气汤　　　　　C. 大柴胡汤　　　　D. 白虎汤

E. 竹叶石膏汤

2. 治少阳、阳明合病宜用（　　　）。

A. 逍遥散　　　　　　B. 防风通圣散　　　　C. 四逆散　　　　　D. 小柴胡汤

E. 大柴胡汤

3. 大柴胡汤证特点是（　　　）。

A. 恶寒发热　　　　　B. 往来寒热　　　　　C. 微恶风寒　　　　D. 但寒不热

E. 但热不寒

二、多项选择题

1. 防风通圣丸的功效有（　　　）。

A. 解表通里　　　　　B. 和解少阳　　　　　C. 内泻热结　　　　D. 清热解毒

E. 疏散风热

2. 药物组成中有柴胡的方剂有（　　　）。

A. 逍遥散　　　　　　B. 五积散　　　　　　C. 四逆散　　　　　D. 金锁固精丸

E. 大柴胡汤

三、思考题

大柴胡汤中柴胡与黄芩的配伍意义是什么？

第十一章

常用补益方剂与中成药

凡以补养人体气、血、阴、阳等作用为主，用于治疗各种虚损病证的方剂，统称为补益剂。本类方剂根据"虚则补之""损者益之"，以及"形不足者，温之以气；精不足者，补之以味"的理论立法，属于"八法"中的"补"法。

补益剂以补益药为主要组成，具有补养人体气、血、阴、阳等作用。临床应根据病情分别采取益气、养血、滋阴、温阳等治疗方法，结合不同病位选方用药。在具体用药中，还应注意气血阴阳及五脏之间相互滋生的关系：血虚者宜加入补气之品，以助生化；气虚者可少配补血之品，使气有所归；阴虚者佐以补阳药；阳虚者佐以滋阴药；肝阴虚者补其肾等。此皆为间接补益法。补益方剂与中成药分为补气、补血、气血双补、补阴、补阳和阴阳并补多个类别。

第一节　常用补气方剂与中成药

 学习目标

1. 掌握补气方剂四君子汤的主治病证、理法方药及临床应用。

2. 熟悉常用补气方剂的组方分析，常用补气中成药的功效、主治，常用补气方剂和中成药的使用注意。

3. 了解补气中成药的常见剂型及用法用量。

补气剂适用于脾、肺气虚之证。症见肢体倦怠乏力，少气懒言，语声低微，动则气促，面色萎白，食少便溏，舌淡苔白，脉虚弱，甚或虚热自汗，脱肛、子宫脱垂等。代表方药有四君子汤、参苓白术散、补中益气汤、人参健脾丸等。

方剂一　四君子汤的组方与运用

◆ 主治病证（证）

脾胃气虚证。症见面色萎白，语声低微，气短乏力，食少便溏，舌淡苔白，脉虚缓。

脾胃为气血生化之源，脾胃气虚，则气血生化不足，不能上荣于头面，故面色萎白；脾为肺之母，脾气虚则肺气亦虚，故语声低微、气短；脾主肌肉，脾胃气虚，四肢肌肉失养，故乏力；脾主运化，胃主受纳，胃气虚弱，则纳差食少；脾运不健，湿浊内生，则大便溏薄；舌淡苔白、脉虚缓，均为脾胃气虚之象。

◆ 基本病机（理）

禀赋不足或饮食劳倦，损伤脾胃之气，使其受纳与运化无力。

◆ 治疗方法（法）

益气健脾。

◆ 药理方理（方药）

人参去芦（9 g）　白术（9 g）　茯苓去皮（9 g）　甘草炙（6 g），各等分

上为细末，每服二钱，水一盏，煎至七分，通口服，不拘时候；入盐少许，白汤点亦得（现代用法：水煎服）。

方中人参甘温，能大补脾胃之气，故为君药。臣以白术健脾燥湿，与人参相须，益气补脾之力更强。脾喜燥恶湿，喜运恶滞，故又以茯苓健脾渗湿，合白术互增健脾祛湿之力，为佐助。炙甘草益气和中，既可加强人参、白术益气补中之功，又能调和诸药，故为佐使。四药皆为甘温和缓之品，而呈君子中和之气，故以"君子"为名。四药相伍，重在健补脾胃之气，兼司运化之职，温而不燥，补中兼渗，为平补脾胃之良方。四君子汤理法方药推理如图 11 - 1 所示。

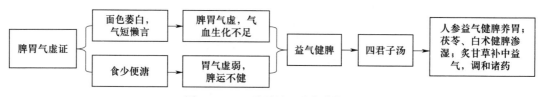

图 11 - 1　四君子汤理法方药推理

◆ 临床应用

本方为补气之基础方，以气短乏力，面色萎白，食少便溏，舌淡苔白，脉虚缓为辨证要点。

◆ 中成药常见剂型

四君子丸、合剂、颗粒、茶剂。

方剂二　参苓白术散的组方与运用

◆ 主治病证（证）

（1）脾虚湿盛证。症见饮食不化，胸脘痞闷，肠鸣泄泻，四肢乏力，形体消瘦，面色萎黄，舌淡，苔白腻，脉虚缓。

（2）肺脾气虚证所致的痰湿咳嗽。症见咳嗽痰多色白，神疲乏力，纳差便溏，舌淡苔

腻，脉细弱。

脾主运化，胃主受纳，脾胃虚弱，纳运乏力，故饮食不化；脾主运化水湿，脾虚水湿不运，阻滞中焦，气机不畅，则胸脘痞闷，下迫大肠，则肠鸣泄泻；脾主肌肉，脾虚肌肉乏养，故四肢无力、形体消瘦、面色萎黄；舌淡、苔白腻、脉虚缓为脾虚湿盛之征。脾为肺之母，脾气虚则肺气亦虚，通调水道无力，则咳嗽痰多色白。

◆ 基本病机（理）

脾胃虚弱，湿浊内停。

◆ 治疗方法（法）

益气健脾，渗湿止泻。

◆ 药理方理（方药）

莲子肉去皮，一斤（9 g） 薏苡仁一斤（9 g） 缩砂仁一斤（6 g） 桔梗炒令深黄色，一斤（6 g） 白扁豆姜汁浸，去皮，微炒，一斤半（12 g） 白茯苓二斤（15 g） 人参去芦，二斤（15 g） 甘草炒，二斤（10 g） 白术二斤（15 g） 山药二斤（15 g）

上为细末。每服二钱（6 g），枣汤调下。小儿量岁数加减（现代用法：散剂，每服6~10 g，大枣煎汤送服；亦可作汤剂，加大枣 3 枚，水煎服）。

全方以健脾益气的四君子汤为基础，人参、白术、茯苓、甘草补益脾胃之气，又祛湿助运。配山药、莲子既助健脾益气，又涩肠止泻。伍白扁豆、薏苡仁化湿、渗湿以助健脾运湿。加砂仁芳香醒脾，行气和胃，既助除湿之力，又畅达气机。桔梗宣开肺气，通利水道以止泻，并能载药上行，以益肺气而成"培土生金"之功。甘草健脾和中，调和药性。诸药相合，主以甘温补脾，纳芳香化湿、利水渗湿之药以助运止泻，引药入肺以培土生金，补中兼行，补而不滞。

◆ 临床应用

本方为健脾渗湿止泻之常用方，以气短乏力，肠鸣泄泻，舌淡苔腻，脉虚缓为辨证要点。

本方亦可用于治肺脾气虚，痰湿咳嗽，以咳嗽痰多色白，神疲乏力，纳差便溏，舌淡苔腻，脉细弱为辨证要点。

◆ 中成药常见剂型

参苓白术散、丸、胶囊、片、颗粒、口服液。

方剂三 补中益气汤的组方与运用

◆ 主治病证（证）

（1）脾胃气虚证。症见饮食减少，体倦肢软，少气懒言，面色萎黄，大便稀薄，脉虚软。

（2）气虚下陷证。症见脱肛，子宫脱垂，久泻，久痢，崩漏等，伴气短乏力，舌淡，脉虚。

（3）气虚发热证。症见身热自汗，渴喜热饮，气短乏力，舌淡，脉虚大无力。

脾胃为气血生化之源，脾胃气虚，纳运乏力，故饮食减少、少气懒言、大便稀薄。脾主升清，脾虚则脾阳不升，中气下陷，故见脱肛、子宫下垂等。气虚发热，李东垣以"阴火"立论，实质是脾胃元气虚馁，清阳下陷，脾湿下流，下焦阳气郁而上冲出现热象，不是实火，所以其热不甚，病程较长，且有时发时止、手心热甚于手背等内伤发热的特点。

◆ 基本病机（理）

饮食劳倦，损伤脾胃，以致脾胃虚弱，中气下陷。

◆ 治疗方法（法）

补中益气，升阳举陷。

◆ 药理方理（方药）

黄芪五分，病甚、劳役、热甚者一钱（18 g）　甘草炙，五分（9 g）　人参去芦，三分（6 g）　当归酒焙干或晒干，二分（3 g）　橘皮不去白，二分或三分（6 g）　升麻二分或三分（6 g）　柴胡二分或三分（6 g）　白术三分（9 g）

上㕮咀，都作一服，水二盏，煎至一盏，去滓，食远稍热服（现代用法：水煎服）。

本方重用黄芪为君，其性甘温，入脾、肺经，而补中气、固表气，且升阳举陷。臣以人参，大补元气；炙甘草补脾和中。君臣相伍，可大补一身之气。佐以白术补气健脾，助脾运化，以资气血生化之源。其气既虚，营血易亏，故佐用当归以补养营血，且"血为气之宅"，可使所补之气有所依附。陈皮理气和胃，使诸药补而不滞。更加少量升麻、柴胡，升阳举陷，助益气之品升提下陷之中气，故为佐使。炙甘草调和诸药，亦为使药。诸药合用，既补益中焦脾胃之气，又升提下陷之气，且全方皆为甘温之药而能治气虚发热证，即所谓"甘温除大热"之法也。

◆ 临床应用

本方体现"甘温除热"法，为治疗气虚发热证及脾虚气陷证之代表方，以中气虚弱或清阳下陷，或慢性发热，少气乏力，面色㿠白，舌淡，脉虚软无力为辨证要点。

◆ 中成药常见剂型

补中益气丸、合剂、颗粒、片、口服液、膏。

方剂四　生脉散的组方与运用

◆ 主治病证（证）

（1）温热、暑热耗气伤阴证。症见汗多神疲，体倦乏力，气短懒言，咽干口渴，舌干红少苔，脉虚数。

（2）久咳伤肺，气阴两虚证。症见干咳少痰，短气自汗，口干舌燥，脉虚细。

温、暑之邪均为热邪，感之则腠理开泄，大汗伤阴，而气随汗泄，导致气阴两伤，故汗多、体倦、气短、懒言、咽干、脉虚。若咳嗽日久，则肺气、肺阴渐耗，亦致气阴两伤，肺阴匮乏则干咳少痰，余皆为气虚阴伤之象。

◆ 基本病机（理）

温热、暑热之邪，耗气伤阴；或久咳伤肺，致使气阴两虚。

◆ 治疗方法（法）

益气生津，敛阴止汗。

◆ 药理方理（方药）

麦冬 (9 g)　五味子 (6 g)　人参 (9 g)（原著本方无用量）

水煎服。

方中人参甘温，益元气，补肺气，生津液，为君药。臣以麦冬养阴清热，润肺生津，则益气养阴之功更显。五味子敛肺止汗，生津止渴，为佐药。三药合用，一补一润一敛，益气养阴，生津止渴，敛阴止汗，使气复津生，汗止津存，气充脉复，故名"生脉"。

◆ 临床应用

本方是治疗气阴两虚证的常用方，以气短乏力，咽干口渴，舌干红，脉虚数为辨证要点。

◆ 使用注意

温病气阴两伤，而余热未清，或久咳肺虚，兼有痰热者，非本方所宜。

◆ 中成药常见剂型

生脉合剂、颗粒、胶囊、注射液。

其他常用补气中成药见表 11-1。

表 11-1　　　　　　　　　　　其他常用补气中成药

药名	组成	功效	主治	用法用量	使用注意
补中益气丸	炙黄芪、党参、炙甘草、炒白术、当归、升麻、柴胡、陈皮	补中益气，升阳举陷	用于脾胃虚弱、中气下陷所致的泄泻、脱肛、阴挺，症见体倦乏力、食少腹胀、便溏久泻、肛门下坠或脱肛、子宫脱垂	口服。小蜜丸一次9 g，大蜜丸一次1丸，一日2~3次	无
人参健脾丸	人参、麸炒白术、茯苓、山药、陈皮、木香、砂仁、炙黄芪、当归、炒酸枣仁、制远志	健脾益气，和胃止泻	用于脾胃虚弱所致的饮食不化、脘闷嘈杂、恶心呕吐、腹痛便溏、不思饮食、体弱倦怠	口服。水蜜丸一次8 g，大蜜丸一次2丸，一日2次	无

【知识拓展】

◆ 四君子汤附方

1. 六君子汤（《医学正传》）

陈皮3 g　半夏4.5 g　茯苓3 g　甘草3 g　人参3 g　白术4.5 g

上切细，作一服。加大枣二枚，生姜三片，新汲水煎服。

功效：益气健脾，燥湿化痰。

主治：脾胃气虚兼痰湿证。症见面色萎白，语声低微，气短乏力，食少便溏，恶心呕吐，胸脘痞闷或咳嗽痰多稀白等，舌淡苔白腻，脉虚。

2. 香砂六君子汤（《古今名医方论》）

人参3g　白术6g　茯苓6g　甘草2g　陈皮2.5g　半夏3g　砂仁2.5g　木香2g

上加生姜二钱（6g），水煎服。

功效：益气化痰，行气温中。

主治：脾胃气虚，痰阻气滞证。症见呕吐痞闷，不思饮食，脘腹胀痛，消瘦倦怠或气虚肿满等。

◆ 附方鉴别

六君子汤、香砂六君子汤均由四君子汤加味而成，属治疗脾胃气虚之剂。六君子汤加入陈皮、半夏，有燥湿化痰之功，适用于脾胃气虚兼痰湿证；香砂六君子汤加入陈皮、半夏、木香、砂仁，除益气化痰外，又能行气散寒止痛，适用于脾胃气虚、痰阻气滞、脘腹胀痛之证。

思考与练习

一、单项选择题

参苓白术散的功效是（　　　）。

A. 益气健脾，渗湿止泻　　　　　　　　B. 益气补肾，渗湿止遗

C. 补气健脾，利水渗湿　　　　　　　　D. 补脾益气，和中止呕

E. 补益脾胃，消食化滞

二、多项选择题

1. 组成中含有四君子汤的方剂有（　　　）。

A. 补中益气汤　　　B. 参苓白术散　　　C. 香砂六君子汤　　　D. 生脉散

E. 六君子汤

2. 生脉散的功效有（　　　）。

A. 益气　　　　　　B. 清热　　　　　　C. 敛阴　　　　　　D. 生津

E. 止汗

三、思考题

1. 补中益气汤的主治病证及临床表现有哪些？

2. 参苓白术散作为主治脾虚湿盛证的方子，方中配伍桔梗的意义是什么？

第二节　常用补血方剂与中成药

 学习目标

1. 掌握补血方剂四物汤的主治病证、理法方药及临床应用。

2. 熟悉常用补血方剂的组方分析，常用补血中成药的功效、主治，常用补血方剂和中成药的使用注意。

3. 了解补血中成药的常见剂型及用法用量。

补血剂适用于血虚证。症见面色无华，头晕眼花，心悸失眠，唇甲色淡，舌淡，脉细等。组方以补血药为主，又因气能生血，故常配伍补气药，如人参、黄芪等，以益气生血；同时，血虚容易血滞，因此又常配伍活血化瘀药，如川芎等；补血药多阴柔腻滞，易碍胃气，故常配伍少量醒脾理气和胃之品。代表方药有四物汤、当归补血汤等。

方剂一　四物汤的组方与运用

◆ 主治病证（证）

营血虚滞证。症见头晕目眩，心悸失眠，面色无华，或妇人月经不调，量少或经闭不行，脐腹作痛，舌淡，脉细弦或细涩。

营血不足，不能上荣，故头晕目眩。心主血，藏神，其华在面；肝藏血，藏魂，其华在爪。心、肝血虚则心悸失眠、面色唇甲无华；妇人肝血不足，冲任虚损，加之血行不畅，故月经量少甚或闭经、脐腹疼痛。舌淡、脉细弦或细涩，为营血亏虚，血行不畅之象。

◆ 基本病机（理）

营血亏虚，冲任虚损，血行不畅。

◆ 治疗方法（法）

补血调血。

◆ 药理方理（方药）

白芍药 (9 g)　川当归 (9 g)　熟地黄 (12 g)　川芎 (6 g) 各等分

每服三钱，水盏半，煎至七分，空心热服（现代用法：水煎服）。

方中熟地黄甘温味厚，入肝肾，质润滋腻，为滋阴补血之要药，用为君药。当归补血和血，与熟地黄相伍，既增补血之力，又行营血之滞，为臣药。白芍养血敛阴，柔肝缓急，与熟地黄、当归相协则滋阴补血之力更著，又可缓急止痛；川芎活血行气，与当归相协则行血之力益彰，又使诸药补血而不滞血。二药共为佐药。四药合用，共成补血调血之功。四物汤理法方药推理如图 11 – 2 所示。

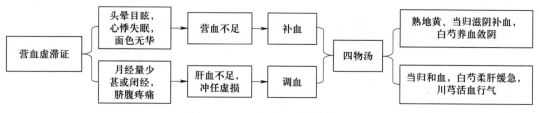

图 11 – 2　四物汤理法方药推理

◆ 临床应用

本方原治外伤瘀血作痛，后用于治妇人诸疾，今多作补血调血之基础方，以头晕心悸，面色、唇爪无华，舌淡，脉细为辨证要点。

◆ 中成药常见剂型

四物合剂、颗粒、片、胶囊、膏。

方剂二　归脾汤的组方与运用

◆ 主治病证（证）

（1）心脾气血两虚证。症见心悸怔忡，健忘失眠，盗汗虚热，食少体倦，面色萎黄，舌淡，苔薄白，脉细弱。

（2）脾不统血证。症见便血，皮下紫癜，以及妇女崩漏，月经超前，量多色淡或淋漓不止，舌淡，脉细弱。

心脾气血暗耗，神无所主，意无所藏，故见心悸怔忡、健忘失眠；脾虚运化无力，化源不足，气血衰少，而见食少体倦、面色萎黄、舌质淡、苔薄白、脉细弱；阴血亏虚，虚阳外浮，亦可见盗汗虚热。脾主统血，脾虚如不能摄血，则表现为各种出血症。

◆ 基本病机（理）

思虑过度，劳伤心脾，气血日耗。

◆ 治疗方法（法）

益气补血，健脾养心。

◆ 药理方理（方药）

白术一两（18 g）　茯神去木，一两（18 g）　黄芪去芦，一两（18 g）　龙眼肉一两（18 g）　酸枣仁炒，去壳，一两（18 g）　人参半两（9 g）　木香不见火，半两（9 g）　甘草炙，二钱半（6 g）　当归一钱（3 g）　远志蜜炙，一钱（3 g）

上咬咀，每服四钱（12 g），水一盏半，加生姜五片，枣一枚，煎至七分，去滓温服，不拘时候（现代用法：加生姜、大枣，水煎服）。

方中黄芪甘温，补脾益气；龙眼肉甘平，既补脾气，又养心血，共为君药。人参、白术皆为补脾益气之要药，与黄芪相伍，补脾益气之功益著；当归补血养心，酸枣仁宁心安神，二药与龙眼肉相伍，补心血、安神志之力更强，均为臣药。佐以茯神养心安神，远志宁神益智；更佐理气醒脾之木香，与诸补气养血药相伍，可使其补而不滞。炙甘草补益心脾之气，并调和诸药，用为佐使。引用生姜、大枣，调和脾胃，以资化源。诸药配伍，心脾得补，气血得养，诸症自除。归脾汤理法方药推理如图 11-3 所示。

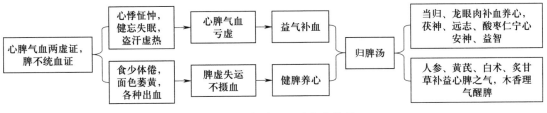

图 11-3　归脾汤理法方药推理

◆ 临床应用

本方为补益心脾之常用方，以气短乏力，心悸失眠，或便血崩漏，舌淡，脉细弱为辨证要点。

◆ 中成药常见剂型

归脾丸、颗粒、合剂。

方剂三　当归补血汤的组方与运用

◆ 主治病证（证）

（1）血虚发热证。症见肌热面赤，烦渴欲饮，脉洪大而虚，重按无力。

（2）妇人经期、产后血虚发热头痛；或疮疡溃后，久不愈合。

劳倦内伤，血虚气弱，阴不维阳，则阳气浮越于外，故肌热面赤、烦渴欲饮，此种烦渴，每每时烦时止，渴喜热饮；女子素有气血不足，复加经期或产后，气血更为虚弱，血不维气，气浮于外而上攻，则发热头痛；疮疡日久，气血虚弱而不能滋养肌肤，则疮疡久不愈合；脉洪大而虚，重按无力，乃血虚气弱，阳气浮越之象，是血虚发热的辨证关键。

◆ 基本病机（理）

血虚阳浮。

◆ 治疗方法（法）

补气生血。

◆ 药理方理（方药）

黄芪一两（30 g）　当归酒洗，二钱（6 g）

上咬咀，以水二盏，煎至一盏，去滓温服，空心食前（现代用法：水煎服）。

方中重用黄芪，取其量大力宏，补气固表，以急固浮阳而使热退，且补气又助生血，使阳生阴长，气旺血生，故以之为君。配以少量当归养血和营，并得黄芪生血之助，使阴血渐充，则浮阳秘敛，虚热自退。至于妇人经期、产后血虚发热头痛，属血虚发热者，用此方益气补血，其症自解。疮疡溃后，久不愈合者，亦为气血不足，用本方补气生血，托疮生肌，疮自收口愈合。二药配伍，药简效宏，重用甘温以补气，阳生阴长以生血，则诸症自除。

◆ 临床应用

本方为补气生血之常用方，亦体现李东垣"甘温除热"之法，以肌热面赤，渴喜热饮，脉洪大而虚为辨证要点。

◆ 中成药常见剂型

当归补血口服液、胶囊、丸。

其他常用补血中成药见表 11 – 2。

表 11 – 2   其他常用补血中成药

药名	组成	功效	主治	用法用量	使用注意
阿胶补血口服液	阿胶、熟地黄、党参、黄芪、枸杞子、白术	补益气血，滋阴润肺	用于气血两虚所致的久病体弱、目昏、虚劳咳嗽	口服。一次 20 mL，早晚各一次，或遵医嘱	无

【知识拓展】

◆ 四物汤附方

1. 桃红四物汤（《医垒元戎》录自《玉机微义》，原名加味四物汤）

四物汤加桃仁 9 g 红花 6 g（原著本方无用量）

水煎服。

功效：养血活血。

主治：血虚兼血瘀证。症见妇女经期超前，血多有块，色紫稠黏，腹痛等。

2. 芩连四物汤（《古今医统》）

川芎 15 g 当归 15 g 白芍 15 g 生地黄 15 g 黄芩 7.5 g 黄连 7.5 g

上咀，水煎，食前服。

功效：养血清热。

主治：小儿荣热血燥；妇人血分有热，月经先期，经来量多、色紫黑者。

◆ 附方鉴别

桃红四物汤和芩连四物汤均含四物汤之义，属补血调血之剂。桃红四物汤是在四物汤的基础上加桃仁、红花，因此偏重于活血化瘀，适用于血瘀诸症；芩连四物汤是四物汤又加黄芩、黄连，故侧重清热之效，适用于血热所致小儿荣热血燥及妇人月经先期之症。

◆ 联合用药

阿胶补血口服液＋琥珀酸亚铁片＋维生素 C：阿胶补血口服液具有补益气血、滋阴润肺的功效，琥珀酸亚铁片补铁，维生素 C 促进铁吸收，中西药联用标本兼治，改善贫血状态。

阿胶补血口服液＋贞芪扶正颗粒：针对久病、术后气血两虚，有很好的调理改善作用。

思考与练习

一、单项选择题

当归补血汤的主治病证是（　　　）。

A. 气虚发热　　　　B. 阴虚发热　　　　C. 血虚发热　　　　D. 阳虚发热

E. 血瘀发热

二、思考题

1. 当归补血汤中为何重用黄芪为君药？

2. 四物汤的主治病证及临床表现是什么？

第三节　常用气血双补方剂与中成药

 学习目标

1. 掌握气血双补方剂八珍汤的主治病证、理法方药及临床应用。

2. 熟悉常用气血双补方剂的组方分析，常用气血双补中成药的功效、主治，常用气血双补方剂和中成药的使用注意。

3. 了解气血双补中成药的常见剂型及用法用量。

气血双补剂适用于气血两虚证。症见面色无华，头晕目眩，心悸怔忡，食少体倦，气短懒言，舌淡，脉虚细无力等。常以补气药如人参、白术、党参等，与补血药熟地黄、当归、阿胶等并用组成方剂，气虚与血虚的程度决定补气与补血的主次。代表方药有八珍汤、乌鸡白凤丸等。

方剂一　八珍汤的组方与运用

◆ 主治病证（证）

气血两虚证。症见面色萎白或无华，头晕目眩，四肢倦怠，气短懒言，心悸怔忡，饮食减少，舌淡苔薄白，脉细弱或虚大无力。

气能生血，血能载气，气虚日久常致阴血化生不足，血虚或失血过多致气无所依附。气血两亏，不能上荣于头面，故面色萎白或无华、头晕目眩；肺脾气虚则气短懒言、倦怠乏力、食欲减少；血不养心，则心悸怔忡；舌质淡、脉细弱或虚大无力，皆为气血虚弱之象。

◆ 基本病机（理）

素体虚弱，或劳役过度，或病后、产后失调，或久病失治，或失血过多。

◆ 治疗方法（法）

益气补血。

◆ 药理方理（方药）

当归_{去芦} 川芎 熟地黄 白芍药 人参_{去芦} 甘草_炙 茯苓_{去皮} 白术各一两（各15 g）

上为咬咀。每服三钱（9 g），水一盏半，加生姜五片，枣一枚，煎至七分，去滓，不拘时候，通口服（现代用法：加生姜5 片，大枣1 枚，水煎服）。

本方为四君子汤与四物汤合方而成。方中人参与熟地黄为君药，人参甘温，大补五脏元气，补气生血；熟地黄补血滋阴。臣以白术补气健脾，当归补血和血。佐用茯苓健脾养心，白芍养血敛阴，川芎活血行气，以使补而不滞。炙甘草益气和中，煎加生姜、大枣，调和脾胃，以助气血生化，共为佐使。诸药相合，共成益气补血之效。八珍汤理法方药推理如图11 -4 所示。

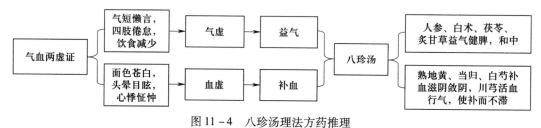

图11 -4　八珍汤理法方药推理

◆ 临床应用

本方为治疗气血两虚之基础方，以气短乏力，头晕心悸，舌淡，脉细弱为辨证要点。临证时，当视气血虚损程度，相应调配君药与用量。若气虚偏重者，加大人参、白术用量以之为君；若血虚偏重者，加大熟地黄用量以之为君。

◆ 中成药常见剂型

八珍丸、颗粒、胶囊。

方剂二　乌鸡白凤丸的组方与运用

◆ 主治病证（证）

（1）气血两虚证。症见身体瘦弱，腰膝酸软，月经不调，崩漏带下。

（2）月经不调因气血双亏，阴虚有热，热扰冲任所致。症见经水先期而至，经量多或经量少，午后潮热，盗汗，腰腿酸软，心烦失眠，舌质偏红，脉细数。

（3）崩漏因气血不足，阴虚有热，热迫血行所致。症见经乱无期，月经量多或淋漓不尽，头晕，乏力，腰腿酸痛，心烦易怒，舌质偏红，脉细数；功能性子宫出血见上述证候者。

（4）带下病由气血虚弱，肝肾不足，虚热内扰，带脉不固所致。症见带下量多，腰酸腿软，虚热盗汗，舌质偏红，脉细数。

◆ 基本病机（理）

气血两亏，阴虚有热，热扰冲任，迫血妄行，带脉不固。

◆ 治疗方法（法）

补气养血，调经止带。

◆ 药理方理（方药）

乌鸡去毛爪肠 (640 g)　鹿角胶 (128 g)　醋鳖甲 (64 g)　煅牡蛎 (48 g)　桑螵蛸 (48 g)　人参 (128 g)　黄芪 (32 g)　当归 (144 g)　白芍 (128 g)　醋香附 (128 g)　天冬 (64 g)　甘草 (32 g)　地黄 (256 g)　熟地黄 (256 g)　川芎 (64 g)　银柴胡 (26 g)　丹参 (128 g)　山药 (128 g)　芡实炒 (64 g)　鹿角霜 (48 g)

口服。水蜜丸一次 6 g，小蜜丸一次 9 g，大蜜丸一次 1 丸，一日 2 次。

方中重用乌鸡，补阴血，滋肝肾，清虚热，为君药。人参、黄芪、山药补气健脾；熟地黄、当归、白芍、川芎、丹参养血调经；鹿角霜、鹿角胶补肝肾，益精血；醋鳖甲、地黄、天冬滋补阴液，清虚热，共为臣药。醋香附疏肝理气，调经止痛；银柴胡清退虚热；芡实、桑螵蛸、煅牡蛎收敛固涩止带，共为佐药。甘草调和诸药，为使药。诸药合用，共奏补气养血、调经止带之功。

◆ 临床应用

本方是治疗气血两虚所致月经不调的常用方，以月经量少、色淡、质清稀，白带量多，腰膝酸软，面色不荣，舌淡苔白，脉细弱为辨证要点。

◆ 使用注意

（1）月经不调或崩漏属血热实证者不宜使用。

（2）服药期间少食辛辣刺激食物。

（3）服药后出血不减或带下量仍多者应请医生诊治。

◆ 中成药常见剂型

乌鸡白凤颗粒、片、胶囊。

其他常用气血双补中成药见表 11 – 3。

表 11 – 3　　　　　　　　　　其他常用气血双补中成药

药名	组成	功效	主治	用法用量	使用注意
十全大补丸	党参、炒白术、茯苓、炙甘草、当归、川芎、酒白芍、熟地黄、炙黄芪、肉桂	温补气血	用于气血两虚、面色苍白、气短心悸、头晕自汗、体倦乏力、四肢不温、月经量多	口服。水蜜丸一次 6 g，小蜜丸一次 9 g，大蜜丸一次 1 丸，一日 2～3 次	无

续表

药名	组成	功效	主治	用法用量	使用注意
妇科十味片	醋香附、川芎、当归、醋延胡索、白术、甘草、大枣、白芍、赤芍、熟地黄、碳酸钙	养血疏肝，调经止痛	用于血虚肝郁所致月经不调、痛经、月经前后诸证，症见行经后错，经水量少、有血块，行经小腹疼痛，血块排出痛减，经前双乳胀痛、烦躁、食欲不振	口服。一次4片，一日3次	无

【知识拓展】

◆ 八珍汤附方

十全大补汤（《太平惠民和剂局方》）

人参6g　肉桂6g　川芎6g　熟地黄9g　茯苓9g　白术9g　炙甘草9g　黄芪9g　当归9g　白芍9g

上一十味，锉为粗末，每服二大钱（9g），水一盏，生姜三片，枣子二个，同煎至七分，不拘时候温服。

功效：温补气血。

主治：气血不足。症见饮食减少，久病体虚，脚膝无力，面色萎黄，精神倦怠，以及疮疡不敛，妇女崩漏。

◆ 附方鉴别

十全大补汤是在八珍汤的基础上加黄芪、肉桂化裁而来，偏于温补。

◆ 联合用药

八珍丸 + 逍遥丸：治疗气血两虚、肝气郁结、月经不调效果好。

思考与练习

一、单项选择题

1. 十全大补丸的功效是（　　）。

A. 益气养血，活血调经　　　　　　　　B. 益气养血，调经止带

C. 益气安神，活血调经　　　　　　　　D. 益气安神，健脾养血

E. 温补气血

2. 功效为补气养血、调经止带的是（　　）。

A. 乌鸡白凤丸　　　B. 八珍丸　　　　C. 归脾汤　　　　D. 十全大补丸

E. 妇科十味片

二、多项选择题

十全大补丸与八珍汤相比多出的药物有（ ）。

A. 肉桂 B. 桂枝 C. 黄芪 D. 附子

E. 车前子

三、思考题

十全大补丸和八珍汤在组成和功效上有何区别？

第四节 常用补阴方剂与中成药

 学习目标

1. 掌握补阴方剂六味地黄丸的主治病证、理法方药及临床应用。

2. 熟悉常用补阴方剂的组方分析，常用补阴中成药的功效、主治，常用补阴方剂和中成药的使用注意。

3. 了解补阴中成药的常见剂型及用法用量。

补阴剂适用于阴虚证。症见形体消瘦，头晕耳鸣，潮热颧红，五心烦热，盗汗失眠，腰酸遗精，咳嗽咯血，口燥咽干，舌红少苔，脉细数等。补阴剂以生地黄、麦冬等滋阴药为主，常配伍知母、黄柏等清虚热药以解决阴虚阳亢所生的内热。代表方药有六味地黄丸、大补阴丸、一贯煎等。

方剂一 六味地黄丸的组方与运用

◆ 主治病证（证）

肾阴精不足证。症见腰膝酸软，头晕目眩，视物昏花，耳鸣耳聋，盗汗，遗精，消渴，骨蒸潮热，手足心热，舌燥咽痛，牙齿动摇，足跟作痛，以及小儿囟门不合，舌红少苔，脉沉细数。

肾为先天之本，主骨生髓，腰为肾之府，肾阴精不足，骨髓不充，故腰膝酸软无力、牙齿动摇、足跟作痛、小儿囟门不合；脑为髓之海，肾精不足则髓海空虚而头晕目眩、视物昏花、耳鸣耳聋；肾藏精，为封藏之本，阴精亏虚，封藏不固，加之阴不制阳，相火妄动而遗精盗汗、潮热消渴、手足心热、口燥咽干等；舌红少苔、脉沉细数皆为阴虚之象。

◆ 基本病机（理）

肾阴不足。

◆ 治疗方法（法）

填精滋阴补肾。

◆ 药理方理（方药）

熟地黄炒，八钱（24 g）　山萸肉四钱（12 g）　干山药四钱（12 g）　泽泻三钱（9 g）　牡丹皮三钱（9 g）　茯苓去皮，三钱（9 g）

上为末，炼蜜为丸，如梧子大，空心温水化下三丸（现代用法：蜜丸，每服 9 g，日 2 ~ 3 次；亦可作汤剂，水煎服）。

方中重用熟地黄滋补肾阴，填精益髓，为君药。山茱萸补益肝肾，并能涩精；山药补养脾阴，亦补肾固精，共为臣药。三药相配，滋养肝脾肾，称为"三补"（熟地黄的用量为山茱萸和山药之和，可见仍以补肾为主）。泽泻利湿泄热而降肾浊，并能减熟地黄之滋腻；茯苓淡渗脾湿，助山药之健运，与泽泻共降肾浊；牡丹皮清泄虚热，并制山茱萸之温涩。三药为"三泻"，渗湿浊，清虚热，平其偏胜以治标，均为佐药。诸药相合，三补三泻，共奏滋补肾阴之功。六味地黄丸理法方药推理如图 11 - 5 所示。

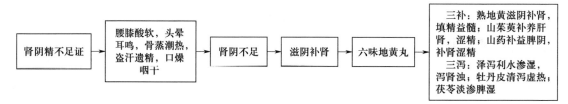

图 11 - 5　六味地黄丸理法方药推理

◆ 临床应用

本方为补肾填精之基础方，亦为"三补""三泻"法之代表方，以腰膝酸软，头晕目眩，口燥咽干，舌红少苔，脉沉细为辨证要点。

◆ 中成药常见剂型

六味地黄丸、颗粒、片、胶囊、软胶囊。

方剂二　炙甘草汤的组方与运用

◆ 主治病证（证）

（1）阴血不足，阳气虚弱证。症见脉结代，心动悸，虚羸少气，舌光少苔，或质干而瘦小者。

（2）虚劳肺痿。症见咳嗽，涎唾多，形瘦短气，虚烦不眠，自汗盗汗，咽干舌燥，大便干结，脉虚数。

阴血不足，脉道无以充盈，阳气虚弱，血脉无以鼓动，故脉气不相续接，而见结代；气血俱虚，心失所养，故心动悸、虚羸少气、舌光少苔、质干瘦小。虚劳肺痿亦属阴血阳气俱虚所致。

◆ 基本病机（理）

阴血不足，阳气虚弱。

◆ 治疗方法（法）

滋阴养血，益气温阳，复脉定悸。

◆ 药理方理（方药）

甘草炙，四两（12 g）　生姜切，三两（9 g）　人参二两（6 g）　生地黄一斤（50 g）　桂枝去皮，三两（9 g）　阿胶二两（6 g）　麦门冬去心，半升（10 g）　麻仁半升（10 g）　大枣擘，三十枚（10 枚）

上九味，以清酒七升，水八升，先煮八味，取三升，去滓，内胶烊消尽，温服一升，日三服（现代用法：水酒各半煎服，阿胶烊化）。

方中重用生地黄滋阴养血，炙甘草益气养心，二者相合，气血并补。以麦冬滋养心阴，阿胶滋阴养血，火麻仁滋阴润燥，共助生地黄滋补阴血之力；以人参补中益气，合炙甘草温养阳气。桂枝温通心阳，大枣益气养血；生姜辛温，具宣通之性，合桂枝以温通阳气，配大枣以益脾胃、滋化源、调阴阳、和气血。用法中加酒煎服，清酒辛热，可温通血脉，以行药势。诸药配伍，补中寓通，滋而不腻，温而不燥，阴血足而血脉充，阳气旺而心脉通，气血充足，阴阳调和，则悸定脉复，故本方又名"复脉汤"。

◆ 临床应用

本方为治气血虚损证之常用方，以虚羸少气，心动悸，脉结代为辨证要点。

◆ 中成药常见剂型

炙甘草合剂、颗粒。

方剂三　大补阴丸的组方与运用

◆ 主治病证（证）

阴虚火旺证。症见骨蒸潮热，盗汗遗精，咳嗽咯血，心烦易怒，足膝疼热或痿软不用，舌红少苔，尺脉数而有力。

阴虚则相火无制，阴虚火旺，故骨蒸潮热；迫津外泄，故夜卧盗汗；扰动精室，故而遗精滑泄；损伤肺络，则咳嗽咯血；上扰心肝，则心烦易怒；肝主筋，肾主骨，阴虚有火，故足膝疼热或痿软不用；舌红少苔、尺脉数而有力，皆为阴虚火旺之象。

◆ 基本病机（理）

肝肾阴虚，相火亢盛。

◆ 治疗方法（法）

滋阴降火。

◆ 药理方理（方药）

黄柏炒褐色，四两（12 g）　知母酒浸，炒，四两（12 g）　熟地酒蒸，六两（18 g）　龟板酥炙，六两（18 g）

上为末，猪脊髓蜜丸。服七十丸，空心盐白汤下（现代用法：蜜丸，每服 9 g，淡盐汤送服；亦可作汤剂，水煎服）。

本方用熟地黄滋补真阴，填精益髓；龟甲滋阴潜阳，补肾健骨。二药相须，补阴固本，滋水亦可制火，共为君药。相火既动，必资清降，故以黄柏之苦寒降泄，"专泻肾与膀胱之火"（《药品化义》）；知母味苦性寒质润，既能清泄肺、胃、肾三经之火，又能滋三经之阴。知母、黄柏相须为用，知母滋阴清热，黄柏虽无滋阴之功，却属"坚阴"之品，二者能清降阴虚之火，用以为臣。丸用猪脊髓补髓养阴，蜂蜜补中润燥，共增滋补真阴之效，为佐药。合而成方，既滋阴，又降火，但龟甲、熟地黄用量略多，以滋阴培本为主，故曰"大补阴丸"，实乃补泻并施之方。本方原名"大补丸"。

◆ 临床应用

本方为治疗阴虚火旺证之常用方，以骨蒸潮热，盗汗遗精，心烦易怒，舌红少苔，尺脉数而有力为辨证要点。

方剂四　一贯煎的组方与运用

◆ 主治病证（证）

（1）肝肾阴虚，肝气郁滞证。症见胸脘胁痛，吞酸吐苦，咽干口燥，舌红少津，脉细弱或虚弦。

（2）疝气瘕聚。

阴血不足，不能濡养肝脉，又兼肝气不舒，气滞不通，故胸脘胁痛；肝气犯胃，则吞酸吐苦；阴虚液耗，津不上承，且有虚火，故咽干口燥、舌红少津；肝气不舒，则肝之经脉郁滞，久则结为疝气瘕聚。

◆ 基本病机（理）

肝肾阴虚，肝气郁滞。

◆ 治疗方法（法）

滋阴疏肝。

◆ 药理方理（方药）

北沙参 (9 g)　麦冬 (9 g)　当归身 (9 g)　生地黄 (18 g)　枸杞子 (9 g)　川楝子 (6 g)（原著本方无用量）

水煎服。

方中重用生地黄与枸杞子相伍，滋养肝肾之阴，以涵养肝木。当归补血养肝，且补中有行；入以辛凉之川楝子疏肝泄热，理气止痛，顺其条达之性，而无劫阴之弊。四药相合，补肝之体，适肝之用。北沙参、麦冬滋养肺胃之阴，养肺阴以清金制木，养胃阴以培土荣木。诸药合用，则肝肾肺胃兼顾，旨在涵木；甘寒少佐辛疏，以适肝性，则肝阴得补，肝气得舒，诸症自愈。

◆ 临床应用

本方为治疗阴虚气滞证之常用方，以胸脘胁痛，咽干口燥，舌红少津，脉虚弦为辨证要点。

方剂五　益胃汤的组方与运用

◆ 主治病证（证）

胃阴不足证。症见饥不欲食，口燥咽干，大便干结，舌红少津，脉细数。

胃居中焦为阳土，喜润恶燥，主受纳，其气以降为顺。胃阴不足，受纳失司，故饥而不欲食；胃之阴津不足，上不能滋润口咽则口燥咽干，下不能濡润大肠则便结；舌红少津、脉象细数，为阴虚内热之征。

◆ 基本病机（理）

热病消灼阴液，或过食辛辣之物，或过用吐、下之剂，或胃病迁延不愈，致胃阴耗损，虚热内生。

◆ 治疗方法（法）

养阴益胃。

◆ 药理方理（方药）

沙参三钱（9 g）　麦冬五钱（15 g）　冰糖一钱（3 g）　细生地五钱（15 g）　玉竹炒香，一钱五分（4.5 g）

水五杯，煮取二杯，分二次服，渣再煮一杯服（现代用法：水煎服）。

胃阴不足，阴虚生热，故方中重用生地黄、麦冬，味甘性寒，养阴清热，生津润燥，为甘凉益胃之上品，共为君药。配伍沙参、玉竹为臣，养阴生津，助生地黄、麦冬益胃养阴之力。冰糖濡养肺胃，调和诸药，为佐使药。全方甘凉清润，重在益胃，清而不寒，润而不腻，共奏养阴益胃之效。

◆ 临床应用

本方为滋养胃阴之常用方，以饥不欲食，口燥咽干，舌红少津，脉细数为辨证要点。

◆ 中成药常见剂型

益胃口服液、膏。

方剂六　左归丸的组方与运用

◆ 主治病证（证）

真阴不足证。症见头晕目眩，腰酸腿软，遗精滑泄，自汗盗汗，口燥舌干，舌红少苔，脉细。

真阴不足，肾精亏虚，不能主骨而腰酸腿软；不能生髓，则髓海空虚而头晕目眩；肾精亏虚，且失于封藏，故遗精滑泄、自汗盗汗；口燥舌干、舌光少苔、脉细等，皆为阴精不足之象。

◆ 基本病机（理）

真阴不足，肾精亏虚。

◆ 治疗方法（法）

滋阴补肾，填精益髓。

◆ 药理方理（方药）

大怀熟地八两（24 g）　山药炒，四两（12 g）　枸杞四两（12 g）　山茱萸肉四两（12 g）　川牛膝酒洗，蒸熟，三两（9 g），滑精者不用　菟丝子制，四两（12 g）　鹿胶敲碎，炒珠，四两（12 g）　龟胶切碎，炒珠，四两（12 g），无火者不必用

上先将熟地蒸烂，杵膏，加炼蜜丸桐子大。每食前用滚汤或淡盐汤送下百余丸（现代用法：蜜丸，每服 9 g，日 2～3 次；亦可作汤剂，水煎服）。

方中重用熟地黄滋肾阴，益精髓，以补真阴之不足，为君药。用山茱萸补养肝肾，固涩精气；山药补脾益阴，滋肾固精；龟甲胶滋阴补髓；鹿角胶补益精血，温壮肾阳，配入补阴方中，有"阳中求阴"之意，皆为臣药。枸杞子补肝肾，益精血；菟丝子补肝肾，助精髓；川牛膝益肝肾，强筋骨，俱为佐药。诸药配伍，纯甘补阴，纯补无泻，阳中求阴，真阴得充。

◆ 临床应用

本方为治疗真阴不足证之常用方，以头晕目眩，腰酸腿软，舌光少苔，脉细为辨证要点。

其他常用补阴中成药见表 11-4。

表 11-4　　　　　　　　　　　　　　其他常用补阴中成药

药名	组成	功效	主治	用法用量	使用注意
参芪降糖胶囊	人参茎叶总皂苷、黄芪、地黄、山药、天花粉、覆盆子、麦冬、五味子、茯苓、枸杞子、泽泻	益气滋阴补肾	主治气阴不足肾虚消渴，用于 2 型糖尿病	口服。一次 3 粒，一日 3 次，一个月为一个疗程，效果不显著或治疗前症状较重者，每次用量可达 8 粒，一日 3 次	实热证者禁用
天芪降糖胶囊	黄芪、天花粉、女贞子、石斛、人参、地骨皮、酒蒸黄连、山茱萸、墨旱莲、五倍子	益气养阴，清热生津	用于 2 型糖尿病气阴两虚证，症见倦怠乏力、口渴喜饮、五心烦热、自汗盗汗、气短懒言、心悸失眠	口服。一次 5 粒，一日 3 次，8 周为一个疗程，或遵医嘱	孕妇禁用
稳心颗粒	党参、黄精、三七、琥珀、甘松	益气养阴，活血化瘀	用于气阴两虚，心脉瘀阻所致的心悸不宁、气短乏力、胸闷胸痛，以及室性早搏、房性早搏见上述证候者	开水冲服。一次 1 袋，一日 3 次，或遵医嘱	孕妇慎用，缓慢性心律失常患者禁用

续表

药名	组成	功效	主治	用法用量	使用注意
更年安片	地黄、泽泻、麦冬、熟地黄、玄参、茯苓、仙茅、磁石、牡丹皮、珍珠母、五味子、首乌藤、制何首乌、浮小麦、钩藤	滋阴清热，除烦安神	用于肾阴虚所致的绝经前后诸证，症见烦热出汗、眩晕耳鸣、手足心热、烦躁不安；更年期综合征见上述证候者	口服。一次6片，一日2~3次	无
养胃舒胶囊	蒸黄精、党参、炒白术、山药、菟丝子、北沙参、玄参、乌梅、陈皮、山楂、干姜	滋阴养胃	用于慢性胃炎，胃脘灼热、隐隐作痛	口服。一次3粒，一日2次	孕妇慎用
阴虚胃痛颗粒	北沙参、麦冬、石斛、川楝子、玉竹、白芍、炙甘草	养阴益胃，缓急止痛	用于胃阴不足所致的胃脘隐隐灼痛、口干舌燥、纳呆干呕，以及慢性胃炎、消化性溃疡见上述证候者	开水冲服。一次1袋，一日3次	无
天麻首乌片	天麻、白芷、制何首乌、熟地黄、丹参、川芎、当归、炒蒺藜、桑叶、墨旱莲、酒女贞子、白芍、蒸黄精、甘草	滋阴补肾，养血息风	用于肝肾阴虚所致的头晕目眩、头痛耳鸣、口苦咽干、腰膝酸软、脱发、白发，以及脑动脉硬化、早期高血压、血管神经性头痛、脂溢性脱发见上述证候者	口服。一次6片，一日3次	无

【知识拓展】

◆ 六味地黄丸附方

1. 知柏地黄丸（《医方考》）

六味地黄丸加盐知母6 g　盐黄柏6 g

上为细末，炼蜜为丸，如梧桐子大，每服二钱（6 g），温开水送下。

功效：滋阴降火。

主治：肝肾阴虚，虚火上炎证。症见头昏目眩，耳鸣耳聋，虚火牙痛，五心烦热，腰膝酸痛，血淋尿痛，遗精梦泄，骨蒸潮热，盗汗颧红，咽干口燥，舌质红，脉细数。

2. 杞菊地黄丸（《麻疹全书》）

六味地黄丸加枸杞子9 g　菊花9 g

上为细末，炼蜜为丸，如梧桐子大，每服三钱（9 g），空腹服。

功效：滋肾养肝明目。

主治：肝肾阴虚证。症见两目昏花，视物模糊，或眼睛干涩，迎风流泪等。

3. 麦味地黄丸（《医部全录》引《体仁汇编》）

六味地黄丸加麦冬 15 g　五味子 15 g

上为细末，炼蜜为丸，如梧桐子大，每服三钱（9 g），空腹时用白汤送下。

功效：滋补肺肾。

主治：肺肾阴虚证。症见虚烦劳热，咳嗽吐血，潮热盗汗。

◆ 附方鉴别

知柏地黄丸、杞菊地黄丸、麦味地黄丸均由六味地黄丸加味而成，皆有滋阴补肾之功。知柏地黄丸偏于滋阴降火，适用于阴虚火旺证之骨蒸潮热、遗精盗汗等；杞菊地黄丸偏于养肝明目，适用于肝肾阴虚证之两目昏花、视物模糊等；麦味地黄丸偏于滋肾敛肺，适用于肺肾阴虚证之咳嗽等。

◆ 钱乙与六味地黄丸

大名鼎鼎的六味地黄丸，作为滋补肾阴的基础方，最初却是治疗小儿病的！北宋名医钱乙，以儿科见长，考虑到小儿阳气甚盛，于是将《金匮要略》中的肾气丸去桂枝和附子，制成"地黄丸"，用于小儿肾虚所致的发育迟缓等症。到了明代，医学家龚廷贤、薛己等对肾阴尤为重视，凡肾阴虚者，常常应用地黄丸。薛己承用其方，在他所著的《正体类要》中，将地黄丸的名字前冠以"六味"，于是"六味地黄丸"之名流传于世。

钱乙其人，用药灵活，师于古而不泥于古。其丰富的临床经验被其门人总结、整理成《小儿药证直诀》一书，这是我国第一本用原本形式保留下来的儿科专著，比欧洲最早出版的儿科著作早三百年。

◆ 联合用药

补中益气丸 + 六味地黄丸：治疗中气下陷、肾阴虚效果好。

思考与练习

一、单项选择题

大补阴丸的功效是（　　）。

A. 滋阴降火　　　　B. 滋补肝肾　　　　C. 阴阳并补　　　　D. 清热养阴

E. 气阴双补

二、思考题

1. 六味地黄丸中"三补"和"三泻"的含义是什么？

2. 一贯煎和逍遥散均能治疗肝郁气滞的胁痛，两者有何不同？

第五节 常用补阳方剂与中成药

 学习目标

1. 掌握补阳方剂肾气丸的主治病证、理法方药及临床应用。

2. 熟悉常用补阳方剂的组方分析，常用补阳中成药的功效、主治，常用补阳方剂和中成药的使用注意。

3. 了解补阳中成药的常见剂型及用法用量。

补阳剂适用于阳虚证。症见面色苍白，形寒肢冷，腰膝酸痛，下肢软弱无力，小便不利或小便频数，尿后余沥，男子阳痿早泄，女子宫寒不孕，舌淡苔白，脉沉细、尺部尤甚等。补阳剂以附子、肉桂、巴戟天等补阳药为主，也常配伍熟地黄、山茱萸等滋阴药以助阳生化，且制约补阳药的温燥。代表方药有肾气丸、右归丸等。

方剂一 肾气丸的组方与运用

◆ 主治病证（证）

肾阳不足证。症见腰痛脚软，身半以下常有冷感，少腹拘急，小便不利或小便反多，入夜尤甚，阳痿早泄，舌淡而胖，脉虚弱，尺部沉细；以及痰饮，水肿，消渴，脚气，转胞等。

肾精不足，失于滋荣，则腰痛而足膝痿软；命门火衰，失于温煦，必致身半以下常有冷感、少腹拘急；阳气虚弱，失于气化，必致水液代谢失常，故见小便不利或小便反多。而痰饮、水肿、消渴、脚气、转胞诸证，亦为肾阳失于气化所致，乃水液代谢失常之变。其他如阳痿早泄、舌淡而胖、脉象虚弱、尺部沉细，皆为肾精不足、肾之阳气匮乏所致。

◆ 基本病机（理）

肾阳不足，气化失常。

◆ 治疗方法（法）

补肾助阳，化生肾气。

◆ 药理方理（方药）

干地黄八两（24 g） 薯蓣四两（12 g） 山茱萸四两（12 g） 泽泻三两（9 g） 茯苓三两（9 g） 牡丹皮三两（9 g） 桂枝一两（3 g） 附子炮，一两（3 g）

上八味，末之，炼蜜和丸梧子大，酒下十五丸，加至二十五丸，日再服（现代用法：

蜜丸，每服 6 g，日 2 次，白酒或淡盐汤送下；亦可作汤剂，水煎服）。

本方用干地黄（今多用熟地黄）为君，滋补肾阴，益精填髓。臣以山茱萸，补肝肾，涩精气；山药（薯蓣）健脾气，固肾精。二药与地黄相配，补肾填精，谓之"三补"。又臣以附子、桂枝，温肾助阳，生发少火，鼓舞肾气。佐以茯苓健脾益肾，泽泻、牡丹皮降相火而制虚阳浮动，且茯苓、泽泻均有渗湿泄浊、通调水道之功。三者配伍，与"三补"相对而言，谓之"三泻"，即补中有泻，泻清中之浊以纯清中之清，而益肾精，且补而不滞。诸药相合，非峻补元阳，乃阴中求阳，微微生火，鼓舞肾气，即"少火生气"之意。肾气丸理法方药推理如图 11 - 6 所示。

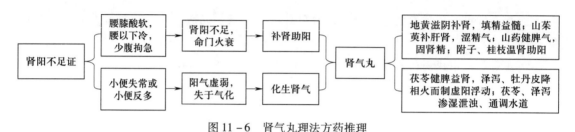

图 11 - 6　肾气丸理法方药推理

◆ 临床应用

本方为补肾助阳，化生肾气之代表方，以腰膝酸软，腰以下冷，小便失常，舌淡而胖，脉沉无力为辨证要点。

方剂二　右归丸的组方与运用

◆ 主治病证（证）

肾阳不足，命门火衰证。症见年老或久病气衰神疲，畏寒肢冷，腰膝软弱，阳痿遗精，或阳衰无子，或饮食减少，大便不实，或小便自遗，舌淡苔白，脉沉而迟。

命门火衰，阳气不振，故见气衰神疲、畏寒肢冷、腰膝软弱；火不生土，脾阳不运，故饮食减少、大便不实；肾主封藏，阳虚而精关不固，则遗精滑泄、阳衰无子、小便自遗。

◆ 基本病机（理）

肾阳不足。

◆ 治疗方法（法）

温补肾阳，填精益髓。

◆ 药理方理（方药）

大怀熟八两（24 g）　山药炒，四两（12 g）　山茱萸微炒，三两（9 g）　枸杞微炒，四两（12 g）　菟丝子制，四两（12 g）　鹿角胶炒珠，四两（12 g）　杜仲姜汤炒，四两（12 g）　肉桂二两，渐可加至四两（6 g）　当归三两，便溏勿用（9 g）　制附子自二两，渐可加至五六两（6 g）

上先将熟地蒸烂杵膏，加炼蜜丸，如弹子大。每嚼服二三丸，以滚白汤送下（现代用法：蜜丸，每服 9 g；亦可作汤剂，水煎服）。

方中附子、肉桂温壮元阳，鹿角胶温肾阳、益精血，三药合用，培补肾中元阳。熟地黄、山茱萸、枸杞子、山药滋阴益肾，填精补髓，并养肝补脾，阴中求阳。菟丝子、杜仲补肝肾，强腰膝；当归养血补肝，与补肾之品相合，共补精血。诸药合用，补阳与补阴相配，阴中求阳，纯补无泻，共奏温壮肾阳、滋补精血之功。

◆ 临床应用

本方为治疗命门火衰证之常用方，以腰膝酸软，畏寒肢冷，神疲乏力为辨证要点。

◆ 使用注意

本方纯补无泻，故肾虚兼有湿浊者不宜使用。

◆ 中成药常见剂型

右归丸、胶囊。

其他常用补阳中成药见表 11 − 5。

表 11 − 5   其他常用补阳中成药

药名	组成	功效	主治	用法用量	使用注意
桂附地黄丸	肉桂、附子（制）、熟地黄、酒萸肉、牡丹皮、山药、茯苓、泽泻	温补肾阳	用于肾阳不足，腰膝酸冷、肢体浮肿、小便不利或反多、痰饮喘咳、消渴	口服。水蜜丸一次 6 g，小蜜丸一次 9 g，大蜜丸一次 1 丸，一日 2 次	无
参附强心丸	人参、附子（制）、桑白皮、猪苓、葶苈子、大黄	益气助阳，强心利水	用于慢性心力衰竭而引起的心悸、气短、胸闷喘促、面肢浮肿等症，属于心肾阳衰者	口服。大蜜丸一次 2 丸，水蜜丸一次5.4 g，一日 2 ~ 3 次	孕妇禁服，宜低盐饮食
妇宁康片	人参、枸杞子、当归、熟地黄、赤芍、山茱萸、知母、石菖蒲、黄柏、牡丹皮、远志、菟丝子、茯苓、淫羊藿、巴戟天、狗脊、蛇床子、五味子	补肾助阳，调补冲任，益气养血，安神解郁	用于肝肾不足、冲任失调所致月经不调、阴道干燥、情志抑郁、心神不安，以及妇女更年期综合征见上述证候者	口服。一次 4 片，一日 3 次	无
五子衍宗丸	枸杞子、炒菟丝子、覆盆子、蒸五味子、盐车前子	补肾益精	用于肾虚精亏所致的阳痿不育、遗精早泄、腰痛、尿后余沥	口服。水蜜丸一次 6 g，小蜜丸一次 9 g，大蜜丸一次 1 丸，一日 2 次	无

【知识拓展】

◆ 联合用药

六味地黄丸＋五子衍宗丸：治疗阳痿、遗精、早泄

思考与练习

一、单项选择题

1. 肾气丸的功效是（　　）。

A. 温补肾阳 　　　　　　　　　　　B. 补肾助阳，化生肾气

C. 滋阴补肾，填精益髓 　　　　　　D. 温补肾阳，填精益髓

E. 温肾化气，利水消肿

2. 桂附地黄丸的功效是（　　）。

A. 温补肾阳 　　　　　　　　　　　B. 补肾助阳，化生肾气

C. 滋阴补肾，填精益髓 　　　　　　D. 温补肾阳，填精益髓

E. 温肾化气，利水消肿

二、多项选择题

肾气丸的主治病证有（　　）。

A. 痰饮 　　　　　B. 转胞 　　　　　C. 脚气 　　　　　D. 消渴

E. 水肿

三、思考题

1. 肾气丸的主治病证及临床表现有哪些？

2. 左归丸和右归丸在组成和功效上有何不同？

第六节　常用阴阳并补方剂与中成药

 学习目标

1. 掌握阴阳并补方剂地黄饮子的主治病证、理法方药及临床应用。

2. 熟悉地黄饮子的组方分析。

阴阳并补剂适用于阴阳两虚证。症见头晕目眩，腰膝酸软，阳痿遗精，畏寒肢冷，午后潮热等。阴阳并补剂以补阴药和补阳药共组方剂，并根据阴阳虚损情况，分主次侧重。代表

方药有地黄饮子。

方剂　地黄饮子的组方与运用

◆ 主治病证（证）

喑痱。症见舌强不能言，足废不能用，口干不欲饮，足冷面赤，脉沉细弱。

"喑"者，舌强不能言。概因肾脉通于舌本，下元虚惫，肾精不能上荣于舌；肾阳不足，失于蒸化，水湿内停，泛而为痰，痰浊阻于心窍。"痱"者，足废不用。缘于肾虚不能主骨，则骨痿不用。阴虚内热，故口干不欲饮；虚火上浮，则面赤；肾阳亏虚，不能温煦于下，故足冷；脉沉细弱，为阴阳两虚可见之脉。

◆ 基本病机（理）

下元虚惫，虚阳上浮，痰浊上泛，阻塞窍道。

◆ 治疗方法（法）

滋肾阴，补肾阳，开窍化痰。

◆ 药理方理（方药）

熟干地黄（18 g）　巴戟去心（9 g）　山茱萸（9 g）　石斛（9 g）　肉苁蓉酒浸，焙（9 g）　附子炮（6 g）

五味子（6 g）　官桂（6 g）　白茯苓（6 g）　麦门冬去心（6 g）　菖蒲（6 g）　远志去心，等分（6 g）

（原著本方无用量）

上为末，每服三钱（9 g），水一盏半，生姜五片，枣一枚，薄荷少许，同煎至八分，不计时候（现代用法：加生姜5片，大枣1枚，薄荷2 g，水煎服）。

方中熟地黄、山茱萸滋补肾阴，填补肾精；肉苁蓉、巴戟天温养肾阳。四药相伍，阴阳并补，益肾填精，共为君药。附子、肉桂温助真元，摄纳浮阳，引火归元，以增温补肾阳之力，为臣药。麦冬、五味子、石斛滋阴敛液，育阴以配阳，与君药相伍，以增补肾阴、益肾精之力，亦为臣药。佐入石菖蒲、远志、茯苓交通心肾，开窍化痰；薄荷少许，借其轻清疏散之性，以助解郁开窍之力。生姜、大枣，调阴阳，和气血。诸药合用，滋补肾阴，温养肾阳，上下并治，以补虚治下为主，交通心肾，化痰开窍。地黄饮子理法方药推理如图11－7所示。

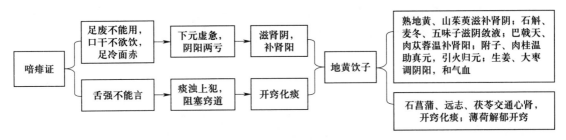

图 11－7　地黄饮子理法方药推理

◆ 临床应用

本方为治疗肾虚喑痱之代表方，以舌强不语，足废不用为辨证要点。

思考与练习

一、单项选择题

地黄饮子与肾气丸共有的药物是（　　　）。

A. 熟地黄、五味子
B. 山茱萸、肉苁蓉
C. 茯苓、附子
D. 泽泻、远志
E. 牡丹皮、麦冬

二、思考题

地黄饮子中石菖蒲、远志、茯苓的配伍意义是什么？

第十二章

常用固涩方剂与中成药

凡以收敛固涩作用为主，用于治疗气、血、精、津耗散滑脱病证的方剂，统称为固涩剂。根据《素问·至真要大论》"散者收之"的理论立法，固涩剂属于"十剂"中的涩剂。

固涩剂所治的耗散滑脱之证，皆由正气亏虚所致，凡自汗盗汗、久咳不止、泻痢不止、遗精滑泄、小便失禁、血崩带下等属正气虚者，皆属其适用范围。固涩剂的使用应根据气、血、精、津耗散的程度不同，配伍相应的补益药，以标本兼顾。若是元气大虚、亡阳欲脱所致的大汗淋漓、小便失禁或崩中不止者，非单纯固涩所能治，需急用大剂人参、附子之类回阳固脱。

由于耗散滑脱的病因和发病部位不同，固涩方剂与中成药分为固表止汗、敛肺止咳、涩肠固脱、涩精止遗、固崩止带五类。本类方剂为正虚无邪者而设，若外邪未去者，过早使用固涩剂，有"闭门留寇"之弊。病证属邪实者，如热病汗出、痰饮咳嗽、火扰遗泄、伤食泄泻、热痢初起，以及实热崩中带下等，均非本类方剂所宜。

第一节 常用固表止汗方剂与中成药

 学习目标

1. 掌握固表止汗方剂牡蛎散的主治病证、理法方药及临床应用。
2. 熟悉牡蛎散的组方分析。

固表止汗指用能收涩止汗的药物治疗虚证汗出的方法，又称敛汗法。固表止汗剂适用于卫外不固，阴液不能自守而导致的自汗、盗汗，代表方药有牡蛎散。

方剂 牡蛎散的组方与运用

◆ 主治病证（证）

自汗、盗汗证。症见自汗、盗汗，夜卧尤甚，久而不止，心悸惊惕，短气烦倦，舌淡红，脉细弱。

卫气虚，卫外不固，腠理疏松，津液外泄则自汗；汗为心液，汗出过多，心阴不足，心阳不潜，虚热内生，阴津外泄，故汗出且夜卧更甚；汗出日久，心之气阴耗伤，心神失养，则见心悸易惊、烦倦短气；舌淡红、脉细弱，均为气阴两虚之象。

◆ 基本病机（理）

卫外不固，阴液损伤，心阳不潜。

◆ 治疗方法（法）

益气固表，敛阴止汗。

◆ 药理方理（方药）

黄芪_{去苗、土} 麻黄根_洗 牡蛎_{米泔浸，刷去土，火烧通赤}，各一两（各 15 g）

上三味为粗散，每服三钱（9 g），水一盏半，小麦百余粒，同煎至八分，去渣热服，日二服，不拘时候（现代用法：加小麦或浮小麦 15 g，水煎服）。

方中煅牡蛎咸涩微寒，敛阴潜阳，固涩止汗，为君药。自汗多由气虚所致，黄芪益气实卫，固表止汗，为臣药。君臣相配，标本兼顾，止汗之力尤著。麻黄根功专收涩止汗，为佐药。小麦甘凉，专入心经，养心阴，益心气，并能清心除烦，为佐使药。诸药合用，涩补并用，以涩为主；气阴兼顾，以气为主，既能益气固表，又能敛阴止汗，使气阴得复则汗出可止。牡蛎散理法方药推理如图 12-1 所示。

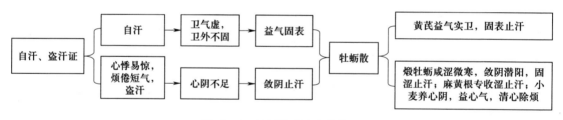

图 12-1 牡蛎散理法方药推理

◆ 临床应用

本方为治卫外不固、阴虚心阳不潜之自汗、盗汗证的常用方，以汗出，心悸，短气，舌淡，脉细弱为辨证要点。

【知识拓展】

◆ 牡蛎散附方

牡蛎散（《备急千金要方》）

牡蛎 9 g 白术 9 g 防风 9 g

上三味治下筛，酒服方寸匕，日二。

功效：固表敛汗，兼能疏风。

主治：自汗、盗汗，以及体虚外感风邪引起的头痛等症。

◆ 附方鉴别

正文中牡蛎散方与附方均能益气固表，用于治卫外不固，津液外泄之汗出。前者涩补之中兼能养心阴除烦，后者涩补之中兼能疏风。

思考与练习

一、单项选择题

1. 牡蛎散的组成中含有（　　）。

A. 党参　　　　　　　　B. 白术　　　　　　　C. 生牡蛎　　　　　　D. 煅牡蛎

E. 煅龙骨

2. 牡蛎散的主治证为（　　）。

A. 自汗、盗汗　　　　B. 体虚外感　　　　　C. 外感头痛　　　　　D. 阳虚欲脱

E. 水液内停

二、多项选择题

滑脱证常见症状包括（　　）。

A. 自汗盗汗　　　　　　B. 泻痢不止　　　　　C. 遗精滑泄　　　　　D. 小便失禁

E. 血崩

三、思考题

牡蛎散中能否用麻黄代替麻黄根使用？为什么？

第二节　常用敛肺止咳方剂与中成药

 ## 学习目标

1. 掌握敛肺止咳方剂九仙散的主治病证、理法方药及临床应用。

2. 熟悉九仙散的组方分析、使用注意。

敛肺止咳指用具有补益收涩肺气作用的药物，治疗久咳肺虚的方法。敛肺止咳剂适用于久咳肺虚，气阴耗伤证，代表方药有九仙散。

方剂 九仙散的组方与运用

◆ 主治病证（证）

久咳伤肺，气阴两伤证。症见咳嗽日久不已，咳甚则气喘，自汗，痰少而黏，脉虚数。

久咳伤肺，肺气虚损，故咳嗽日久不已，甚则气喘；肺气不足，卫外不固，故自汗；咳久伤及肺阴，致虚热内生，炼液为痰，故痰少而黏、脉虚数。

◆ 基本病机（理）

久咳伤肺，气阴两虚。

◆ 治疗方法（法）

敛肺止咳，益气养阴。

◆ 药理方理（方药）

人参—两（12 g）　款冬花—两（12 g）　桑白皮—两（12 g）　桔梗—两（12 g）　五味子—两（12 g）　阿胶—两（12 g）　乌梅—两（12 g）　贝母半两（6 g）　罂粟壳去顶，蜜炒黄，八两（9 g）

上为末，每服三钱，白汤点服，嗽住止后服（现代用法：共为粗末，每日三次，每次6 g，温开水送服。亦可作汤剂，水煎服）。

方中罂粟壳味酸涩，善于敛肺止咳，故重用为君药。五味子、乌梅酸涩，敛肺气，止咳生津，协助君药敛肺止咳；人参补益肺气；阿胶滋养肺阴，气阴双补，共为臣药。君臣相配，增强敛肺止咳、益气养阴之力。款冬花化痰止咳，降气平喘；桑白皮清肺泄热，止咳平喘；贝母清热化痰止咳，共为佐药。桔梗宣肺祛痰，载药上行，为佐使药。诸药合用，酸涩之中纳甘润以固气阴，敛降之中佐宣升以适肺性，敛中有散，降中寓升，主以敛津，共奏敛肺止咳、益气养阴之功。九仙散理法方药推理如图12-2所示。

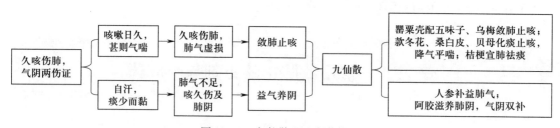

图12-2　九仙散理法方药推理

◆ 临床应用

本方为治疗久咳伤肺，气阴两虚证之常用方，以久咳不已，甚则气喘，自汗，脉虚数为辨证要点。

◆ 使用注意

本方中罂粟壳有毒，不宜多服、久服。

思考与练习

一、单项选择题

1. 九仙散的佐使药是（　　）。
A. 款冬花　　　　　　　　B. 桑白皮　　　　　C. 贝母　　　　　　　D. 桔梗
E. 五味子

2. 九仙散的功效为（　　）。
A. 燥湿化痰，理气和胃　　　　　　　　B. 清热宣肺，化痰止咳
C. 温肾纳气，止咳平喘　　　　　　　　D. 止咳化痰，降气平喘
E. 敛肺止咳，益气养阴

二、多项选择题

1. 九仙散的佐药包括（　　）。
A. 款冬花　　　　　　　　B. 桑白皮　　　　　C. 贝母　　　　　　　D. 乌梅
E. 五味子

2. 九仙散的臣药是（　　）。
A. 五味子、乌梅　　　B. 人参、阿胶　　　C. 罂粟壳、乌梅　　　D. 罂粟壳、五味子
E. 款冬花、桑白皮

三、思考题

风寒袭肺所致咳嗽能否使用九仙散？

第三节　常用涩肠固脱方剂与中成药

 学习目标

1. 掌握涩肠固脱方剂真人养脏汤的主治病证、理法方药及临床应用。

2. 熟悉常用涩肠固脱方剂的组方分析，常用涩肠固脱中成药的功效、主治，常用涩肠固脱方剂和中成药的使用注意。

3. 了解涩肠固脱中成药的常见剂型及用法用量。

涩肠固脱指用能涩肠止泻的药物，治疗大便滑脱不禁的方法。涩肠固脱方剂与中成药适用于泻痢日久不止，脾肾虚寒，以致大便滑脱不禁的病证，代表方药有真人养脏汤、四神丸、桃花汤等。

方剂一　真人养脏汤的组方与运用

◆ 主治病证（证）

久泻久痢，脾肾虚寒证。症见久泻，或下痢久，赤白已尽，后重已除，滑脱不禁，甚则脱肛坠下，腹痛喜温喜按，不思饮食，舌淡苔白，脉沉迟细。

泻痢日久，损伤脾肾，脾阳虚则中气下陷，肾阳虚则关门不固，故见久泻久痢而滑脱不禁，甚或脱肛不收；脾肾阳虚，虚寒内生，寒邪凝滞，故腹痛喜温喜按；脾虚运化不及，则食少神疲；舌淡苔白、脉沉细，皆为脾肾虚寒之象。

◆ 基本病机（理）

久泻久痢，伤及脾肾。

◆ 治疗方法（法）

涩肠固脱，温补脾肾。

◆ 药理方理（方药）

人参六钱（6 g）　当归去芦，六钱（6 g）　白术焙，六钱（6 g）　肉豆蔻面裹，煨，半两（8 g）　肉桂去粗皮，八钱（6 g）　甘草炙，八钱（6 g）　白芍药一两六钱（12 g）　木香不见火，一两四钱（3 g）　诃子去核，一两二钱（9 g）　罂粟壳去蒂萼，蜜炙，三两六钱（9 g）

上锉为粗末。每服二大钱（6 g），水一盏半，煎至八分，去滓，食前温服。忌酒、面、生、冷、鱼腥、油腻（现代用法：水煎服）。

方中重用罂粟壳涩肠固脱止泻，为君药。诃子苦酸温涩，功专涩肠止泻；肉豆蔻温中散寒，涩肠止泻，共为臣药，助君药以增强涩肠固脱止泻之功。君臣相配，体现"急则治标"之法。肉桂温肾暖脾，兼散阴寒；泻痢日久，气血亏虚，故用人参、白术益气健脾，当归、白芍养血和营，共治其本，其中白芍又治下痢腹痛；为防补涩太过导致气滞，配木香醒脾导滞，行气止痛，使补而不滞。以上药物共为佐药。炙甘草调和诸药，合白芍又能缓急止痛，是为佐使药。诸药合用，标本兼治，脾肾兼顾，涩中寓通，补而不滞，使滑脱得固，脏腑得养，故名"养脏"。真人养脏汤理法方药推理如图 12-3 所示。

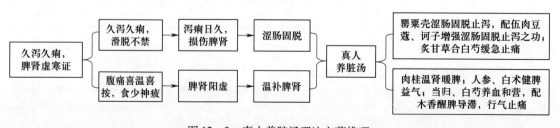

图 12-3　真人养脏汤理法方药推理

◆ 临床应用

本方为治泻痢日久，脾肾虚寒之常用方，以大便滑脱不禁，腹痛喜温喜按，倦怠食少，舌淡苔白，脉沉迟细为辨证要点。

方剂二　四神丸的组方与运用

◆ 主治病证（证）

脾肾阳虚之五更泻。症见五更泄泻，不思饮食，食不消化，或久泻不愈，腹痛喜温，腰酸肢冷，神疲乏力，舌淡，苔薄白，脉沉迟无力。

五更泻，多由命门火衰，火不暖土，脾失健运，肠失固涩所致。肾阳虚衰，不能温暖脾阳，故不思饮食、疲倦乏力；脾肾虚寒，故腹痛腰酸；舌淡苔薄白、脉沉迟无力，皆属脾肾阳虚之候。

◆ 基本病机（理）

脾肾阳虚，五更泄泻。

◆ 治疗方法（法）

温肾暖脾，固肠止泻。

◆ 药理方理（方药）

肉豆蔻二两（6 g）　补骨脂四两（12 g）　五味子二两（6 g）　吴茱萸浸炒，一两（3 g）

上为末，生姜八两，红枣一百枚，煮熟，取枣肉和末丸，如桐子大，每服五七十丸，空心或食前白汤送下（现代用法：丸剂，每服6～9 g，日2次，用淡盐汤或温开水送服；亦作汤剂，加姜6 g、枣10枚，水煎服）。

方中重用补骨脂温补命门之火，为君药。臣以肉豆蔻温脾暖胃、涩肠止泻。君臣相配，肾脾兼治，命门火旺则可暖脾土，脾得健运，肠得固摄，则久泻可止。佐以吴茱萸温暖脾肾以散阴寒；五味子温敛收涩，固肾益气，涩肠止泻。生姜温胃散寒，大枣补脾养胃，共为佐使药。诸药合用，温肾暖脾、涩肠止泻。

◆ 临床应用

本方为治五更泄泻或久泻之代表方，以五更泄泻，不思饮食，舌淡苔白，脉沉迟无力为辨证要点。

◆ 中成药常见剂型

四神丸、片。

方剂三　桃花汤的组方与运用

◆ 主治病证（证）

虚寒痢。症见下痢不止，或滑脱不禁，腹痛喜温喜按，便脓血，色暗，舌淡苔白，脉迟弱或微细。

下痢日久不愈，伤及脾肾，脾肾阳虚，固摄无权，则下痢不止或滑脱不禁；阳虚寒凝，失于温煦，则腹痛喜温喜按；脉络损伤，则下痢脓血，色暗；舌淡苔白、脉迟弱或微细，皆为虚寒之象。

◆ 基本病机（理）

下痢不止，脾肾阳虚。

◆ 治疗方法（法）

涩肠止痢，温中散寒。

◆ 药理方理（方药）

赤石脂—半全用，一半筛末，一斤（20 g）　干姜—两（12 g）　粳米—升（15 g）

上三味，以水七升，煮米令熟，去滓，温服七合，内赤石脂末方寸匕（5 g），日三服。若一服愈，余勿服（现代用法：水煎服）。

方中重用酸涩之赤石脂，固涩下焦，涩肠止痢，为君药。干姜辛温，温中散寒，为臣药，与赤石脂相配，标本兼治。粳米甘缓性平，养胃和中，为佐药。三药相合，共奏涩肠止痢、温中散寒之功。

◆ 临床应用

本方为治虚寒痢之常用方，以久痢不愈，腹痛喜温喜按，便脓血，色暗，舌淡苔白，脉迟弱为辨证要点。

◆ 使用注意

中病即止，不必尽剂。

其他常用涩肠固脱中成药见表 12 - 1。

表 12 - 1　　　　　　　　　　　其他常用涩肠固脱中成药

药名	组成	功效	主治	用法用量	使用注意
固本益肠片	党参、黄芪、补骨脂、麸炒白术、麸炒山药、炮姜、酒当归、炒白芍、醋延胡索、煨木香、地榆炭、煅赤石脂、儿茶、炙甘草	健脾温肾，涩肠止泻	用于脾肾阳虚所致的泄泻，症见腹痛绵绵、大便清稀或有黏液及黏液血便、食少腹胀、腰酸乏力、形寒肢冷、舌淡苔白、脉虚；慢性肠炎见上述证候者	口服。一次小片 8 片，大片 4 片，一日 3 次	服药期间忌食生冷、辛辣、油腻食物。湿热下痢非本方所宜
肠胃宁片	党参、黄芪、补骨脂、赤石脂、砂仁、白芍、延胡索、当归、姜炭、罂粟壳、白术、木香、葛根、防风、儿茶、炙甘草	健脾益肾，温中止痛，涩肠止泻	用于脾肾阳虚所致的泄泻，症见大便不调、五更泄泻、时带黏液，伴腹胀腹痛、胃脘不舒、小腹坠胀；慢性结肠炎、溃疡性结肠炎、肠功能紊乱见上述证候者	口服。一次 4～5 片，一日 3 次	禁食酸、冷、刺激性的食物。儿童慎用

【知识拓展】

◆ 桃花汤附方

赤石脂禹余粮汤（《伤寒论》）

赤石脂 50 g　禹余粮 50 g

上二味，以水六升，煮取二升，去滓，分温三服。

功效：涩肠止泻。

主治：泻痢日久，滑脱不禁。

◆ 附方鉴别

桃花汤和赤石脂禹余粮汤两方中都有赤石脂，均可涩肠止泻，治疗久泻久痢证。但桃花汤配伍干姜和粳米，温中涩肠，治疗下痢脓血属虚寒证者；赤石脂禹余粮汤则配伍禹余粮，固涩力强，可用于泻痢日久、滑脱不禁者。

思考与练习

一、单项选择题

1. 真人养脏汤的君药是（　　）。

A. 人参　　　　　　　　B. 肉桂　　　　　　　　C. 罂粟壳　　　　　　　D. 诃子

E. 肉豆蔻

2. 桃花汤的主治病证是（　　）。

A. 虚寒痢　　　　　　　B. 湿热痢　　　　　　　C. 热毒痢　　　　　　　D. 泄泻

E. 便秘

二、多项选择题

真人养脏汤辨证要点有（　　）。

A. 大便滑脱不禁　　　　B. 腹痛喜温喜按　　　　C. 食少　　　　　　　　D. 舌淡苔白

E. 脉迟细

三、思考题

1. 四神丸的主治病证及相应的理法方药是什么？

2. 比较真人养脏汤与四神丸治法、主治病证的异同之处。

第四节　常用涩精止遗方剂与中成药

 学习目标

1. 掌握涩精止遗方剂金锁固精丸的主治病证、理法方药及临床应用。

2. 熟悉常用涩精止遗方剂的组方分析。

3. 了解涩精止遗中成药的常见剂型。

涩精止遗指用能固精止遗、温摄下元的药物，治疗肾虚不固所致遗精滑泄、尿频遗尿等证。涩精止遗剂适用于肾虚封藏失职，精关不固所致的遗精滑精；或肾气不足，膀胱失约所致的尿频遗尿等证。代表方药有金锁固精丸、桑螵蛸散。

方剂一　金锁固精丸的组方与运用

◆ 主治病证（证）

肾虚不固之遗精。症见遗精滑泄，腰疼耳鸣，四肢酸软，神疲乏力，舌淡苔白，脉细弱。

肾主藏精，肾虚封藏失职，精关不固，故见遗精滑泄；腰为肾之府，肾开窍于耳，肾虚故腰疼耳鸣；肾亏气弱，故四肢酸软、神疲乏力、舌淡苔白、脉细弱。

◆ 基本病机（理）

肾虚精关不固。

◆ 治疗方法（法）

补肾涩精。

◆ 药理方理（方药）

沙苑蒺藜炒，二两（12 g）　芡实蒸，二两（12 g）　莲须二两（12 g）　龙骨酥炙，一两（6 g）　牡蛎盐水煮一日一夜，煅粉，一两（6 g）

莲子粉糊为丸，盐汤下（现代用法：丸剂，每服 9 g，日 2 次，淡盐水或开水送下；亦可作汤剂，加入莲子肉 10 g，水煎服）。

方中沙苑子甘温，补肾固精，《本经逢原》谓其"为泄精虚劳要药，最能固精"，故为君药。莲子肉补肾涩精，芡实益肾固精，莲须固肾涩精，三药合用，以助君药补肾固精之力，共为臣药。龙骨、牡蛎收敛固涩，重镇安神，共为佐药。诸药合用，既能涩精，又能补肾，标本兼顾，以涩为主。本方固精关，专为肾虚滑精者而设，故名"金锁固精"。金锁固精丸理法方药推理如图 12 - 4 所示。

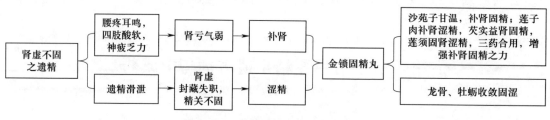

图 12 - 4　金锁固精丸理法方药推理

◆ 临床应用

本方为治疗肾虚精关不固证之常用方，以遗精滑泄，腰痛耳鸣，舌淡苔白，脉细弱为辨证要点。

◆ 中成药常见剂型

金锁固精丸（浓缩丸、水丸）。

方剂二　桑螵蛸散的组方与运用

◆ 主治病证（证）

心肾两虚之尿频或遗尿、遗精证。症见小便频数，或尿如米泔色，或遗尿，或滑精，心神恍惚，健忘，舌淡苔白，脉细弱。

肾与膀胱相表里，肾阳虚则固摄无权，膀胱失约，故小便频数或尿如米泔色，甚或遗尿；肾藏精，主封藏，封藏失职，精关不固，故滑精；心气虚，神失所养，故心神恍惚、健忘。

◆ 基本病机（理）

心肾两虚，水火不交。

◆ 治疗方法（法）

调补心肾，固精止遗。

◆ 药理方理（方药）

桑螵蛸　远志　菖蒲　龙骨　人参　茯神　当归　龟甲酥炙，各一两（各10 g）

上为末，夜卧人参汤调下二钱（6 g）（现代用法：共研细末，每服6 g，睡前以人参汤调下；亦可作汤剂，水煎服）。

方中桑螵蛸甘咸平，入肾经，补肾固精止遗，为君药。人参补益心气，安神定志；龙骨甘平，涩精止遗，镇心安神；龟甲滋阴而补肾。三药合用，补益心肾，滋阴涩精，共为臣药。桑螵蛸得龙骨则固涩止遗之力增强，配龟甲则补肾益精之功更佳。当归调补心血；茯神宁心安神，使心气下达于肾；远志安神定志，通肾气上达于心；石菖蒲开心窍，益心志，共为佐药。诸药相合，补涩并用，心肾兼顾，使神安精固遗止。

◆ 临床应用

本方为治疗心肾两虚，水火不交证之常用方，以尿频或遗尿，心神恍惚，舌淡苔白，脉细弱为辨证要点。

【知识拓展】

◆ 金锁固精丸附方

水陆二仙丹（《洪氏集验方》）

金樱子12 g　芡实12 g

为丸，如梧桐子大，每服五十丸（6 g），盐汤送下。

功效：补肾涩精。

主治：男子遗精白浊，小便频数，女子带下，纯属肾虚不摄者。

◆ 附方鉴别

金锁固精丸与水陆二仙丹均能治疗肾虚所致的遗精，有固涩止遗之功。金锁固精丸以沙苑子为主药，重在温补肾阳，用于肾阳虚衰者；水陆二仙丹则以芡实配伍金樱子，专行固涩与补肾，适用于肾虚滑精者。

思考与练习

一、单项选择题

1. 金锁固精丸中龙骨、牡蛎合用属于七情配伍中的（　　　　）。

A. 相反　　　　　　B. 相恶　　　　　　C. 相须　　　　　　D. 相使

E. 相杀

2. 桑螵蛸散中具有交通心肾作用的药物是（　　　　）。

A. 远志　　　　　　B. 石菖蒲　　　　　　C. 桑螵蛸　　　　　　D. 人参

E. 龟甲

二、思考题

金锁固精丸与桑螵蛸散在治法、用药、主治病证方面有何异同？

第五节　常用固崩止带方剂与中成药

 学习目标

1. 掌握固崩止带方剂固冲汤、固经丸的主治病证、理法方药及临床应用。
2. 熟悉常用固崩止带方剂的组方分析。

固崩止带指用具有收涩作用的药物，治疗妇女崩漏不止或带下淋漓的方法。固崩止带剂适用于妇女崩中漏下或带下日久不止等证，代表方药有固冲汤、固经丸。

方剂一　固冲汤的组方与运用

◆ 主治病证（证）

脾肾虚弱，冲脉不固证。症见血崩或月经过多，或漏下不止，色淡质稀，心悸气短，神疲乏力，腰膝酸软，舌淡，脉细弱。

脾虚不能统血，肾虚失其封藏，则冲脉不固，致使月经量多，甚至血崩；脾虚不能运化水谷，则气血化生不足，加之出血过多，致气血两虚，故见经色淡而质稀、心悸气短、四肢乏力、舌淡、脉细弱。

◆ 基本病机（理）

脾肾亏虚，冲脉不固。

◆ 治疗方法（法）

益气健脾，固冲摄血。

◆ 药理方理（方药）

白术炒，一两（30 g）　生黄芪六钱（18 g）　龙骨煅，捣细，八钱（24 g）　牡蛎煅，捣细，八钱（24 g）　黄肉去净核，八钱（24 g）　生杭芍四钱（12 g）　海螵蛸捣细，四钱（12 g）　茜草三钱（9 g）　棕边炭二钱（6 g）　五倍子轧细，药汁送服，五分（1.5 g）

水煎服。

方中重用白术，与黄芪相伍，补气健脾，使气旺摄血，共为君药。肝肾足即冲任固，故配以山茱萸、白芍补益肝肾以调冲任，并能养血敛阴，共为臣药。煅龙骨、煅牡蛎、棕榈炭、五倍子功专收敛固涩，以增止血之力；海螵蛸、茜草化瘀止血，使血止而不留瘀，共为佐药。诸药合用，共奏益气健脾、固冲止血之功。冲为血海，血崩则冲脉空虚，而本方有固冲摄血之功，故以"固冲"冠之。固冲汤理法方药推理如图 12 -5 所示。

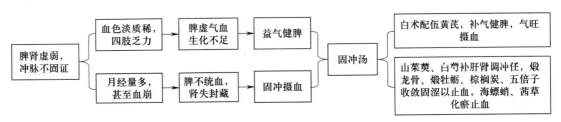

图 12 -5　固冲汤理法方药推理

◆ 临床应用

本方为治疗脾肾亏虚，冲脉不固之崩漏、月经过多的常用方，以出血量多，色淡质稀，腰膝酸软，舌淡，脉细弱为辨证要点。

方剂二　固经丸的组方与运用

◆ 主治病证（证）

阴虚血热之崩漏。症见月经过多，或崩中漏下，血色深红或紫黑稠黏，腰膝酸软，手足心热，舌红，脉弦数。

肝肾阴虚，故腰膝酸软；相火炽盛，损伤冲任，迫血妄行，以致月经过期不止或下血量多；阴虚火旺，故手足心热；舌红、脉弦数，为阴虚火旺之象。

◆ 基本病机（理）

阴虚血热，损伤冲任，迫血妄行。

◆ 治疗方法（法）

滋阴清热，固经止血。

◆ 药理方理（方药）

黄芩炒，一两（30 g）　白芍炒，一两（30 g）　龟板炙，一两（30 g）　黄柏炒，三钱（9 g）　椿树根皮七钱半（22.5 g）　香附子二钱半（7.5 g）

上为末，酒糊为丸，如梧桐子大。每服五十丸（6 g），空心温酒或白汤送下（现代用法：酒糊丸，每服6 g，日2次，温开水送服；亦可作汤剂，水煎服）。

方中龟甲滋养肝肾，潜阳制火；白芍敛阴益血以养肝。二药合用，肝肾同补，共为君药。黄芩清热泻火止血，黄柏泻火坚阴，共为臣药。佐以椿皮，苦涩而凉，固经止血。又恐寒凉太过，止血留瘀，故用少量辛苦微温之香附行气以助活血，并有调经之效，亦为佐药。诸药合用，使阴血得养，火热得清，气血调畅，诸症自愈。固经丸理法方药推理如图12－6所示。

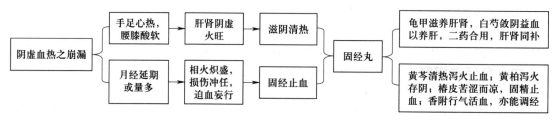

图12－6　固经丸理法方药推理

◆ 临床应用

本方为治阴虚血热之月经过多及崩漏的常用方，以血色深红甚或紫黑稠黏，舌红，脉弦数为辨证要点。

【知识拓展】

◆ 固冲汤附方

震灵丹（《太平惠民和剂局方》）

禹余粮120 g　紫石英120 g　赤石脂120 g　赭石120 g　乳香60 g　五灵脂60 g　没药60 g　朱砂30 g

上为细末，以糯米粉煮糊为丸，如小鸡头子大，晒干出光。每服一粒，空心温酒下，冷水亦得。

功效：止血化瘀。

主治：冲任虚寒，瘀阻胞宫。症见妇女崩漏，血色紫红或紫黑，夹有血块，小腹疼痛，脉沉细弦。

◆ 附方鉴别

固冲汤与震灵丹均能固涩止血。固冲汤于收涩之中伍以益气健脾、补益肝肾之品，涩补结合、脾肾同调，故用于治脾肾不足，冲脉不固之崩漏；震灵丹多用金石之品，且经煅制，以温涩为主，伍以活血祛瘀之品，故用于治胞宫虚寒瘀阻，冲任不固之崩漏。

思考与练习

一、单项选择题

1. 固冲汤中能使血止而无留瘀之弊的药物是（　　）。

A. 茜草、五倍子　　　B. 茜草、棕榈炭　　　C. 茜草、海螵蛸　　　D. 茜草、山茱萸

E. 牡蛎、煅龙骨

2. 固经丸的功效是（　　）。

A. 固冲摄血，补益肝肾　　　　　　　B. 滋阴清热，固经止血

C. 固冲摄血，益气健脾　　　　　　　D. 固冲摄血，补脾益肺

E. 养血止血，益气健脾

二、多项选择题

固冲汤主治病证的临床表现有（　　）。

A. 月经过多　　　B. 心悸气短　　　C. 神疲乏力　　　D. 腰膝酸软

E. 舌淡脉微弱

三、思考题

1. 固冲汤主治何证？试分析其方义。

2. 脾肾虚弱，冲脉不固证的辨证要点及主要病机是什么？

第十三章

常用安神方剂与中成药

凡以安神定志为主要功效，用以治疗神志不安病证的方剂，称为安神剂。

神志不安，常表现为心悸怔忡、失眠健忘，甚见烦躁惊狂等。心藏神、肝藏魂、肾藏志，故其证多与心、肝、肾三脏之阴阳偏盛偏衰，或其相互间功能失调相关。变化多虚实夹杂，互为因果。凡神志不安以惊狂易怒、烦躁不安为主者，多属实证，遵"惊者平之"之旨，治宜重镇安神；若以心悸健忘、虚烦失眠为主者，多属虚证，根据"虚则补之"之法，治宜补养安神；若心烦不寐、多梦、遗精者，多属心肾不交、水火失济，治宜交通心肾。故安神方剂与中成药分为重镇安神、补养安神、交通心肾三类。此外，因火热而狂躁谵语者，治当清热泻火；因痰而癫狂者，则宜祛痰；因瘀而发狂者，又宜活血祛瘀；因阳明腑实而狂乱者，则应攻下；以虚损为主要表现而兼见神志不安者，又重在补益。

第一节　常用重镇安神方剂与中成药

 学习目标

1. 掌握重镇安神方剂朱砂安神丸的主治病证、理法方药及临床应用。
2. 熟悉朱砂安神丸的组方分析和使用注意。

重镇安神剂适用于心肝阳亢，热扰心神证，代表方药有朱砂安神丸等。

方剂　朱砂安神丸的组方与运用

◆ 主治病证（证）

心火亢盛，阴血不足证。症见心神烦乱，失眠多梦，惊悸怔忡，或胸中懊憹，舌尖红，脉细数。

心火亢盛，扰及心神，则心神烦乱、失眠多梦、胸中懊憹；火热亢盛，灼伤阴血，心神失养，故惊悸怔忡；舌尖红、脉细数，为心火偏亢，阴血不足之征。

◆ 基本病机（理）

心火亢盛，灼伤阴血，心神失养。

◆ 治疗方法（法）

镇心安神，清热养血。

◆ 药理方理（方药）

朱砂另研，水飞为衣，五钱（1 g）　甘草五钱五分（15 g）　黄连去须净，酒洗，六钱（15 g）　当归去芦，二钱五分（8 g）　生地黄一钱五分（6 g）

除朱砂外，四味共为细末，汤浸蒸饼为丸，如黍米大，以朱砂为衣，每服十五丸或二十丸，津唾咽下，食后，或温水、凉水少许送下亦得（现代用法：上药研末，炼蜜为丸，每次 6 ~ 9 g，临睡前温开水送服；亦可作汤剂，水煎服，朱砂 1 g 研细末冲服）。

方中朱砂专入心经，秉寒降之性，长于镇心安神、清心火，为君药。黄连苦寒，泻心火以除烦热，为臣药。生地黄清热滋阴，当归养血，均为佐药。甘草防朱砂质重碍胃，并调药和中，为佐使药。全方镇清并用，清中兼补，主以治标，使心火降、阴血充，则心烦失眠、惊悸怔忡自除，故以"安神"名之。朱砂安神丸理法方药推理如图 13 - 1 所示。

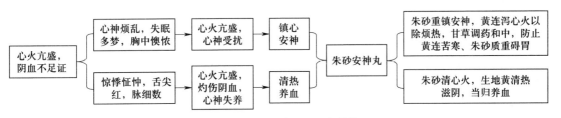

图 13 - 1　朱砂安神丸理法方药推理

◆ 临床应用

本方为治疗心火亢盛，阴血不足而致神志失宁之代表方，以心神烦乱，惊悸，失眠，舌红，脉细数为辨证要点。

◆ 使用注意

（1）方中朱砂含硫化汞，不宜多服、久服，以防汞中毒。

（2）素体脾胃虚弱者慎用。

【知识拓展】

◆ 朱砂安神丸附方

生铁落饮（《医学心悟》）

天冬 9 g　麦冬 9 g　贝母 9 g　胆南星 3 g　陈皮 3 g　远志 3 g　石菖蒲 3 g　连翘 3 g　茯苓 3 g　茯神 3 g　玄参 4.5 g　钩藤 4.5 g　丹参 4.5 g　朱砂 0.9 g

用生铁落煎熬三炷线香，取此水煎药。

功效：镇心安神，清热涤痰。

主治：痰热上扰之癫狂。症见狂躁不安，喜怒无常，骂詈叫号，不避亲疏，舌红绛，苔黄腻，脉弦数等。

◆ 附方鉴别

朱砂安神丸与生铁落饮均有重镇安神之功，主治心神不安证。然朱砂安神丸以重镇安神之朱砂与清心养阴药配伍组方，适用于心火上炎，灼伤阴血之心烦不安、失眠诸证；生铁落饮以重镇安神之生铁落、朱砂配伍涤痰、滋阴清热之品组方，其重镇之功大于朱砂安神丸，适用于痰火上扰之癫狂。

思考与练习

一、单项选择题

1. 朱砂安神丸的功效是（　　　）。

A. 重镇安神　　　　　B. 清热涤痰　　　　　C. 补养安神　　　　　D. 清肝明目

E. 益阴养血

2. 朱砂安神丸主治病证的病机是（　　　）。

A. 心血不足，阴虚内热　　　　　　　　B. 心阴不足，虚火上炎

C. 心阳不足，神失温养　　　　　　　　D. 心肝阳亢，阴血不足

E. 心火亢盛，阴血不足

二、思考题

朱砂安神丸临床应用的辨证要点是什么？

第二节　常用补养安神方剂与中成药

 学习目标

1. 掌握补养安神方剂酸枣仁汤的主治病证、理法方药及临床应用。

2. 熟悉常用补养安神方剂的组方分析，常用补养安神中成药的功效、主治，常用补养安神方剂和中成药的使用注意。

3. 了解补养安神中成药的常见剂型及用法用量。

补养安神剂适用于阴血不足，心神失养证，代表方药有酸枣仁汤、天王补心丹、乌灵胶囊、安神补脑液等。

方剂一　酸枣仁汤的组方与运用

◆ 主治病证（证）

肝血不足，虚热内扰之虚烦不眠证。症见虚烦失眠，心悸不安，头晕目眩，咽干口燥，舌红，脉弦细。

肝藏血，血舍魂。若肝血不足，心失所养，魂不守舍，加之虚热内扰，则虚烦不寐、心悸不安；肝血不足，清窍失养，则头晕目眩；咽干口燥、舌红、脉弦细，为血虚肝旺之征。

◆ 基本病机（理）

肝血不足，虚热内扰。

◆ 治疗方法（法）

养血安神，清热除烦。

◆ 药理方理（方药）

酸枣仁二升（15 g）　甘草一两（3 g）　知母二两（6 g）　茯苓二两（6 g）　川芎二两（6 g）

上五味，以水八升，煮酸枣仁，得六升，内诸药，煮取三升，分温三服（现代用法：水煎服）。

方中重用酸枣仁养血补肝，宁心安神，为君药。茯苓宁心安神，知母滋阴润燥、清热除烦，俱为臣药。川芎辛散，调肝血，疏肝气，为佐药。川芎与酸枣仁相伍，寓散于收，补中有行，共奏养血调肝之功。甘草和中缓急，调和诸药，为佐使药。合而成方，心肝同治，重在养肝；补中兼行，以适肝性，共奏养血安神、清热除烦之功。酸枣仁汤理法方药推理如图 13 - 2 所示。

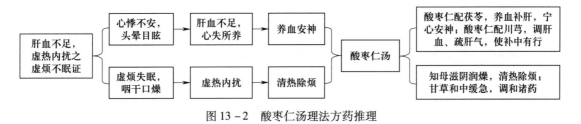

图 13 - 2　酸枣仁汤理法方药推理

◆ 临床应用

本方为治疗肝血虚而致虚烦失眠之常用方，以虚烦失眠，咽干口燥，舌红，脉弦细为辨证要点。

◆ 使用注意

方中重用酸枣仁，且需先煎。

方剂二　天王补心丹的组方与运用

◆ 主治病证（证）

阴虚血少，神志不安证。症见心悸怔忡，虚烦不眠，神疲健忘，或梦遗，手足心热，口舌生疮，大便干结，舌红少苔，脉细数。

阴虚血少，心失所养，故心悸不眠、神疲健忘；阴虚生内热，虚火内扰，则手足心热、虚烦、梦遗、口舌生疮；虚火下扰，津液受灼，则大便干结；舌红少苔、脉细数是阴虚内热之征。

◆ 基本病机（理）

心肾两亏，阴血虚少，虚火内扰。

◆ 治疗方法（法）

滋阴清热，养血安神。

◆ 药理方理（方药）

人参去芦，五钱（5 g）　茯苓五钱（5 g）　玄参五钱（5 g）　丹参五钱（5 g）　桔梗五钱（5 g）　远志五钱（5 g）　当归酒浸，一两（9 g）　五味一两（9 g）　麦门冬去心，一两（9 g）　天门冬一两（9 g）　柏子仁一两（9 g）　酸枣仁炒，一两（9 g）　生地黄四两（12 g）

上为末，炼蜜为丸，如梧桐子人，用朱砂为衣，每服二三十丸（6～9 g），临卧，竹叶煎汤送下（现代用法：上药共为细末，炼蜜为小丸，用朱砂9～15 g水飞为衣，每服6～9 g，温开水送下，或竹叶煎汤送服；亦可作汤剂，水煎服）。

方中重用甘寒之生地黄，滋阴养血，清虚热，为君药。天冬、麦冬滋阴清热，酸枣仁、柏子仁养心安神，当归补心血，共助生地黄滋阴补血以养心安神，俱为臣药。人参补气，气旺而阴血自生，以宁心神；五味子酸收敛阴，以养心神；茯苓、远志养心安神，交通心肾；玄参滋阴降火，制虚火上炎；丹参养心血而活血，可使诸药补而不滞；朱砂镇心安神，兼治其标，共为佐药。桔梗为舟楫，载药上行入心经，为使药。诸药相伍，重用甘寒，补中寓清，心肾兼顾，重在养心，共奏滋阴清热、养血安神之功。

◆ 临床应用

本方为治疗心肾阴血亏虚，虚火上炎，神志不安之常用方，以心悸失眠，手足心热，舌红少苔，脉细数为辨证要点。

◆ 使用注意

方中朱砂含硫化汞，不宜多服、久服，以防汞中毒。

◆ 中成药常见剂型

天王补心丸、合剂。

其他常用补养安神中成药见表13-1。

表 13-1　　　　　　　　　　　其他常用补养安神中成药

药名	组成	功效	主治	用法用量	使用注意
乌灵胶囊	乌灵菌粉	补肾健脑，养心安神	用于心肾不交所致的失眠、健忘、心悸心烦、神疲乏力、腰膝酸软、头晕耳鸣、少气懒言、脉细或沉无力，以及神经衰弱见上述证候者	口服。一次3粒，一日3次	无
安神补脑液	鹿茸、淫羊藿、制何首乌、干姜、甘草、大枣、维生素 B_1	生精补髓，益气养血，强脑安神	用于肾精不足、气血两亏所致的头晕、乏力、健忘、失眠，以及神经衰弱症见上述证候者	口服。一次10 mL，一日2次	无

思考与练习

一、单项选择题

1. 天王补心丹的君药是（　　　）。

A. 生地黄　　　　　　B. 人参　　　　　　C. 五味子　　　　　　D. 当归

E. 远志

2. 酸枣仁汤的功效是（　　　）。

A. 滋阴安神　　　　B. 益气宁神　　　　C. 益阴潜阳　　　　D. 益气补血

E. 养血安神

3. 天王补心丹临床应用的辨证要点是（　　　）。

A. 失眠，惊悸，舌红苔黄，脉细数

B. 心悸失眠，手足心热，舌红少苔，脉细数

C. 虚烦失眠，咽干口燥，舌红，脉弦细

D. 精神恍惚，悲伤欲哭，舌红苔少，脉细

E. 心悸失眠，体倦食少，舌淡，脉细弱

4. 天王补心丹主治（　　　）。

A. 心肝阳亢，阴血不足之失眠

B. 心脾两虚，气血不足之失眠

C. 阴虚血少，虚火内扰之失眠

D. 气血两虚，心神失养之失眠

E. 肝血不足，虚热内扰之失眠

二、多项选择题

天王补心丹的辨证要点包括（　　　）。

A. 心悸失眠 　　　　　B. 咽喉肿痛 　　　　　C. 手足心热 　　　　　D. 舌红少苔

E. 脉细数

三、思考题

天王补心丹的配伍特点是什么？

第三节　常用交通心肾方剂与中成药

 学习目标

1. 掌握交通心肾方剂交泰丸、黄连阿胶汤的主治病证、理法方药及临床应用。

2. 熟悉常用交通心肾方剂的组方分析。

交通心肾剂适用于心肾不交，水火不济证，代表方药有交泰丸、黄连阿胶汤等。

方剂一　交泰丸的组方与运用

◆ 主治病证（证）

心火偏亢，心肾不交证。症见怔忡不宁，或夜寐不安，口舌生疮。

心火偏亢，水火不济，心神不安，故见怔忡不宁，或夜寐不安、口舌生疮。

◆ 基本病机（理）

心火偏亢，心肾不交。

◆ 治疗方法（法）

交通心肾，清火安神。

◆ 药理方理（方药）

川黄连五钱 (15 g)　肉桂心五分 (1.5 g)

上为末，炼蜜为丸，空心淡盐汤送下（现代用法：蜜丸，每服 3 g，日 2 次，温开水送下；亦可作汤剂，水煎服）。

方中重用黄连为君药，苦寒入心，清降心火。佐以辛热之肉桂，温助肾阳。二药相伍，寒热并用，主以苦寒，使心火得降，肾阳得复，肾水上承，心肾相交，《韩氏医通》赞其"能使心肾交于顷刻"。交泰丸理法方药推理如图 13 - 3 所示。

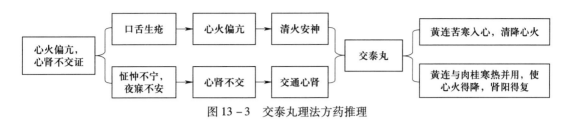

图 13 - 3 交泰丸理法方药推理

◆ 临床应用

本方为治心肾不交，心火上亢证之代表方，以心悸怔忡，失眠为辨证要点。

方剂二 黄连阿胶汤的组方与运用

◆ 主治病证（证）

阴虚火旺，心肾不交证。症见心中烦热，失眠不得卧，口燥咽干，舌红苔少，脉细数。

心火亢盛，故心中烦热；水亏火旺，心肾不交，故失眠不得卧；肾水亏虚，不能上承咽喉，故口燥咽干；舌红苔少、脉细数，为阴虚火旺之象。

◆ 基本病机（理）

肾水亏虚，心火亢盛，心肾不交，心神不安。

◆ 治疗方法（法）

滋阴降火，除烦安神。

◆ 药理方理（方药）

黄连四两（12 g）　黄芩二两（6 g）　芍药二两（6）　鸡子黄二枚（2 枚）　阿胶三两（9 g）

上五味，以水六升，先煮三物，取二升，去滓；内胶烊尽，小冷；内鸡子黄，搅令相得。温服七合，日三服（现代用法：水煎服，阿胶烊化，鸡子黄搅匀冲服）。

方中黄连苦寒入心，清降心火；阿胶甘平入肾，滋阴补血。二药相伍，降心火，滋肾阴，使心火降、肾水旺，水火共济，心神安宁，共为君药。黄芩苦寒，助黄连清热泻火；芍药酸甘，养血滋阴，助阿胶滋补肾水，共为臣药。佐以鸡子黄，上以养心，下以补肾，并能安中。诸药相伍，苦寒以降心火，酸甘以滋肾水，标本兼顾，交通心肾，则诸症自除。黄连阿胶汤理法方药推理如图 13 - 4 所示。

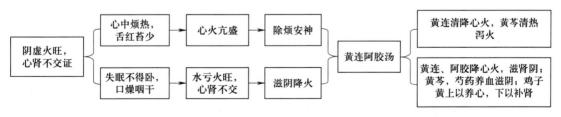

图 13 - 4 黄连阿胶汤理法方药推理

◆ 临床应用

本方为治阴虚火旺，心肾不交之失眠证之常用方，以心烦失眠，舌尖红，脉细数为辨证要点。

思考与练习

一、单项选择题

交泰丸的君药是（　　）。

A. 黄连　　　　　　　B. 肉桂　　　　　　C. 五味子　　　　　D. 当归

E. 远志

二、思考题

交泰丸与黄连阿胶汤应如何鉴别应用？

第十四章

常用开窍方剂与中成药

凡以开窍醒神作用为主，用于治疗神昏窍闭证的方剂，称为开窍剂。

开窍剂以芳香开窍药为主要组成，具有开窍醒神兼镇惊、止痉、行气、止痛、避秽等作用。开窍剂主要用于邪气壅盛，蒙蔽心窍所致的实证（闭证），以牙关紧闭，两手握固，或神志昏迷，身热肢厥为特征。神昏闭证又有寒闭、热闭之分，故开窍方剂与中成药分为凉开、温开两个类别。凉开剂主要用于神志昏迷，牙关紧闭，面赤身热，苔黄脉数，属于热闭神昏者。温开剂主要用于神志昏迷，牙关紧闭，面青身冷，苔白脉迟，属于寒闭神昏者。

第一节　常用凉开方剂与中成药

 学习目标

1. 掌握凉开方剂安宫牛黄丸、紫雪的主治病证、理法方药及临床应用。
2. 熟悉常用凉开方剂的组方分析和使用注意。

凉开剂中芳香开窍药与清热药同用，适用于温热邪毒内陷心包或痰热闭窍的热闭证。代表方药有安宫牛黄丸、紫雪等。

方剂一　安宫牛黄丸的组方与运用

◆ 主治病证（证）

（1）邪热内陷心包证。症见高热惊厥，神昏谵语，或舌謇肢厥，舌红或绛，脉数。

（2）中风昏迷、小儿惊厥属邪热内闭者。

热毒炽盛，内陷心包，扰乱神明，故高热惊厥、神昏谵语；里热炽盛，炼液为痰，痰热上蒙清窍，进而加重神昏谵语；舌为心窍，痰热闭窍，则舌謇语难；热闭心包，邪热阻滞，阳气不通，故为热厥。

◆ 基本病机（理）

温热邪毒内陷心包，痰热蒙蔽清窍。

◆ 治疗方法（法）

清热解毒，豁痰开窍。

◆ 药理方理（方药）

牛黄一两（30 g）　郁金一两（30 g）　犀角（水牛角代）一两（30 g）　黄连一两（30 g）　朱砂一两（30 g）　梅片二钱五分（7.5 g）　麝香二钱五分（7.5 g）　真珠五钱（15 g）　山栀一两（30 g）　雄黄一两（30 g）　黄芩一两（30 g）

上为极细末，炼老蜜为丸，每丸一钱（3 g），金箔为衣，蜡护。脉虚者，人参汤下，脉实者，银花、薄荷汤下，每服一丸。大人病重体实者，日再服，甚至日三服；小儿服半丸，不知，再服半丸（现代用法：口服，一次 1 丸。小儿 3 岁以内，一次 1/4 丸；4～6 岁，一次 1/2 丸。一日 1～3 次。昏迷不能口服者，可鼻饲给药）。

方中牛黄苦凉，清心解毒，豁痰开窍；犀角（水牛角代）咸寒，清心凉血解毒；麝香芳香开窍，通络醒神。三者共为君药。黄连、黄芩、栀子苦寒清热，泻火解毒，以增牛黄、犀角（水牛角代）清解热毒之力，共为臣药。冰片、郁金芳香辟秽，通窍开闭，以加强麝香开窍醒神之功；雄黄助牛黄以劫痰解毒；朱砂、珍珠清热镇心安神；金箔为衣，亦取其重镇安神之效，共为佐药。诸药合用，共奏清热解毒、豁痰开窍之效。安宫牛黄丸理法方药推理如图 14-1 所示。

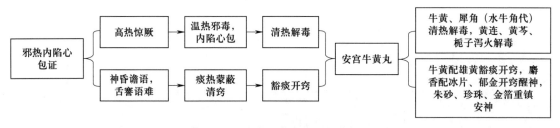

图 14-1　安宫牛黄丸理法方药推理

◆ 临床应用

本方为治疗热陷心包证之常用方、凉开法之代表方，以高热烦躁，神昏谵语，舌红或绛，脉数为辨证要点。原书《温病条辨》在用法中指出："脉虚者，人参汤下。"脉虚为正不胜邪之兆，取人参补气扶正、托邪外出之功，此时应严密观察病情的变化，慎防其由闭转脱；"脉实者，银花、薄荷汤下。"如此可增强其清热透散之效。

◆ 使用注意

孕妇慎用。

方剂二 紫雪的组方与运用

◆ 主治病证（证）

（1）热盛动风证。症见高热烦躁，神昏谵语，痉厥，口渴唇焦，尿赤便秘，舌质红绛，苔干黄，脉数有力或弦数。

（2）小儿热盛惊厥。

邪热炽盛，充斥内外，则见高热不退；温热之邪内陷心包，扰乱神明，轻则烦躁不安，重则神昏谵语；热盛伤津，故口渴唇焦、尿赤便秘；热盛引动肝风，风火相煽，则为惊厥。小儿热盛惊厥亦为邪热内陷心包，引动肝风而致。

◆ 基本病机（理）

热闭心包，热盛动风。

◆ 治疗方法（法）

清热开窍，息风止痉。

◆ 药理方理（方药）

黄金百两（3 000 g） 寒水石三斤（1 500 g） 石膏三斤（1 500 g） 磁石三斤（1 500 g） 滑石三斤（1 500 g） 玄参一斤（500 g） 羚羊角屑，五两（150 g） 犀角屑（水牛角代），五两（150 g） 升麻一斤（500 g） 沉香五两（150 g） 丁子香一两（30 g） 青木香五两（150 g） 甘草炙，八两（240 g）

上十三味，以水一斛，先煮五种金石药，得四斗，去滓后纳八物，煮取一斗五升，去滓，取硝石四升（1 000 g），芒硝亦可，用朴硝精者十斤（5 000 g）投汁中，微炭上煮，柳木篦搅，勿住手，有七升，投在木盆中，半日欲凝，纳研朱砂三两（90 g），细研麝香五分（1.5 g），纳中搅调，寒之二日成霜雪紫色。病人强壮者，一服二分（0.6 g），当利热毒；老弱人或热毒微者，一服一分（现代用法：口服，1 次 1.5～3 g，1 日 2 次。周岁小儿 1 次0.3 g，每增 1 岁，递增 0.3 g，每日 1 次；5 岁以上小儿遵医嘱，酌情服用）。

方中犀角（水牛角代）咸寒，清心凉血解毒；羚羊角咸寒，清热凉肝息风；麝香芳香走窜，开窍醒神。三药配伍，针对高热、惊厥、神昏而设，清热息风开窍，共为君药。生石膏辛甘大寒，寒水石辛咸大寒，二者清热泻火，除烦止渴；滑石甘淡而寒，清热利窍，引热下行。三石为臣，清热泻火且不伤津。佐以硝石、朴硝釜底抽薪，泻热通便；玄参滋阴清热凉血；升麻清热解毒透邪；木香、丁香、沉香辛温芳香，行气通窍，与麝香配伍，增强开窍醒神之功；黄金、朱砂、磁石重镇安神，并能潜镇肝阳，以除烦止痉。使以甘草调药和中，防寒凉伤胃。由于本药呈"霜雪紫色"，且药性大寒犹如"霜雪"，故取"紫雪"之名。紫雪理法方药推理如图 14 - 2 所示。

◆ 临床应用

本方为治疗热闭心包，热盛动风证之常用方，以高热烦躁，神昏谵语，痉厥，舌红绛，苔干黄，脉数有力为辨证要点。

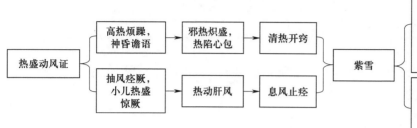

图 14 - 2　紫雪理法方药推理

◆ 使用注意

1. 孕妇禁用。

2. 虚风内动者不宜使用。

3. 本方以金石重坠与辛香走窜之品为主，服用过量有损元气，故应中病即止。

【知识拓展】

◆ 安宫牛黄丸不可用于保健

安宫牛黄丸出自清代著名医家吴鞠通的《温病条辨》一书。该药是我国传统药物中最负盛名的急症用药之一，素有"救急症于即时，挽垂危于顷刻"的美誉，与紫雪、至宝丹并称为温病"凉开三宝"。常常有人误把它当成养生保健药物，甚至声称在冬至和惊蛰节气服用可以预防中风。但是所有药物都是双刃剑，既有利，亦有弊，正确、合理地使用是治病救人的良药，误用则可变成伤人的利器。安宫牛黄丸属于处方药，需要在医生的指导下凭处方购买和服用，盲目服用，不但无益，反而有害。安宫牛黄丸中含有朱砂和雄黄，其中朱砂主要成分为硫化汞，有一定毒性，因此服用时要谨慎，注意掌握用量和服用时间，不可过量服用。老年人肾脏组织可能随年龄增长而纤维化或部分萎缩，其功能约为年轻人的一半，部分老年人还可能因某些慢性疾病影响肾脏的血液灌注，肾血流量减少，这些都影响药物的排泄，因此老年患者用药要减量。

思考与练习

一、单项选择题

1. 下列开窍方剂与中成药中，以高热烦躁，神昏谵语，痉厥，舌红绛，舌苔干黄，脉数有力或弦为辨证要点的是（　　　）。

A. 安宫牛黄丸　　　　B. 紫雪　　　　　　C. 苏合香丸　　　　　D. 麝香保心丸

E. 冠心苏合丸

2. 凉开剂的组方最常见的配伍结构是（　　　）。

A. 芳香开窍药配伍清热解毒药　　　　　B. 芳香开窍药配伍镇心安神药

C. 芳香开窍药配伍凉血止血药　　　　　D. 芳香开窍药配伍凉血止血药

E. 凉肝息风药配伍芳香开窍药

3. 紫雪的功效是（　　　）。

A. 开窍定惊，清热化痰　　　　　　　　B. 清热解毒，开窍醒神

C. 清热解毒，开窍安神　　　　　　　　D. 化浊开窍，清热解毒

E. 清热开窍，息风止痉

4. 患者神昏谵语，身热烦躁，痰盛气粗，舌绛苔黄垢腻，脉滑数。治疗方法宜首选（　　　）。

A. 开窍定惊，清热化痰　　　　　　　　B. 清热解毒，开窍醒神

C. 清热解毒，开窍安神　　　　　　　　D. 化浊开窍，清热解毒

E. 清热开窍，息风止痉

二、多项选择题

属于凉开方剂与中成药的有（　　　）。

A. 安宫牛黄丸　　　　B. 紫雪　　　　C. 至宝丹　　　　D. 麝香保心丸

E. 苏合香丸

三、思考题

临床应用开窍剂，有哪些注意事项？

第二节　常用温开方剂与中成药

📊 学习目标

1. 掌握温开方剂苏合香丸的主治病证、理法方药及临床应用。

2. 熟悉常用温开方剂的组方分析，常用温开中成药的功效、主治，常用温开方剂和中成药的使用注意。

3. 了解温开中成药的常见剂型及用法用量。

温开剂适用于寒湿痰浊内闭心窍，或秽浊之邪闭阻气机之寒闭证，代表方药有苏合香丸、麝香保心丸等。

方剂 苏合香丸的组方与运用

◆ 主治病证（证）

寒闭证。症见突然昏倒，牙关紧闭，不省人事，苔白，脉迟。亦治心腹猝痛，甚则昏厥；中风、中气及感受时行瘴疠之气等属寒凝气滞之闭证者。

阴寒秽浊之气，郁阻气机，蒙蔽清窍，故突然昏倒、牙关紧闭、不省人事；寒凝气滞，阻滞胸腹，则心腹猝痛，甚则昏厥；阴寒内盛，而见苔白、脉迟。

◆ 基本病机（理）

寒邪秽浊或气郁闭阻气机，蒙蔽清窍。

◆ 治疗方法（法）

温通开窍，行气止痛。

◆ 药理方理（方药）

吃力伽—两（30 g） 光明砂研，一两（30 g） 麝香当门子，一两（30 g） 诃黎勒皮—两（30 g） 香附子中白，一两（30 g） 沉香重者，一两（30 g） 青木香—两（30 g） 丁子香—两（30 g） 安息香—两（30 g） 檀香—两（30 g） 荜茇上者，一两（30 g） 犀角（水牛角代）—两（30 g） 薰陆香半两（15 g） 苏合香半两（15 g） 龙脑香半两（15 g）

上十五味，捣筛极细，白蜜煎，去沫，和为丸。每朝取井华水，服如梧子四丸，于净器中研破服，老小每碎一丸服之，仍取一丸如弹丸，蜡纸裹，绯袋盛，当心带之（现代用法：口服，每次 1 丸，小儿酌减，一日 1～3 次，温开水送服。昏迷不能口服者，可鼻饲给药）。

方中苏合香、麝香、冰片（龙脑香）、安息香芳香开窍，辟秽化浊，共为君药。香附理气解郁；木香行气止痛；沉香降气温中，温肾纳气；檀香行气和胃；乳香（薰陆香）调气活血定痛；丁香温中降逆，治心腹冷痛。上述诸药，行气解郁，散寒止痛，理气活血，共为臣药。佐以辛热之荜茇，配合诸香温中散寒止痛；犀角（水牛角代）清心解毒，朱砂（光明砂）镇心安神，二者药性虽寒，但与温热之品相伍，则不悖温通开窍之旨；白术（吃力伽）补气健脾，燥湿化浊，诃子（诃黎勒）温涩敛气，二药一补一敛，防辛散走窜太过，耗气伤正，均为佐药。苏合香丸理法方药推理如图 14 - 3 所示。

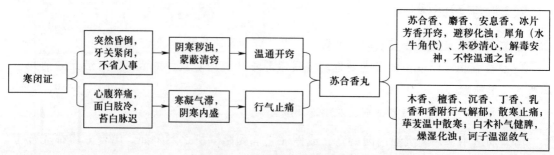

图 14 - 3 苏合香丸理法方药推理

◆ 临床应用

本方为温开法之代表方，又是治疗寒闭证以及心腹疼痛属于寒凝气滞证之常用方，以突然昏倒，不省人事，牙关紧闭，苔白，脉迟为辨证要点。

◆ 使用注意

方中药物辛香走窜，有损胎气，孕妇禁用。

其他常用温开中成药见表 14-1。

表 14-1　　　　　　　　　　　　　其他常用温开中成药

药名	组成	功效	主治	用法用量	使用注意
麝香保心丸	人工麝香、人参提取物、人工牛黄、肉桂、苏合香、蟾酥、冰片	芳香温通，益气强心	用于气滞血瘀所致的胸痹，症见心前区疼痛、固定不移；心肌缺血所致的心绞痛、心肌梗死见上述证候者	口服。一次 1~2 丸，一日 3 次，或症状发作时服用	孕妇禁用

【知识拓展】

◆ 苏合香丸附方

1. 冠心苏合丸（《中华人民共和国药典》）

苏合香 50 g　冰片 105 g　乳香（制）105 g　檀香 210 g　土木香 210 g

以上五味，除苏合香、冰片外，其余三味粉碎成细粉，过筛。冰片研细，与上述粉末配研，过筛，混匀；另取炼蜜适量，微温后加入苏合香，搅匀，再与上述粉末混匀，制成 1 000 丸。嚼碎服，每次 1 丸，一日 1~3 次，或遵医嘱。

功效：理气，宽胸，止痛。

主治：寒凝气滞、心脉不通所致的胸痹，症见胸闷、心前区疼痛，以及冠心病心绞痛见上述证候者。

2. 紫金锭（又名玉枢丹）（《丹溪心法附余》）

山慈姑 60 g　红大戟 45 g　千金子霜 30 g　五倍子 90 g　麝香 9 g　朱砂 15 g　雄黄 30 g

上除雄黄、朱砂、千金子、麝香另研外，其余三味为细末，却入前四味再研匀，以糯米糊加剂，杵千余下，作饼子四十个，如钱大，阴干。体实者，一饼作二服；体虚者，一饼作三服。若用涂疮，立消。

功效：辟秽解毒，化痰开窍，消肿止痛。

主治：秽恶痰浊闭阻之证。症见脘腹胀闷疼痛，恶心呕吐，泄泻，痢疾，舌苔厚腻或浊腻，以及痰厥。外敷治疗疔疮肿毒，虫咬损伤，无名肿毒，以及痄腮、丹毒、喉风等。

◆ **【附方鉴别】**

苏合香丸与冠心苏合丸均为温开之剂，皆可治寒闭之证。但苏合香丸集众多辛温香散之品于一方，以开窍行气为主，为温开的代表方剂，主治寒邪或秽浊闭阻气机之证；冠心苏合丸仅用五味辛香之品衍化而成，虽仍有开窍行气之功，但其力较逊，现代常用于寒凝气滞，心脉不通所致胸闷心痛。

紫金锭与苏合香丸均属温开之剂。但苏合香丸以辛温香散药为主要组成，温通开窍力强，并能行气止痛，是治疗寒邪秽浊，蒙蔽清窍所致寒闭证之代表方，并可用于寒凝气滞之痛证。紫金锭开窍力不及苏合香丸，但有解毒辟秽消痰之功，秽恶痰浊郁阻，气机闭塞及毒邪凝聚者以本方为宜。

思考与练习

一、单项选择题

1. 苏合香丸的药物组成不包括（　　）。

A. 牛黄 　　　　　 B. 朱砂 　　　　　 C. 麝香 　　　　　 D. 丁香

E. 冰片

2. 苏合香丸主治（　　）。

A. 热闭证 　　　　 B. 寒闭证 　　　　 C. 暑秽 　　　　 D. 痰热内闭证

E. 心腹卒痛属气滞血瘀者

二、多项选择题

苏合香丸的功效有（　　）。

A. 温通开窍 　　　 B. 行气止痛 　　　 C. 清热解毒 　　　 D. 清热化痰

E. 息风止痉

三、思考题

苏合香丸中配伍白术和诃子的意义是什么？

第十五章

常用理气方剂与中成药

凡以行气或降气等作用为主，用于治疗气滞或气逆病证的方剂，统称为理气剂。理气剂根据《素问·至真要大论》中"逸者行之""高者抑之"的原则立法，属于"八法"中的"消"法。

气滞即气机阻滞，多为肝气郁滞或脾胃气滞，治宜行气以调之；气逆即气机上逆，多见肺气上逆或胃气上逆，治当降气以平之。因而理气方剂与中成药分为行气与降气两类。使用理气剂，首先应辨清病证的虚实。如气滞实证，治当行气，误补则气滞愈甚；如气虚之证，当用补法，误用行气则其气更虚。其次应辨清有无兼证，若气滞与气逆相兼为病，应分清主次，行气与降气结合应用。此外，理气剂中用药多为辛温香燥之品，易耗气伤津，助热生火，慎勿过剂，或适当配伍益气滋阴之品以制其偏。年老体弱、阴虚火旺，或有出血倾向者，或孕妇及正值经期的妇女，均应慎用。

第一节　常用行气方剂与中成药

 学习目标

1. 掌握行气方剂越鞠丸、柴胡疏肝散的主治病证、理法方药及临床应用。

2. 熟悉常用行气方剂的组方分析，常用行气中成药的功效、主治，常用行气方剂和中成药的使用注意。

3. 了解行气中成药的常见剂型及用法用量。

行气剂适用于气机郁滞之证，代表方药有越鞠丸、柴胡疏肝散、半夏厚朴汤、木香顺气丸、元胡止痛片等。

方剂一　越鞠丸的组方与运用

◆ 主治病证（证）

六郁证。症见胸膈痞闷，脘腹胀痛，嗳腐吞酸，恶心呕吐，饮食不消。

六郁证以气郁为主，气郁则诸郁随之而起。气郁则肝失条达，而见胸膈痞闷；气郁又使血行不畅而成血郁，故见脘腹胀痛；火郁则见嗳腐吞酸；湿郁、痰郁、食郁皆病在脾胃，故恶心呕吐、饮食不消。血郁、痰郁、火郁、湿郁、食郁五郁不解，又可加重气郁。

◆ 基本病机（理）

肝脾气机郁滞，以致气、血、痰、火、食、湿等相因成郁。

◆ 治疗方法（法）

行气解郁。

◆ 药理方理（方药）

香附　苍术　川芎　栀子　神曲各等分（各6～10 g）

上为末，水泛为丸如绿豆大（现代用法：水丸，每服6～9 g，温开水送下；亦可作汤剂，水煎服）。

香附辛散苦泄、行气解郁以治气郁。川芎为血中之气药，功善行气活血，以解血郁，与香附同用，可气血并调。苍术燥湿运脾，以解湿郁。栀子清热泻火，以解火郁。六神曲消食和胃，以解食郁。诸药合用，行气解郁，使气行血活，湿去热清，食化脾健，则气、血、湿、火、食五郁自解。至于痰郁，或因气滞湿聚而生，或因饮食积滞而致，或因火邪炼液而成，五郁得解，则痰郁自消。越鞠丸理法方药推理如图15-1所示。

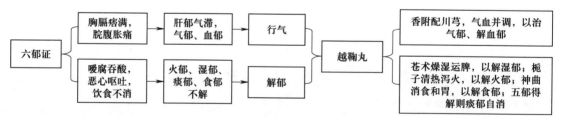

图15-1　越鞠丸理法方药推理

◆ 临床应用

本方为治疗六郁证之代表方，以胸膈满闷，脘腹胀痛，饮食不消为辨证要点。

◆ 使用注意

孕妇慎用。

方剂二　柴胡疏肝散的组方与运用

◆ 主治病证（证）

肝气郁滞证。症见胁肋疼痛，胸闷喜太息，情志抑郁或易怒，或嗳气，脘腹胀满，脉弦。

肝主疏泄，喜条达而恶抑郁，其经脉布胁肋，循少腹。若情志不遂，肝失条达，则致肝气郁结，故见胁肋疼痛，甚则胸脘腹部胀闷；疏泄失职，则情志抑郁；久郁不解，肝失柔顺舒畅之性，则急躁易怒；肝气横逆犯胃，则见嗳气；脉弦者，亦为肝郁不舒之征。

◆ 基本病机（理）

情志不遂，或突然受到精神刺激，或因病邪侵扰，阻遏肝脉，致使肝气失于疏泄、条达。

◆ 治疗方法（法）

疏肝解郁，行气止痛。

◆ 药理方理（方药）

陈皮醋炒，二钱（6 g）　柴胡二钱（6 g）　川芎一钱半（4.5 g）　枳壳麸炒，一钱半（4.5 g）　芍药一钱半（4.5 g）　甘草炙，五分（1.5 g）　香附一钱半（4.5 g）

水一盅半，煎八分（2.5 g），食前服（现代用法：水煎服）。

方中柴胡苦辛而入肝胆，功擅条达肝气而疏郁结，为君药。香附性平入肝经，长于疏肝行气止痛；川芎味辛性温，入肝胆经，能行气活血、开郁止痛。二药共助柴胡疏肝解郁，且有行气止痛之效，同为臣药。陈皮理气行滞而和胃，醋炒以入肝行气；枳壳行气止痛以疏理肝脾；芍药养血柔肝，缓急止痛，与柴胡相伍，养肝之体，利肝之用，且防诸辛香之品耗伤气血，俱为佐药。炙甘草调和药性，与芍药相合，则增缓急止痛之功，为佐使药。诸药共奏疏肝解郁、行气止痛之功。本方以四逆散易枳实为枳壳，加川芎、香附、陈皮而成，疏肝理气作用较强。柴胡疏肝散理法方药推理如图 15-2 所示。

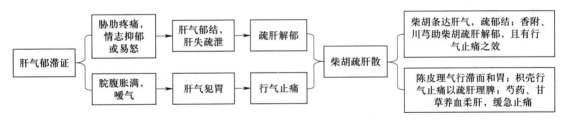

图 15-2　柴胡疏肝散理法方药推理

◆ 临床应用

本方可用于治疗肝气郁结证，以胁肋胀痛，脉弦为辨证要点。

◆ 使用注意

（1）本方药性芳香辛燥，不宜久煎。

（2）本方易耗气伤阴，不宜久服。

（3）孕妇慎用。

◆ 中成药常见剂型

柴胡疏肝丸。

方剂三　半夏厚朴汤的组方与运用

◆ 主治病证（证）

梅核气。症见咽中如有物阻，咯吐不出，吞咽不下，或咳或呕，舌苔白润或白滑，脉弦缓或弦滑。

肝喜条达而恶抑郁，脾胃主运化转输水津，肺司通调水道之职。若情志不遂，肝气郁结，肺胃宣降失常，津液输布异常，聚而成痰，痰气相搏，郁结于咽喉，则咽中如有"炙脔"，吐之不出，咽之不下；肺胃失于宣降，胸中气机不畅，则见胸胁满闷，或咳或呕；苔白润或白滑、脉弦缓或弦滑，均为气滞痰凝之证。

◆ 基本病机（理）

七情郁结，肺胃宣降失常，痰气互结于咽喉。

◆ 治疗方法（法）

行气散结，降逆化痰。

◆ 药理方理（方药）

半夏一升（12 g）　厚朴三两（9 g）　茯苓四两（12 g）　生姜五两（15 g）　干苏叶二两（6 g）

上五味，以水七升，煮取四升，分温四服，日三夜一服（现代用法：水煎服）。

方中半夏辛温，入肺、胃经，化痰散结，降逆和胃，用为君药。厚朴苦辛性温，燥湿消痰，下气除满，为臣药。二药相合，化痰结，降逆气，痰气并治。茯苓健脾渗湿，湿去则痰无由生；生姜辛温散结，和胃止呕，且制半夏之毒；紫苏叶芳香行气，理肺宽中，助厚朴以行气宽胸，宣通郁结之气。三药共为佐药。诸药合用，辛行苦降，痰气并治，行中有宣，降中有散，共奏行气散结、降逆化痰之功。

◆ 临床应用

（1）本方可用于治疗痰气互结之梅核气，以咽中如有物阻，苔白腻，脉弦滑为辨证要点。

（2）本方常用于治疗癔症、胃神经官能症、慢性咽炎、食道痉挛、慢性支气管炎等属气滞痰阻者。

◆ 使用注意

（1）本方药物多辛温苦燥，适宜于痰气互结而无热者。

（2）气郁化火，阴伤津少之颧红口苦、舌红少苔者，虽见梅核气之特征，亦不宜使用本方。

其他常用行气中成药见表15 – 1。

表15 – 1　　　　　　　　　　　　　其他常用行气中成药

药名	组成	功效	主治	用法用量	使用注意
木香顺气丸	木香、砂仁、醋香附、槟榔、甘草、陈皮、厚朴、炒枳壳、炒苍术、炒青皮、生姜	行气化湿，健脾和胃	用于湿浊中阻、脾胃不和所致的胸膈痞闷、脘腹胀痛、呕吐恶心、嗳气纳呆	口服。一次6～9 g，一日2～3次	孕妇慎用

续表

药名	组成	功效	主治	用法用量	使用注意
元胡止痛片	醋延胡索、白芷	理气，活血，止痛	用于气滞血瘀所致胃痛、胁痛、头痛及痛经	口服。一次4～6片，一日3次，或遵医嘱	无
气滞胃痛颗粒	柴胡、醋延胡索、枳壳、醋香附、白芍、炙甘草	疏肝理气，和胃止痛	用于肝郁气滞，胸痞胀满、胃脘疼痛	开水冲服。一次1袋，一日3次	孕妇慎用
胃苏颗粒	紫苏梗、香附、陈皮、香橼、佛手、枳壳、槟榔、炒鸡内金	理气消胀，和胃止痛	主治气滞型胃脘痛，症见胃脘胀痛，窜及两胁，得嗳气或矢气则舒，情绪郁怒则加重，胸闷食少，排便不畅，舌苔薄白，脉弦；慢性胃炎及消化性溃疡见上述证候者	开水冲服。一次1袋，一日3次。15天为一个疗程，可服1～3个疗程或遵医嘱	无
护肝片	柴胡、茵陈、板蓝根、五味子、猪胆粉、绿豆	疏肝理气，健脾消食，降低转氨酶	用于慢性肝炎及早期肝硬化	口服。一次4片，一日3次	无
沉香化气丸	沉香、木香、广藿香、醋香附、砂仁、陈皮、醋莪术、炒六神曲、炒麦芽、甘草	理气疏肝，消积和胃	用于肝胃气滞，脘腹胀痛、胸膈痞满、不思饮食、嗳气泛酸	口服。一次3～6 g，一日2次	孕妇慎用

思考与练习

一、单项选择题

1. 越鞠丸所治"六郁"以（　　　）为主。

A. 湿郁 　　　　　B. 火郁 　　　　　C. 气郁 　　　　　D. 痰郁

E. 食郁

2. 越鞠丸的君药是（　　　）。

A. 川芎 　　　　　B. 香附 　　　　　C. 苍术 　　　　　D. 山栀

E. 神曲

3. 越鞠丸主治病证的病机要点是（　　　）。

A. 肝气郁滞 　　　B. 脾胃气滞 　　　C. 肺脾气滞 　　　D. 肝阳上亢

E. 肝郁化火

4. 柴胡疏肝散药物组成中不包括（　　）。

A. 川芎　　　　　　　B. 香附　　　　　　　C. 柴胡　　　　　　　D. 枳壳

E. 青皮

5. 症见七情所伤，肝气郁结，胸膈胀闷，上气喘急，心下痞满，不思饮食，治宜选用（　　）。

A. 越鞠丸　　　　　　B. 半夏厚朴汤　　　　C. 元胡止痛片　　　　D. 柴胡疏肝散

E. 气滞胃痛颗粒

6. 治痰气互结之梅核气的代表方是（　　）。

A. 苏子降气汤　　　　B. 半夏厚朴汤　　　　C. 降气定喘丸　　　　D. 柴胡疏肝散

E. 越鞠丸

二、多项选择题

1. 越鞠丸的组成中含有（　　）。

A. 木香　　　　　　　B. 栀子　　　　　　　C. 六神曲　　　　　　D. 川芎

E. 苍术

2. 越鞠丸主治之郁证包括（　　）。

A. 血郁　　　　　　　B. 食郁　　　　　　　C. 火郁　　　　　　　D. 湿郁

E. 痰郁

三、思考题

越鞠丸方本治痰郁，为何不用化痰药物？

第二节　常用降气方剂与中成药

 学习目标

1. 掌握降气方剂苏子降气汤、定喘汤的主治病证、理法方药及临床应用。

2. 熟悉常用降气方剂的组方分析，常用降气中成药的功效、主治，常用降气方剂和中成药的使用注意。

3. 了解降气中成药的常见剂型及用法用量。

降气剂适用于肺气上逆或胃气上逆证，代表方药有苏子降气汤、定喘汤、旋覆代赭汤、降气定喘丸、固本咳喘片等。

方剂一 苏子降气汤的组方与运用

◆ 主治病证（证）

上实下虚之喘咳证。症见喘咳痰多，短气，胸膈满闷，呼多吸少，或腰疼脚软，或肢体浮肿，舌苔白滑或白腻，脉弦滑。

上实，是指痰涎壅盛在肺而肺失宣降，为发病之标；下虚，是指肾阳虚衰于下而失于纳气，为致病之本。痰涎壅阻于肺，肺失宣降，则气机上逆而咳喘，气机不畅而胸膈满闷；腰为肾之府，肾虚，主骨生髓功能失常，则腰疼脚软；肾不纳气，则喘而气短、呼多吸少；肾阳不足，蒸腾气化失司，肺失宣降，通调水道功能受到影响，水液内停，则肢体浮肿；舌苔白滑或白腻、脉象弦滑，均为痰涎壅盛之征。

◆ 基本病机（理）

痰涎壅肺，肾阳不足。

◆ 治疗方法（法）

降气平喘，祛痰止咳。

◆ 药理方理（方药）

紫苏子二两半（9 g）　半夏汤洗七次，二两半（9 g）　川当归去芦，两半（6 g）　甘草爁，二两（6 g）前胡去芦，一两（6 g）　厚朴去粗皮，姜汁拌炒，一两（6 g）　肉桂去皮，一两半（3 g）

上为细末，每服二大钱（6 g），水一盏半，入生姜二片，枣子一个，紫苏五叶，同煎至八分，去滓热服，不拘时候（现代用法：加生姜 3 g，大枣 1 枚，紫苏叶 2 g，水煎服）。

方中以紫苏子为君药，温而不燥，质润而降，为治痰逆咳喘之要药，善降上逆之肺气，消壅滞之痰涎。半夏燥湿化痰降逆，为臣药。厚朴燥湿消痰，下气除满；前胡降气祛痰；肉桂温肾助阳纳气；当归辛甘温润，既治"咳逆上气"，又可养血补虚以助肉桂温补下元。四药共为佐药。生姜、大枣调和脾胃；紫苏叶宣肺散寒，与诸药相伍，降逆化痰之中兼宣肺气；甘草和中益气，调和药性，为佐使药。诸药合用，标本兼治，治上顾下，使气降痰消，则咳喘自平。苏子降气汤理法方药推理如图 15 - 3 所示。

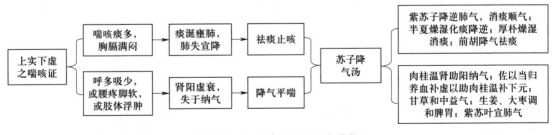

图 15 - 3 苏子降气汤理法方药推理

◆ 临床应用

（1）本方为治疗痰涎壅盛，上实下虚之喘咳的常用方，以喘咳痰多，胸膈满闷，痰多稀白，苔白滑或白腻，脉弦滑为辨证要点。

（2）现代临床中，本方常用于治疗慢性支气管炎、肺气肿、支气管哮喘等属上实下虚者。

◆ 使用注意

阴虚，舌红无苔者忌服。

方剂二 定喘汤的组方与运用

◆ 主治病证（证）

痰热内蕴，风寒外束之哮喘。症见咳喘痰多气急，痰稠色黄，或微恶风寒，舌苔黄腻，脉滑数。

痰壅于肺，加之风寒所遏，使肺气壅闭，郁而化热，气逆于上而发为哮喘，症见咳嗽气急、痰稠色黄；风寒束表，卫阳被遏，故见微恶风寒；痰热内蕴，故舌苔黄腻、脉滑数。

◆ 基本病机（理）

素体痰多，复感风寒，郁而化热。

◆ 治疗方法（法）

宣降肺气，清热化痰。

◆ 药理方理（方药）

白果去壳，砸碎，炒黄色，二十一个（9 g）　麻黄三钱（9 g）　苏子二钱（6 g）　甘草一钱（3 g）　款冬花三钱（9 g）　杏仁去皮尖，一钱五分（4.5 g）　桑皮蜜炙，三钱（9 g）　黄芩微炒，一钱五分（4.5 g）　法制半夏如无，用甘草汤泡七次，去脐用，三钱（9 g）

上用水三盅，煎二盅，作二服。每服一盅，不用姜，不拘时候，徐徐服（现代用法：水煎服）。

方中麻黄疏散风寒，宣肺平喘；白果敛肺化痰定喘。二药配伍，散收结合，既能增强平喘之功，又可使宣肺而不耗气，敛肺而不留邪，共为君药。桑白皮泻肺平喘，黄芩清泻肺热，二者合用既泻肺气之逆，又消痰郁之热，为臣药。苦杏仁、紫苏子、半夏、款冬花降气平喘，化痰止咳，俱为佐药。甘草调药和中，且能止咳，用为佐使。诸药配伍，宣降清敛相伍，以适肺性，主以肃降肺气，内清痰热，外散风寒，宣降肺气而平哮喘。定喘汤理法方药推理如图 15－4 所示。

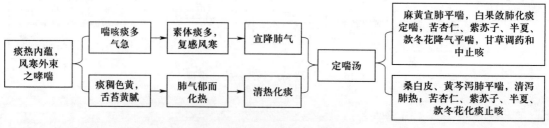

图 15－4　定喘汤理法方药推理

◆ 临床应用

本方是治疗痰热内蕴，风寒外束之哮喘的常用方，以咳喘气急，痰多色黄，苔黄腻，脉滑数为辨证要点。

◆ 使用注意

阴虚，舌红无苔者忌服。

方剂三　旋覆代赭汤的组方与运用

◆ 主治病证（证）

胃虚气逆痰阻证。症见心下痞硬，噫气不除，或见纳差、呃逆、恶心，甚或呕吐，舌苔白腻，脉缓或滑。

本方原治"伤寒发汗，若吐若下，解后，心下痞硬，噫气不除"。伤寒发汗后，又误用吐、下之法，胃气受伤，升降运化失常，则津液不得转输而为痰，痰浊阻于中焦，气机不畅，而心下痞硬；脾胃虚弱，痰气交阻，则胃气上逆，而致噫气频作，或纳差、呃逆、恶心、呕吐；舌苔白腻、脉缓或滑，乃胃虚痰阻之征。

◆ 基本病机（理）

胃气虚弱，痰浊内阻。

◆ 治疗方法（法）

降逆化痰，益气和胃。

◆ 药理方理（方药）

旋覆花三两（9 g）　人参二两（6 g）　生姜五两（15 g）　代赭石一两（3 g）　甘草炙，三两（9 g）半夏洗，半升（9 g）　大枣擘，十二枚（4 枚）

上七味，以水一斗，煮取六升，去滓再煎，取三升，温服一升，日三服（现代用法：水煎服）。

方中旋覆花苦辛咸温，性主降，善于下气消痰，降逆止噫，重用为君。赭石重镇降逆以止呃，下气消痰，为臣药。半夏祛痰散结，降逆和胃；生姜用量独重，和胃降逆增其止呕之力，并可宣散水气以助祛痰之功；人参、大枣、炙甘草甘温益气，健脾养胃，以治中虚气弱之本，俱为佐药。炙甘草调和药性，兼作使药。诸药相合，标本兼治，沉降相须，消补相伍，下气而无伤正之虞。共奏降逆化痰、益气和胃之功，使逆气得降，痰浊得消，中虚得复。

◆ 临床应用

本方为治疗胃虚痰阻气逆证之常用方，以心下痞硬，噫气频作，或呕吐，呃逆，苔白腻，脉缓或滑为辨证要点。

◆ 使用注意

方中赭石性寒沉降，有碍胃气，若胃虚较著者，其用量不可过重。

其他常用降气中成药见表 15－2。

表 15 - 2   其他常用降气中成药

药名	组成	功效	主治	用法用量	使用注意
降气定喘丸	麻黄、葶苈子、紫苏子、桑白皮、白芥子、陈皮	降气定喘，祛痰止咳	用于慢性支气管炎、支气管哮喘、咳嗽气促等症	用开水送服，一次7 g，一日2次	无
苏子降气丸	炒紫苏子、厚朴、前胡、甘草、姜半夏、陈皮、沉香、当归	降气化痰，温肾纳气	用于上盛下虚、气逆痰壅所致的咳喘喘息、胸膈痞塞	口服。一次6 g，一日1~2次	阴虚，舌红无苔者忌服
固本咳喘片	党参、麸炒白术、茯苓、麦冬、盐补骨脂、炙甘草、醋五味子	益气固表，健脾补肾	用于脾虚痰盛、肾气不固所致的咳嗽、痰多、喘息气促、动则喘剧，以及慢性支气管炎、肺气肿、支气管哮喘见上述证候者	口服。一次3片，一日3次	无

【知识拓展】

◆ 百病生于气

中医认为，"气"是构成身体的物质，是维持人体生命活动的动力。如《灵枢·决气》云："上焦开发，宣五谷味，熏肤，充身，泽毛，若雾露之溉，是谓气。"气供养人体，维持人的正常生命活动，气机运动是人体基本的生命活动，是人体新陈代谢的体现。在日常生活中，外感六淫和内伤七情等因素都能引起气的机能失调，导致脏腑经络功能紊乱，从而发生各种疾病。气机失调，百病丛生，临床应当以调理气机为先。防治"九气致病"，一要调理情志，避免情绪的"不及"和"太过"，"精神内守，病安从来"；二要保持适当运动并积极参加社会活动，融入社会之中；三要注重养生预防，可常用一些行气解郁的中药代茶饮，如陈皮、合欢花、玫瑰花、绿萼梅、佛手、香橼等。

◆ 联合用药

元胡止痛片 + 多潘立酮片：中西药联用，治疗胃痛起效快，效果佳。

思考与练习

一、单项选择题

1. 苏子降气汤的组成中不含有（　　　）。

A. 前胡　　　　　B. 紫苏子　　　　　C. 当归　　　　　D. 葶苈子

E. 肉桂

2. 定喘汤的君药是（　　）。

A. 麻黄、苦杏仁 　　　　　　　　　B. 紫苏子、苦杏仁

C. 紫苏子、半夏 　　　　　　　　　D. 紫苏子、款冬花

E. 麻黄、白果

3. 症见心下痞硬，噫气不除，或反胃呕逆，吐涎沫，舌淡，苔白滑，脉弦而虚，治宜选用（　　）。

A. 半夏厚朴汤 　　　B. 旋覆代赭汤 　　　C. 定喘汤 　　　D. 越鞠丸

E. 柴胡疏肝散

4. 降气定喘丸除降气定喘外，还能（　　）。

A. 清热润肺 　　　B. 清肺润燥 　　　C. 解表化饮 　　　D. 温肾纳气

E. 祛痰止咳

二、多项选择题

1. 定喘汤所融之治法包括（　　）。

A. 宣 　　　　　　B. 清 　　　　　　C. 收 　　　　　　D. 降

E. 温

2. 苏子降气汤的功效包括（　　）。

A. 降气 　　　　　B. 清肺 　　　　　C. 平喘 　　　　　D. 止咳

E. 祛痰

3. 旋覆代赭汤的功效是（　　）。

A. 降逆化痰 　　　B. 纳气平喘 　　　C. 益气和胃 　　　D. 行气散结

E. 祛痰止咳

三、思考题

1. 定喘汤主治病证的病因病机是什么？治以何法？

2. 苏子降气汤中配用当归的意义是什么？

第十六章

常用理血方剂与中成药

凡以活血化瘀或止血作用为主，用于治疗瘀血证或出血证的方剂，统称为理血剂，治法属"八法"中的"消"法。

血在正常情况下，周流不息地循行于血脉之中，若血行不畅，瘀血内阻，或血不循经，离经妄行，则形成瘀血或出血等证。瘀血证治宜活血化瘀，出血证宜以止血为主。因而理血方剂与中成药相应地分为活血化瘀与止血两类。

使用理血剂时，应辨清致瘀或出血之因，分清标本缓急，急则治标，缓则治本或标本兼顾。因逐瘀之品药力过猛，或久用逐瘀易耗血伤正，故常配伍养血益气之品，使化瘀而不伤正；且峻猛逐瘀之剂，不可久服，当中病即止。使用止血剂时，有止血留瘀之弊，常佐活血化瘀之品，或选用兼有活血化瘀作用的止血药；如因瘀血内阻、血不循经出血者，法当以化瘀为先。此外，活血化瘀剂虽能促进血行，但其性破泄，易于动血、伤胎，故凡妇女经期、月经过多及妊娠期，均当慎用或忌用。

第一节 常用活血化瘀方剂与中成药

 学习目标

1. 掌握活血化瘀方剂桃核承气汤、血府逐瘀汤的主治病证、理法方药及临床应用。

2. 熟悉常用活血化瘀方剂的组方分析，常用活血化瘀中成药的功效、主治，常用活血化瘀方剂和中成药的使用注意。

3. 了解活血化瘀中成药的常见剂型及用法用量。

活血化瘀剂以活血化瘀药为主要组成，用于治疗蓄血及各种瘀血阻滞病证。代表方药有桃核承气汤、血府逐瘀汤、丹参饮、生化汤、活血止痛散、复方丹参片、少腹逐瘀丸等。

方剂一 桃核承气汤的组方与运用

◆ 主治病证（证）

下焦蓄血证。症见少腹急结，小便自利，至夜发热，谵语烦躁，甚则其人如狂，以及血瘀经闭，痛经，脉沉实而涩。

本方治证为在表之邪化热随经入于下焦，与血相结于少腹而成瘀热。瘀热互结于下焦，故少腹急结；病在血分，膀胱气化如常，故小便自利；热在血分，故至夜发热；心主血脉而藏神，瘀热上扰，心神不宁，故烦躁谵语，甚则其人如狂；瘀热内结，正气未虚，故脉沉实而涩。若妇女瘀结少腹，血行不畅，则为痛经，甚或经闭不行。

◆ 基本病机（理）

瘀热互结下焦。

◆ 治疗方法（法）

逐瘀泻热。

◆ 药理方理（方药）

桃仁去皮尖，五十个（12 g） 大黄四两（12 g） 桂枝去皮，二两（6 g） 甘草炙，二两（6 g） 芒硝二两（6 g）

上四味，以水七升，煮取二升半，去滓，内芒硝，更上火，微沸，下火，先食，温服五合，日三服，当微利（现代用法：水煎服，芒硝冲服）。

本方由调胃承气汤减芒硝之量，加桃仁、桂枝而成。方中桃仁苦甘平，活血破瘀；大黄苦寒，下瘀泻热。二者合用，瘀热并治，共为君药。芒硝咸苦寒，泻热软坚，助大黄下瘀泻热；桂枝辛甘温，通行血脉，既助桃仁活血祛瘀，又防芒硝、大黄寒凉凝血之弊，共为臣药。桂枝与芒硝、大黄同用，相反相成，桂枝得芒硝、大黄则温通而不助热；芒硝、大黄得桂枝则寒下而不凉遏。炙甘草护胃安中，并缓诸药之峻烈，为佐使药。诸药合用，活血攻下，相辅相成；寒中寓温，以防凉遏，共奏破血下瘀之功。核桃承气汤理法方药推理如图 16 - 1 所示。

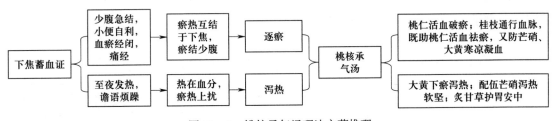

图 16 - 1 桃核承气汤理法方药推理

◆ 临床应用

本方为逐瘀泻热法的基础方，亦为治疗瘀热互结，下焦蓄血证的代表方，以少腹急结，小便自利，脉沉实而涩为辨证要点。

◆ 使用注意

（1）表证未解者，当先解表，而后再用本方。

（2）孕妇禁用。

方剂二 血府逐瘀汤的组方与运用

◆ 主治病证（证）

胸中血瘀证。症见胸痛，头痛，日久不愈，痛如针刺而有定处，或呃逆日久不止，或饮水即呛，干呕，或内热瞀闷，或心悸怔忡，失眠多梦，急躁易怒，入暮潮热，唇暗或两目暗黑，舌质暗红或有瘀斑、瘀点，脉涩或弦紧。

胸中为气之所宗，血之所聚，肝经循行之分野。血瘀胸中，气机阻滞，则胸痛，痛如针刺，且有定处；血瘀上焦，郁遏清阳，清窍失养，故头痛；胸中血瘀，影响及胃，胃气上逆，故呃逆干呕、饮水即呛；瘀久化热，则内热瞀闷、入暮潮热；瘀热扰心，则心悸怔忡、失眠多梦；郁滞日久，肝失条达之性，故急躁易怒；至于唇、目、舌、脉所见症状，皆为瘀血征象。

◆ 基本病机（理）

瘀血内阻胸部，气机郁滞。

◆ 治疗方法（法）

活血化瘀，行气止痛。

◆ 药理方理（方药）

桃仁四钱（12 g）　红花三钱（9 g）　当归三钱（9 g）　生地三钱（9 g）　川芎一钱半（4.5 g）　赤芍二钱（6 g）　牛膝三钱（9 g）　桔梗一钱半（4.5 g）　柴胡一钱（3 g）　枳壳二钱（6 g）　甘草二钱（6 g）

水煎服。

本方取桃红四物汤与四逆散的主要配伍，加下行之牛膝和上行之桔梗而成。方中桃仁破血行滞而润燥，红花活血祛瘀以止痛，共为君药。赤芍、川芎助君药活血祛瘀；牛膝入血分，性善下行，能祛瘀血，通血脉，并引瘀血下行，使血不郁于胸中，瘀热不上扰。三者共为臣药。生地黄甘寒，清热凉血，滋阴养血，合当归养血，则祛瘀不伤正；合赤芍清热凉血，以清瘀热。三者养血益阴，清热活血，共为佐药。桔梗、枳壳，一升一降，宽胸行气；柴胡疏肝解郁，升达清阳，与桔梗、枳壳同用，尤善理气行滞，使气行则血行，亦为佐药。甘草调和诸药，为使药。诸药合用，活血与行气相伍，祛瘀与养血同施，升降兼顾，使血活瘀化气行，则诸证可愈。血府逐瘀汤理法方药推理如图 16 - 2 所示。

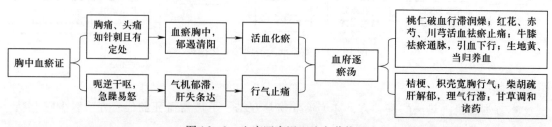

图 16 - 2　血府逐瘀汤理法方药推理

◆ 临床应用

（1）本方广泛用于胸中瘀血引起的多种病证，以胸痛，头痛，痛有定处，舌暗红或有瘀斑，脉涩或弦紧为辨证要点。

（2）现代临床中，本方常用于冠心病、风湿性心脏病、胸部挫伤及肋软骨炎之胸痛，以及脑血栓、高血压、高脂血症、血栓闭塞性脉管炎、神经官能症、脑震荡后遗症之头痛头晕等属瘀阻气滞者。

◆ 使用注意

孕妇忌用。

方剂三　丹参饮的组方与运用

◆ 主治病证（证）

血瘀气滞，心胃诸痛。

◆ 基本病机（理）

气滞血瘀。

◆ 治疗方法（法）

活血祛瘀，行气止痛。

◆ 药理方理（方药）

丹参一两（30 g）　白檀香一钱五分（4.5 g）　砂仁一钱五分（4.5 g）

水煎服。

本方重用丹参为君，以活血祛瘀。然血之运行，有赖气之推动，若气有一息不运，则血有一息不行，况血瘀气亦滞，故配伍檀香、砂仁以温中行气止痛，共为佐使。以上三药合用，使气行血畅，诸疼痛自除。

◆ 临床应用

本方临床上常用于治疗胸胁胀闷，走窜疼痛，急躁易怒，胁下痞块，刺痛拒按，妇女可见闭经或痛经，经包紫暗有块，舌质紫暗或见瘀斑，脉涩。

◆ 使用注意

孕妇忌用。

方剂四　生化汤的组方与运用

◆ 主治病证（证）

血虚寒凝，瘀血阻滞证。症见产后恶露不行，小腹冷痛。

妇人产后体虚，极易感受寒邪，而致寒凝血瘀，恶露不行；瘀阻胞宫，不通则痛，故小腹冷痛。

◆ 基本病机（理）

产后血虚寒凝，瘀血内阻。

◆ 治疗方法（法）

养血活血，温经止痛。

◆ 药理方理（方药）

全当归八钱（24 g）　川芎三钱（9 g）　桃仁去皮尖,研,十四枚（6 g）　干姜炮黑,五分（2 g）　甘草炙,五分（2 g）

黄酒、童便各半煎服（现代用法：水煎服，或酌加黄酒同煎）。

方中重用当归补血活血，化瘀生新，为君药。川芎辛散温通，活血行气；桃仁活血祛瘀，均为臣药。炮姜入血散寒，温经止血；黄酒温通血脉，以助药力，共为佐药。炙甘草和中缓急，调和诸药，用以为使。诸药合用，补消温相伍，具有活血养血、化瘀生新、温经止痛之功，使瘀血得去，新血得生，则腹痛自止。方名"生化"，乃生新血、化瘀血之意。

◆ 临床应用

本方为女子产后常用方，以产后恶露不行，小腹冷痛为辨证要点。

◆ 使用注意

孕妇忌用。

◆ 中成药常见剂型生化丸。

其他常用活血化瘀中成药见表 16 – 1。

表 16 –1　　　　　　　　　　　　其他常用活血化瘀中成药

药名	组成	功效	主治	用法用量	使用注意
活血止痛散	当归、三七、制乳香、冰片、土鳖虫、煅自然铜	活血散瘀，消肿止痛	用于跌打损伤、瘀血肿痛	用温黄酒或温开水送服。一次 1.5 g，一日 2 次	孕妇禁用
复方丹参片	丹参、三七、冰片	活血化瘀，理气止痛	用于气滞血瘀所致的胸痹，症见胸闷、心前区刺痛；冠心病心绞痛见上述证候者	口服，一次 3 片 [薄膜衣小片、糖衣片（相当于饮片 0.6 g）] 或 1 片 [薄膜衣大片（相当于饮片 1.8 g）]，一日 3 次	孕妇慎用
速效救心丸	川芎、冰片	行气活血，祛瘀止痛，增加冠脉血流量，缓解心绞痛	用于气滞血瘀型冠心病心绞痛	含服。一次 4 ~ 6 丸，一日 3 次；急性发作时，一次 10 ~ 15 丸	孕妇禁用。寒凝血瘀、阴虚血瘀胸痹心痛不宜单用。有过敏史者慎用。伴有中重度心力衰竭的心肌缺血者慎用。在治疗期间，心绞痛持续发作，宜加用硝酸酯类药

续表

药名	组成	功效	主治	用法用量	使用注意
通心络胶囊	人参、水蛭、全蝎、赤芍、蝉蜕、土鳖虫、蜈蚣、檀香、降香、制乳香、炒酸枣仁、冰片	益气活血,通络止痛	用于冠心病心绞痛属心气虚乏、血瘀络阻证,症见胸部憋闷,刺痛、绞痛,固定不移,心悸自汗,气短乏力,舌质紫暗或有瘀斑,脉细涩或结代。亦用于气虚血瘀络阻型中风病,症见半身不遂或偏身麻木、口舌歪斜、言语不利	口服。一次2~4粒,一日3次	出血性疾患、孕妇、妇女经期及阴虚火旺型中风禁用
银杏叶片	银杏叶提取物	活血化瘀通络	用于瘀血阻络引起的胸痹心痛、中风、半身不遂、舌强语謇,以及冠心病稳定型心绞痛、脑梗死见上述证候者	口服。一次2片(每片含总黄酮醇苷9.6 mg、萜类内酯2.4 mg)或一次1片(每片含总黄酮醇苷19.2 mg、萜类内酯4.8 mg),一日3次;或遵医嘱	无
通天口服液	川芎、赤芍、天麻、羌活、白芷、细辛、菊花、甘草、薄荷、防风、茶叶	活血化瘀,祛风止痛	用于瘀血阻滞、风邪上扰所致的偏头痛,症见头部胀痛或刺痛、痛有定处、反复发作、头晕目眩或恶心呕吐、恶风	口服。第一日:即刻、服药1 h后、2 h后、4 h后各服10 mL,以后每6 h服10 mL。第二日、三日:一次10 mL,一日3次。3天为一疗程,或遵医嘱	出血性脑血管病、阴虚阳亢患者和孕妇禁服
少腹逐瘀丸	当归、蒲黄、醋五灵脂、赤芍、盐小茴香、醋延胡索、炒没药、川芎、肉桂、炮姜	温经活血,散寒止痛	用于寒凝血瘀所致的月经后期、痛经、产后腹痛,症见行经后错、行经小腹冷痛、经血紫暗、有血块、产后小腹疼痛喜热、拒按	温黄酒或温开水送服。一次1丸,一日2~3次	孕妇忌服

【知识拓展】

◆ 血府逐瘀汤附方

1. 通窍活血汤(《医林改错》)

赤芍3 g 川芎3 g 桃仁9 g 红花9 g 老葱6 g 生姜9 g 红枣5 g 麝香0.15 g 黄酒250 g

前七味煎一盅,去滓,将麝香入酒内,再煎二沸,临卧服。

功效:活血通窍。

主治:瘀阻头面之头痛昏晕,或耳聋年久,或头发脱落,面色青紫,或酒渣鼻,或白癜风，以及妇女干血痨，小儿疳积而见肌肉消瘦、腹大青筋、潮热等。

2. 膈下逐瘀汤（《医林改错》）

炒五灵脂 6 g　当归 9 g　川芎 6 g　桃仁 9 g　牡丹皮 6 g　赤芍 6 g　乌药 6 g　延胡索 3 g　甘草 9 g　香附 4.5 g　红花 9 g　枳壳 4.5 g

水煎服。

功效：活血祛瘀，行气止痛。

主治：瘀血停于膈下，形成积块，或小儿痞块，或肚腹疼痛，痛处不移，或卧则腹坠似有物者。

3. 身痛逐瘀汤（《医林改错》）

秦艽 3 g　川芎 6 g　桃仁 9 g　红花 9 g　甘草 6 g　羌活 3 g　没药 6 g　炒五灵脂 6 g　香附 3 g　牛膝 9 g　地龙 6 g　当归 9 g

水煎服。

功效：活血行气，祛瘀通络，通痹止痛。

主治：气血痹阻经络所致的肩痛、臂痛、腰痛、腿痛或周身疼痛，经久不愈。

4. 少腹逐瘀汤（《医林改错》）

炒小茴香 1.5 g　干姜 3 g　延胡索 3 g　没药 6 g　当归 9 g　川芎 6 g　肉桂 3 g　赤芍 6 g　蒲黄 9 g　炒五灵脂 6 g

水煎服。

功效：活血祛瘀，温经止痛。

主治：少腹瘀血积块疼痛或不痛，或痛而无积块，或少腹胀满，或经期腰酸，少腹胀，或月经一月见三五次，接连不断，断而又来，其色或紫或黑，或有瘀块，或崩漏兼少腹疼痛等证。

◆ 附方鉴别

以上四方与血府逐瘀汤，皆用川芎、当归等药，均有活血祛瘀止痛的作用，主治为瘀血证。其中血府逐瘀汤配有行气宽胸的枳壳、桔梗、柴胡，主治瘀阻胸中之证；通窍活血汤配有开窍通阳的麝香、老葱、黄酒，主治瘀阻头面之证；膈下逐瘀汤中配有疏肝行气止痛之香附、延胡索、乌药、枳壳等，主治瘀阻膈下之证；身痛逐瘀汤中配有通络宣痹之秦艽、羌活、地龙等，主治瘀血痹阻于经络而致的肢体痹痛或关节疼痛；少腹逐瘀汤中配有温通下焦之小茴香、肉桂、干姜，主治瘀阻少腹之证。

思考与练习

一、单项选择题

1. 具有逐瘀泻热功效的方剂是（　　　）。

A. 丹参饮　　　　　B. 血府逐瘀汤　　　　C. 桃核承气汤　　　　D. 少腹逐瘀汤

E. 生化汤

2. 桃核承气汤的组成中所包含的承气汤为（　　）。

A. 大承气汤　　　　　B. 小承气汤　　　　　C. 调胃承气汤　　　　D. 增液承气汤

E. 复方大承气汤

3. 血府逐瘀汤的君药是（　　）。

A. 当归、川芎　　　　B. 川芎、柴胡　　　　C. 桃仁、红花　　　　D. 柴胡、枳壳

E. 生地黄、赤芍

4. 生化汤中君药是（　　）。

A. 炮姜　　　　　　　B. 川芎　　　　　　　C. 当归　　　　　　　D. 炙甘草

E. 桃仁

5. 产后血虚寒凝，瘀血内阻，恶露不行，小腹冷痛者，治当选用（　　）。

A. 少腹逐瘀汤　　　　B. 生化汤　　　　　　C. 桃核承气汤　　　　D. 血府逐瘀汤

E. 桃红四物汤

二、多项选择题

1. 桃核承气汤的组成中有（　　）。

A. 大黄　　　　　　　B. 桃仁　　　　　　　C. 桂枝　　　　　　　D. 甘草

E. 芒硝

2. 生化汤重用当归的意义是（　　）。

A. 补血活血　　　　　B. 化瘀生新　　　　　C. 行滞止痛　　　　　D. 补血安胎

E. 活血调经

3. 血府逐瘀汤的功效有（　　）。

A. 行滞止痛　　　　　B. 补血活血　　　　　C. 活血化瘀　　　　　D. 行气止痛

E. 疏风解表

三、思考题

血府逐瘀汤中配伍桔梗、枳壳有何意义？

第二节　常用止血方剂与中成药

📊 学习目标

1. 掌握止血方剂十灰散的主治病证、理法方药及临床应用。

2. 熟悉常用止血方剂的组方分析，常用止血中成药的功效、主治，常用止血方剂和中

成药的使用注意。

3. 了解止血中成药的常见剂型及用法用量。

止血剂以止血药为主要组成，适用于血溢脉外而出现的吐血、衄血、咯血、便血、尿血、崩漏等各种出血及外伤出血。代表方药有十灰散、小蓟饮子、槐花散、三七片、槐角丸、地榆槐角丸等。

方剂一　十灰散的组方与运用

◆ 主治病证（证）

血热妄行之上部出血证。症见呕血、吐血、咯血、嗽血、衄血等，血色鲜红，来势急暴，舌红，脉数。

火热炽盛，气火上冲，损伤血络，导致血离经妄行而至上部，发生上部出血诸症；火热炽盛，则血色鲜红；热迫血妄行，则来势急暴；舌红、脉数亦为火热炽盛之征。

◆ 基本病机（理）

血热妄行至上部。

◆ 治疗方法（法）

凉血止血。

◆ 药理方理（方药）

大蓟　小蓟　荷叶　侧柏叶　茅根　茜根　山栀　大黄　牡丹皮　棕榈皮各等分（各9 g）

上药各烧灰存性，研极细末，用纸包，碗盖于地上一宿，出火毒。用时先将白藕捣汁，或萝卜汁磨京墨半碗，调服五钱，食后服下（现代用法：各药烧炭存性，为末，藕汁或萝卜汁磨京墨适量，调服9～15 g；亦可作汤剂，水煎服）。

方中大蓟、小蓟味甘性凉，长于凉血止血，且能祛瘀，共为君药。荷叶、白茅根、侧柏叶、茜草皆能凉血止血；棕榈皮收涩止血，与止血药相配，既能增强澄本清源之力，又有塞流止血之功，共为臣药。栀子、大黄擅清热泻火，使邪热从大小便而去，使气火得降而血止，为佐药；重用凉降涩止之品，恐致留瘀，故以牡丹皮配大黄凉血祛瘀，使止血而不留瘀，亦为佐药。用法中用藕汁或萝卜汁磨京墨调服，藕汁能清热凉血散瘀，萝卜汁降气清热以助止血，京墨有收涩止血之功。诸药炒炭存性可加强收敛止血之力，重在治标，纳清降以助凉血，配伍祛瘀药以防留瘀。十灰散理法方药推理如图16－3所示。

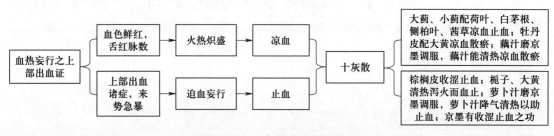

图16－3　十灰散理法方药推理

◆ 临床应用

本方为治疗血热妄行所致各种上部出血证之常用方，以上部出血，血色鲜红，舌红，脉数为辨证要点。

◆ 使用注意

虚寒性出血忌用。

方剂二　小蓟饮子的组方与运用

◆ 主治病证（证）

热结下焦之血淋、尿血。症见尿中带血，小便频数，赤涩热痛，舌红，脉数。

热结膀胱，损伤血络，血随尿出，故尿中带血，其痛者为血淋，不痛者为尿血；瘀热蕴结下焦，膀胱气化失司，故见小便频数、赤涩热痛；舌红、脉数，亦为热结之征。

◆ 基本病机（理）

下焦瘀热，损伤膀胱血络，气化失司。

◆ 治疗方法（法）

凉血止血，利水通淋。

◆ 药理方理（方药）

生地黄　小蓟　滑石　木通　蒲黄　藕节　淡竹叶　当归　栀子　甘草各等分（各9 g）

上咬咀，每服半两（15 g），水煎，空心服（现代用法：水煎服）。

本方由导赤散加小蓟、藕节、蒲黄、滑石、栀子、当归而成，由清心养阴、利水通淋之剂变为凉血止血、利水通淋之剂。方中小蓟甘苦性凉入血分，清热凉血止血，又可利尿通淋，为君药。生地黄甘苦性寒，凉血止血，养阴清热；蒲黄、藕节助君药凉血止血，并能消瘀，为臣药。君臣相配，使血止而不留瘀。滑石、淡竹叶、木通清热利水通淋；栀子清泄三焦之火，导热从下而出；当归养血和血，引血归经，并防诸药寒凉太过之弊，合而为佐。甘草缓急止痛，和中调药，为使药。诸药合用，凉血止血为主，利水通淋为辅，止血之中寓以化瘀，清利之中寓以养阴。

◆ 临床应用

本方为治疗下焦瘀热所致血淋、尿血之常用方，以尿中带血，小便赤涩热痛，舌红，脉数为辨证要点。

◆ 使用注意

血淋、尿血日久兼寒或阴虚火动或气虚不摄者，不宜使用。

方剂三　槐花散的组方与运用

◆ 主治病证（证）

肠风、脏毒下血证。症见肠风、脏毒，或便前出血，或便后出血，或粪中带血，以及痔疮出血，血色鲜红或晦暗，舌红苔黄，脉数。

大便下血有肠风、脏毒之分，血清而色鲜者为肠风，浊而暗者为脏毒。皆由风热与湿热邪毒，壅遏肠道血分，损伤脉络，血渗外溢所致。风热湿毒壅遏其中，故见舌红苔黄、脉数。

◆ 基本病机（理）

风热湿毒，壅遏肠道，损伤血络。

◆ 治疗方法（法）

清肠止血，疏风行气。

◆ 药理方理（方药）

槐花炒　柏叶杵，焙　荆芥穗　枳壳麸炒，各等分（各9 g）

上为细末，用清米饮调下二钱（6 g），空心食前服（现代用法：为细末，每服6 g，开水或米汤调下；亦可作汤剂，水煎服）。

方中槐花苦微寒，善清大肠湿热，凉血止血；侧柏叶苦涩性寒，清热凉血，燥湿收敛。二药相须为用，凉血止血之力倍增。荆芥穗辛散疏风，微温不燥，炒黑入血分而止血，与止血药相配，疏风理血；盖大肠气机为风热湿毒所遏，故用枳壳行气宽肠，以达"气调则血调"之目的。诸药合用，寓行气于止血之中，寄疏风于清肠之内，共奏清肠止血、疏风行气之功，使风热、湿热邪毒得清，则便血自止。

◆ 临床应用

本方为治疗肠风脏毒下血之常用方，以便血，血色鲜红，舌红，脉数为辨证要点。

◆ 使用注意

本方性寒，不宜久服。

其他常用止血中成药见表16－2。

表16－2　　　　　　　　　　　　　其他常用止血中成药

药名	组成	功效	主治	用法用量	使用注意
三七片	三七	散瘀止血，消肿止痛	用于咯血、吐血、衄血、便血、崩漏、外伤出血、胸腹刺痛、跌扑肿痛	口服。小片一次4～12片，大片一次2～6片，一日3次	孕妇忌服
云南白药	秘方	化瘀止血，活血止痛，解毒消肿	用于跌打损伤，瘀血肿痛、吐血、咯血、便血、痔血、崩漏下血，手术出血，疮疡肿毒及软组织挫伤，闭合性骨折，支气管扩张及肺结核咯血，溃疡病出血，以及皮肤感染性疾病	刀、枪、跌打诸伤，无论轻重，出血者用温开水送服；瘀血肿痛与未流血者用酒送服；妇科各症，用酒送服；但月经过多、红崩，用温水送服。毒疮初起，服0.25 g，另取药粉，用酒调匀，敷患处，如已化脓，只需内服。其他内出血各症均可内服 口服。一次0.25～0.5 g，一日4次（2～5岁按1/4剂量服用，6～12岁按1/2剂量服用） 凡遇较重的跌打损伤可先服保险子一粒，轻伤及其他病症不必服	孕妇忌用；服药一日内，忌食蚕豆、鱼类及酸冷食物

续表

药名	组成	功效	主治	用法用量	使用注意
槐角丸	炒槐角、地榆炭、黄芩、麸炒枳壳、当归、防风	清肠疏风，凉血止血	用于血热所致的肠风便血、痔疮肿痛	口服。水蜜丸一次6g，小蜜丸一次9g，大蜜丸一次1丸，一日2次	无
地榆槐角丸	地榆炭、蜜槐角、炒槐花、大黄、黄芩、地黄、当归、赤芍、红花、防风、荆芥穗、麸炒枳壳	疏风凉血，泻热润燥	用于脏腑实热、大肠火盛所致的肠风便血、痔疮肛瘘、湿热便秘、肛门肿痛	口服。水蜜丸一次5g，大蜜丸一次1丸，一日2次	忌食辛辣。孕妇忌服

思考与练习

一、单项选择题

1. 十灰散的组成中含有（　　）。

A. 桑白皮、大腹皮　　　　　　　　　B. 牡丹皮、棕榈皮

C. 白鲜皮、地骨皮　　　　　　　　　D. 陈皮、青皮

E. 五加皮、合欢皮

2. 十灰散主治病证的病机是（　　）。

A. 血热妄行，损伤血络　　　　　　　B. 血热妄行，瘀血内停

C. 肝火犯肺，损伤血络　　　　　　　D. 脾阳不足，统摄失常

E. 冲任虚寒，血不内守

3. 小蓟饮子的组成药物中不包括（　　）。

A. 熟地黄　　　　B. 小蓟　　　　　　C. 蒲黄　　　　　　D. 藕节

E. 栀子

4. 槐角丸既能凉血，又能（　　）。

A. 祛湿　　　　　B. 消肿　　　　　　C. 止痛　　　　　　D. 散瘀

E. 止血

二、多项选择题

1. 槐花散的功效有（　　）。

A. 凉血止血　　　B. 清肠止血　　　　C. 清热泻火　　　　D. 疏风行气

E. 疏风解表

2. 小蓟饮子的功效有（　　　）。

A. 凉血止血　　　　B. 利水通淋　　　　C. 清热泻火　　　　D. 疏风行气

E. 疏风解表

三、思考题

槐花散为何在凉血止血的同时配伍荆芥穗、枳壳？

第十七章

常用治风方剂与中成药

凡以辛散祛风药或息风止痉药为主要组成，具有疏散外风或平息内风的作用，用以治疗风证的一类方剂，称为治风剂。

风证的范围很广，其病情变化较为复杂。根据风证的病因及证候特征，可将其分为外风和内风两大类。治疗上，外风宜疏散，内风宜平息，因此治风方剂与中成药分为疏散外风和平息内风两类。

第一节　常用疏散外风方剂与中成药

 学习目标

1. 掌握疏散外风方剂川芎茶调散的主治病证、理法方药及临床应用。

2. 熟悉常用疏散外风方剂的组方分析，常用疏散外风中成药的功效、主治，常用疏散外风方剂和中成药的使用注意。

3. 了解疏散外风中成药的常见剂型及用法用量。

疏散外风剂具有辛散祛风的作用，适用于风邪侵入肌腠、经络、筋肉、骨节等处所致的外风证。代表方药有川芎茶调散、牵正散、芎菊上清丸、天麻头痛片等。

方剂一　川芎茶调散的组方与运用

◆ 主治病证（证）

外感风邪头痛证。症见偏正头痛或颠顶作痛，恶寒发热，目眩鼻塞，舌苔薄白，脉浮。

头为诸阳之会，外感风邪，循经上犯头目，阻遏清阳之气，故头痛、目眩；风邪袭表，邪正相争，故恶寒发热、鼻塞、舌苔薄白、脉浮。

◆ 基本病机（理）

风邪外袭，上犯头目。

◆ 治疗方法（法）

疏风止痛。

◆ 药理方理（方药）

薄荷叶不见火，八两（24 g）　川芎四两（12 g）　荆芥去梗，四两（12 g）　细辛去芦，一两（3 g）　防风去芦，一两半（4.5 g）　白芷二两（6 g）　羌活二两（6 g）　甘草爁，二两（6 g）

上为细末，每服二钱（6 g），食后，茶清调下（现代用法：共为细末，每次 6 g，每日 2 次，餐后清茶调服；亦可作汤剂，用量按原方比例酌减）。

方中君药川芎长于祛风活血而止痛，尤善治少阳、厥阴二经头痛，为"诸经头痛之要药"。臣药薄荷用量独重，既清利头目，又制约诸风药温燥之性；荆芥辛散疏风止痛。佐药羌活辛散疏风，善治太阳经头痛；白芷疏风解表，善治阳明经头痛；细辛散寒止痛，善通鼻窍，治少阴经头痛；防风辛散上行，疏风透邪外达。使药甘草，益气和中，调和诸药。以清茶调服，取其苦凉之性，清上降下，合薄荷之力，既可清利头目，又能制约辛散祛风之品过于温燥或升散太过，使升中有降，升散有度。川芎茶调散理法方药推理如图 17 - 1 所示。

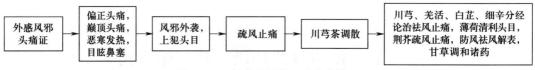

图 17 - 1　川芎茶调散理法方药推理

◆ 临床应用

本方可用于外感风邪头痛，以头痛，恶寒发热，舌苔薄白，脉浮为辨证要点。

◆ 使用注意

（1）孕妇慎服。

（2）气虚、血虚、肝肾阴虚、肝阳上亢、肝风内动等引起的头痛均不宜应用。

◆ 中成药常见剂型

川芎茶调片、丸、颗粒、口服液、袋泡剂。

方剂二　牵正散的组方与运用

◆ 主治病证（证）

风痰阻于头面经络所致口眼㖞斜。

足阳明之脉挟口环唇，足太阳之脉起于目内眦。太阳外中于风，阳明内蓄痰浊，风痰循经阻于头面经络，则经隧不利，筋肉失养，缓而不用，加之无邪之侧，气血运行通畅，牵引筋肉之缓侧，故见口眼㖞斜。

◆ 基本病机（理）

风痰阻于头面经络。

◆ 治疗方法（法）

祛风化痰，通络止痉。

◆ 药理方理（方药）

白附子　白僵蚕　全蝎_{去毒，并生用,各等分}（各5 g）

上为细末，每服一钱（3 g），热酒调下，不拘时候（现代用法：共为细末，每次 3 g，温酒送服，日服 2～3 次；亦可作汤剂，水煎服）。

君药白附子辛温燥烈，入阳明经，走头面，祛风化痰，善治头面之风。臣药僵蚕、全蝎祛风止痉，全蝎长于通络，僵蚕并能化痰。佐使药热酒，宣通血脉，引药入络，直达病所。诸药合用，辛温上行，使风散痰消，经络通畅，口眼㖞斜得以复正。

◆ 临床应用

本品为治疗风痰阻于头面经络之常用方，以猝然口眼㖞斜为辨证要点。

◆ 使用注意

（1）气虚血瘀或阴虚阳亢所致面瘫者慎用。

（2）方中白附子、全蝎有一定毒性，用量宜慎。

其他常用疏散外风中成药见表 17 -1。

表 17 -1　　　　　　　　　　　其他常用疏散外风中成药

药名	组成	功效	主治	用法用量	使用注意
芎菊上清丸	川芎、菊花、黄芩、栀子、炒蔓荆子、黄连、薄荷、连翘、荆芥穗、羌活、藁本、桔梗、防风、白芷、甘草	清热解表，散风止痛	用于外感风邪所致的恶风身热、偏正头痛、鼻塞流涕、牙痛喉痛	口服。一次 1 丸，一日 2 次	体虚者慎用
天麻头痛片	天麻、白芷、荆芥、川芎、当归、醋乳香	养血祛风，散寒止痛	用于外感风寒、瘀血阻滞或血虚失养所致的偏正头痛、恶寒、鼻塞	口服。薄膜衣大片，一次 2～3 片。薄膜衣小片、糖衣片，一次 4～6 片，一日 3 次	无
正天丸	川芎、当归、桃仁、红花、鸡血藤、黑顺片、麻黄、白芷、防风、独活、羌活、细辛、钩藤、地黄、白芍	疏风活血，养血平肝，通络止痛	用于外感风寒、瘀血阻络、血虚失养、肝阳上亢引起的偏头痛、紧张性头痛、神经性头痛、颈椎病型头痛、经前头痛	饭后服用。一次 6 g，一日 2～3 次，15 天为一疗程	用药期间注意血压监测；孕妇慎用；宜饭后服用；有心脏病史者，用药期间注意监测心律情况

【知识拓展】

◆ 川芎茶调散附方

1. 愈风饼子（《儒门事亲》）

制川乌15 g　川芎30 g　菊花30 g　防风30 g　白芷30 g　细辛30 g　羌活30 g　天麻

30 g　荆芥 30 g　薄荷 30 g　炙甘草 30 g

上为细末，水浸，蒸饼为剂，捏作饼子。每服三五饼子，细嚼，茶、酒送下，不计时候。

功效：祛风止痛。主治：雷头风。症见头上生赤肿结核，或如酸枣状。

2. 川芎丸（《太平惠民和剂局方》）

川芎 75 g　薄荷叶 75 g　防风 25 g　细辛 5 g　桔梗 100 g　甘草 35 g

上为细末，炼蜜搜和，每一两半（45 g）分作五十丸，每服一丸。

功效：祛壅化痰，利咽清目。

主治：头痛眩晕，颈项紧急，肩背拘急，肢体烦疼，皮肤瘙痒，脑目昏疼，鼻塞声重，面上游风，状如虫行。

3. 菊花茶调散（《银海精微》）

川芎茶调散加菊花、蝉蜕、僵蚕。

功效：清利头目，疏风散热。

主治：风热上攻所致头晕目眩，偏正头痛。若风热偏盛，则去羌活、细辛，加钩藤、蔓荆子。

◆ 联合用药

川芎茶调散＋非甾体抗炎药（如布洛芬）：可增强对风邪头痛的止痛效果，标本同治。

思考与练习

一、单项选择题

1. 川芎茶调散主治（　　）。

A. 外感风邪头痛　　　　　　　　　B. 肝阳上亢头痛

C. 瘀血头痛　　　　　　　　　　　D. 血虚头痛

2. 川芎茶调散中用量最重的药是（　　）。

A. 川芎　　　　　B. 白芷　　　　　C. 羌活　　　　　D. 薄荷

二、多项选择题

正天丸的功效有（　　）。

A. 疏风活血　　　　　　　　　　　B. 清热除湿

C. 养血平肝　　　　　　　　　　　D. 通络止痛

E. 祛风化痰

三、思考题

疏散外风剂适用于何证？

第二节　常用平息内风方剂与中成药

 学习目标

1. 掌握平息内风方剂羚角钩藤汤、镇肝熄风汤的主治病证、理法方药及临床应用。

2. 熟悉常用平息内风方剂的组方分析，常用平息内风中成药的功效、主治，常用平息内风方剂和中成药的使用注意。

3. 了解平息内风中成药的常见剂型及用法用量。

平息内风剂具有镇静止痉、平肝息风的作用，适应于风从中生所致的内风证。症见眩晕头痛，猝然昏倒，口眼㖞斜，半身不遂等。代表方药有羚角钩藤汤、镇肝熄风汤、天麻钩藤饮等。

方剂一　羚角钩藤汤的组方与运用

◆ 主治病证（证）

肝经热盛，热极动风。症见高热不退，烦闷躁扰，手足抽搐，发为痉厥，甚则神昏，舌绛而干，或舌焦起刺，脉弦而数。

邪热炽盛，故高热不退；热扰心神，则烦闷躁扰，甚则神昏；热灼阴伤，热极动风，风火相煽，以致手足抽搐，发为痉厥；舌绛而干、舌焦起刺、脉弦数，皆为肝经热盛之象。

◆ 基本病机（理）

肝经热盛，热极动风。

◆ 治疗方法（法）

凉肝息风，增液舒筋。

◆ 药理方理（方药）

羚角片先煎，一钱半（4.5 g）　霜桑叶二钱（6 g）　京川贝去心，四钱（12 g）　鲜生地五钱（15 g）双钩藤后入，三钱（9 g）　滁菊花三钱（9 g）　茯神木三钱（9 g）　生白芍三钱（9 g）　生甘草八分（3 g）淡竹茹鲜刮，与羚角先煎代水，五钱（15 g）

水煎服。

方中羚羊角入肝经，凉肝息风；钩藤清热平肝，息风解痉，共为君药。配伍桑叶、菊花辛凉疏泄，清热平肝，以加强凉肝息风之效，用为臣药。热极动风，风火相煽，最易耗阴劫液，故用鲜地黄、白芍、甘草三味相配，酸甘化阴，滋阴增液，柔肝舒筋，与羚羊角、钩藤等清热凉肝息风药并用，标本兼顾，可以加强息风解痉之功；邪热亢盛，每易灼津成痰，故用川贝母、竹茹以清热化痰；热扰心神，又以茯神木平肝、宁心安神，以上俱为佐药。甘草调和诸药，又为使药。本方的配伍特点是以凉肝息风药为主，配伍滋阴化痰、安神之品，故为凉肝息风的代表方剂。羚角钩藤汤理法方药推理如图 17 - 2 所示。

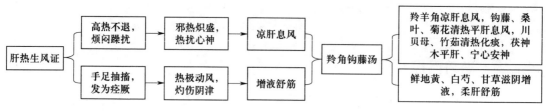

图 17 - 2　羚角钩藤汤理法方药推理

◆ 临床应用

本方主治肝经热盛动风证，以高热，手足抽搐，脉弦数为辨证要点。

◆ 使用注意

若温病后期，热势已衰，阴液大亏，虚风内动者，不宜应用。

方剂二　镇肝熄风汤的组方与运用

◆ 主治病证（证）

肝阳上亢，气血上逆之类中风。症见头晕目眩，目胀耳鸣，脑部热痛，面红如醉，心中烦热，或时常噫气，或肢体渐觉不利，口眼渐形㖞斜；甚或眩晕颠仆，昏不知人，移时苏醒，或醒后不能复原，脉弦长有力。

本方证为肝肾阴虚，肝阳上亢，气血逆乱所致。阴虚阳亢，风阳上扰，故头晕目眩、目胀耳鸣、脑中热痛、面红如醉；肝肾阴亏，水不上济，故心中烦热；肝阳上升太过，气血逆乱，遂致卒中，轻则风中经络，肢体渐觉不利、口眼渐形㖞斜，重则风中脏腑、眩晕颠仆、昏不知人；脉弦长有力亦为肝阳上亢之征。

◆ 基本病机（理）

肝肾阴虚，肝阳上亢。

◆ 治疗方法（法）

镇肝息风，滋阴潜阳。

◆ 药理方理（方药）

怀牛膝—两（30 g）　生赭石轧细，一两（30 g）　生龙骨捣碎，五钱（15 g）　生牡蛎捣碎，五钱（15 g）
生龟板捣碎，五钱（15 g）　生杭芍五钱（15 g）　玄参五钱（15 g）　天冬五钱（15 g）　川楝子捣碎，二钱

(6 g)　生麦芽二钱 (6 g)　茵陈二钱 (6 g)　甘草钱半 (4.5 g)

水煎服。

方中君药牛膝引血下行，折其亢阳，并能补益肝肾。臣药赭石、龙骨、牡蛎，质重性降，潜镇亢阳，摄降逆气，助君药潜镇之力；龟甲滋阴潜阳息风。佐药玄参、天冬滋阴清热，以滋水涵木；白芍养血敛阴，平抑肝阳。茵陈、川楝子、麦芽清泄肝热，疏肝理气，顺应肝喜条达之性。使药甘草与麦芽养胃和中，减少金石药碍胃伤中之弊，兼以调和诸药。纵观全方，镇潜以治其标，滋阴以治其本，标本兼治。镇肝熄风汤理法方药推理如图 17 - 3 所示。

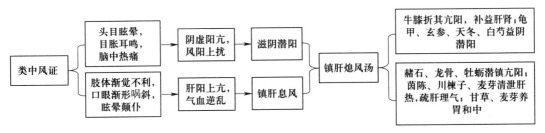

图 17 - 3　镇肝熄风汤理法方药推理

◆ 临床应用

本品用于肝肾阴虚，肝阳上亢，气血逆乱证，以头晕目眩或肢体渐觉不利，口眼渐形㖞斜，醒后不能复原，脉弦长有力为辨证要点。

◆ 使用注意

(1) 血虚、气虚、肾虚、痰湿所致的眩晕及肾阴阳俱虚所致的高血压不宜使用。

(2) 脾胃虚弱者慎用。

方剂三　天麻钩藤饮的组方与运用

◆ 主治病证（证）

肝阳偏亢，肝风上扰证。症见头痛，眩晕，失眠，舌红苔黄，脉弦数。

肝阳偏亢，风阳上扰，故头痛、眩晕；肝阳有余，化热扰心，故心神不安、失眠多梦；舌红苔黄、脉弦数为肝阳上扰之征。

◆ 基本病机（理）

肝肾不足，肝阳偏亢，生风化热。

◆ 治疗方法（法）

平肝息风，清热活血，补益肝肾。

◆ 药理方理（方药）

天麻 (9 g)　钩藤后下 (12 g)　生石决明先煎 (18 g)　山栀 (9 g)　黄芩 (9 g)　川牛膝 (12 g)

杜仲 (9 g)　益母草 (9 g)　桑寄生 (9 g)　夜交藤 (9 g)　朱茯神 (9 g) (原著本方无用量)

水煎服。

方中君药天麻、钩藤平肝息风定眩。臣药石决明平肝潜阳，清热明目；川牛膝活血通络，引血下行，直折亢阳。佐药益母草活血利水，栀子、黄芩清肝降火，杜仲、桑寄生补益肝肾，首乌藤（夜交藤）、朱茯神宁心安神。诸药合用，补益肝肾，平肝息风，清热活血，宁心安神，共成治疗肝阳偏亢的良方。

◆ 临床应用

本品用于肝阳偏亢，肝风上扰证，以头痛，眩晕，失眠，舌红，苔黄，脉弦为辨证要点。

◆ 中成药常见剂型

天麻钩藤颗粒。

方剂四　大定风珠的组方与运用

◆ 主治病证（证）

阴虚动风证。症见手足瘛疭，形瘦神倦，舌绛少苔，脉气虚弱，有时时欲脱之势。

温病后期，邪热久羁，灼伤真阴；或因误汗、妄攻，重伤阴液。肝为风木之脏，阴液大亏，水不涵木，虚风内动，故手足瘛疭；真阴欲竭，故见形瘦神倦、舌绛少苔、脉气虚弱有时时欲脱之势。

◆ 基本病机（理）

阴液亏虚，虚风内动。

◆ 治疗方法（法）

滋阴息风。

◆ 药理方理（方药）

生白芍六钱（18 g）　阿胶三钱（9 g）　生龟板四钱（12 g）　干地黄六钱（18 g）　麻仁二钱（6 g）五味子二钱（6 g）　生牡蛎四钱（12 g）　麦冬连心，六钱（18 g）　炙甘草四钱（12 g）　鸡子黄生，二枚（2个）　鳖甲生，四钱（12 g）

水八杯，煮取三杯，去滓，再入鸡子黄，搅令相得，分三次服（现代用法：水煎去渣，入阿胶烊化，再入鸡子黄搅匀，分 3 次温服）。

本方用血肉有情之品鸡子黄、阿胶为君。吴鞠通自释鸡子黄"血肉有情，生生不已，乃奠安中焦之圣品……能上通心气，下达肾气……其气焦臭，故上补心，其味甘咸，故下补肾"。阿胶甘平滋润，入肝补血，入肾滋阴。二药合用，为滋阴息风的主要配伍。臣以麦冬、生地黄、白芍滋阴增液，养血柔肝；龟甲、鳖甲、牡蛎益阴潜阳，平肝息风。六者共助君药滋阴息风之效。佐以火麻仁养阴润燥，五味子酸收，收敛欲脱之阴。炙甘草调和诸药，与白芍配伍，酸甘化阴。诸药合用，峻补真阴，潜阳息风，使阴液得复，筋脉得养，则虚风自息，病证可痊。

◆ 临床应用

本品适用于阴虚动风证，以手足瘛疭，形瘦神倦，舌绛少苔，脉气虚弱为辨证要点。

◆ 使用注意

（1）津液虽亏但邪热犹胜者禁用。

（2）鸡子黄需生用。

其他常用平息内风中成药见表17-2。

表17-2　　　　　　　　　　　其他常用平息内风中成药

药名	组成	功效	主治	用法用量	使用注意
全天麻胶囊	天麻	平肝，息风，止痉	用于肝风上扰所致的眩晕、头痛、肢体麻木、癫痫抽搐	口服。一次2~6粒，一日3次	无
天麻钩藤颗粒	天麻、钩藤、石决明、栀子、黄芩、牛膝、盐杜仲、益母草、桑寄生、首乌藤、茯苓	平肝息风，清热安神	用于肝阳上亢引起的头痛、眩晕、耳鸣、眼花、震颤、失眠，以及高血压见上述证候者	开水冲服。一次1袋，一日3次，或遵医嘱	无

【知识拓展】

◆ 天麻钩藤饮附方

1. 钩藤汤（《圣济总录》）

钩藤　当归　人参　茯神　桑寄生　桔梗

功效：息风安胎。

主治：妊娠子痫，胎动腹痛，手足抽掣者。

2. 天麻钩藤汤（《小儿卫生总微论方》）

钩藤　蝉蜕　天麻　防风　人参　麻黄　蝎尾　僵蚕　炙甘草　川芎　麝香

功效：息风解痉，补脾益气。

主治：小儿因吐利脾胃虚而生风，最终变成慢惊。

3. 平肝潜阳汤（《常见病中医治疗研究》）

生牡蛎　石决明　夏枯草　桑寄生　生杜仲　生地黄　黄芩　决明子　茺蔚子　菊花

功效：平肝潜阳。

主治：肝阳上亢所致的头痛，头晕，心慌怔忡，失眠多梦，舌红，脉弦等。常用于治疗原发性高血压见有上述表现者。

4. 摧肝丸（《赤水玄珠》）

胆南星　钩藤　滑石　黄连　铁华粉　青黛　僵蚕　朱砂　甘草　天麻　竹沥　姜汁

功效：清火平肝，化痰定颤。

主治：震颤。

◆ 联合用药

天麻钩藤颗粒＋西药降压药（如硝苯地平）：可明显缓解血压升高导致的头痛、眩晕等症。

思考与练习

一、单项选择题

1. 镇肝熄风汤的君药是（　　）。

A. 牛膝　　　　　　　B. 赭石　　　　　　　C. 龙骨　　　　　　　D. 牡蛎

2. 患者症见头痛，眩晕，耳鸣，眼花，震颤，夜寐不宁，心烦失眠，多梦，舌红苔黄，脉弦。治疗宜首选（　　）。

A. 镇肝熄风汤　　　B. 天麻钩藤饮　　　C. 川芎茶调散　　　D. 大定风珠

3. 患者症见高热不退，烦闷躁扰，手足抽搐，发为痉厥，神昏，舌绛而干，脉弦而数。治疗宜首选（　　）。

A. 镇肝熄风汤　　　B. 天麻钩藤饮　　　C. 羚角钩藤汤　　　D. 大定风珠

二、多项选择题

1. 羚角钩藤汤的功效有（　　）。

A. 凉肝息风　　　　B. 增液舒筋　　　　C. 清热活血　　　　D. 补益肝肾

E. 滋阴潜阳

2. 天麻钩藤饮的君药有（　　）。

A. 天麻　　　　　　B. 钩藤　　　　　　C. 石决明　　　　　D. 知母

E. 杜仲

3. 用于治疗肝阳上亢之头痛的方剂与中成药有（　　）。

A. 镇肝熄风汤　　　B. 天麻钩藤饮　　　C. 川芎茶调散　　　D. 全天麻胶囊

E. 羚角钩藤汤

三、思考题

1. 疏散外风与平息内风剂各适用于何证？组方用药有何区别？
2. 请说出 3 种含有天麻的方剂或中成药。

第十八章

常用治燥方剂与中成药

凡以轻宣外燥或滋阴润燥等作用为主，用于治疗燥证的方剂，统称为治燥剂。

燥证分外燥和内燥两类。凡感受秋令燥邪所致的凉燥或温燥，均属外燥证。《通俗伤寒论》云："秋深初凉，西风肃杀，感之者多病风燥，此属燥凉，较严冬为轻。若久晴无雨，秋阳以曝，感之者病多温燥，此属燥热，较暮春风温为重。"内燥是津液亏耗、脏腑失润所致，常累及肺、胃、肾、大肠等脏腑，上燥多病在肺，中燥多涉及胃，下燥多累于肾或大肠。根据"燥者濡之"的原则，治疗燥证当以濡润为法。外燥宜轻宣祛邪外达，凉燥治以辛苦温润，温燥治以辛凉甘润；内燥宜滋养濡润复津，治以甘凉濡润。故治燥方剂与中成药分为轻宣外燥和滋润内燥两类。

第一节 常用轻宣外燥方剂与中成药

 学习目标

1. 掌握轻宣外燥方剂杏苏散的主治病证、理法方药及临床应用。
2. 熟悉常用轻宣外燥方剂的组方分析。

轻宣外燥剂适用于外感凉燥或温燥之证，代表方药有杏苏散、桑杏汤、清燥救肺汤等。

方剂一 杏苏散的组方与运用

◆ 主治病证（证）

外感凉燥证。症见恶寒无汗，头微痛，咳嗽痰稀，鼻塞咽干，苔白，脉弦。

凉燥袭表，则恶寒无汗、头微痛；凉燥伤肺，则肺失宣肃，津液内结，故咳嗽痰稀；鼻为肺之门户，肺气为燥邪郁遏，燥伤肺津，则鼻塞咽干；苔白、脉弦亦为外感凉燥之象。

◆ 基本病机（理）

外感凉燥，肺失宣肃，痰湿内阻。

◆ 治疗方法（法）

轻宣凉燥，理肺化痰。

◆ 药理方理（方药）

苏叶（9 g）　半夏（9 g）　茯苓（9 g）　甘草（3 g）　前胡（9 g）　苦桔梗（6 g）　枳壳（6 g）
生姜（3 片）　橘皮（6 g）　大枣去核（3 枚）　杏仁（9 g）（原著本方无用量）

水煎温服。

方中紫苏叶辛温不燥，发汗解表，宣畅肺气，使凉燥从表而解；苦杏仁苦温而润，肃肺
降气，润燥止咳。二药配伍，苦辛温润，共为君药。前胡既助紫苏叶疏风解表，又助苦杏仁
降气化痰；桔梗、枳壳宣降肺气，既疏理胸膈气机，又化痰止咳祛邪。三药合用，有宣有
降，使气顺津布，痰消咳止，共用为臣。陈皮、半夏行气燥湿化痰；茯苓渗湿健脾以杜生痰
之源；生姜、大枣调和营卫，滋脾生津以助润燥，共为佐药。甘草调和药性，且合桔梗宣肺
利咽，为佐使之用。诸药配伍，外可轻宣凉燥，内可理肺健脾化痰，使表解痰消，肺气和
降，诸症可除。杏苏散理法方药推理如图 18－1 所示。

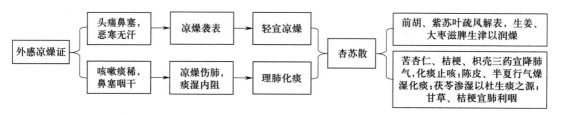

图 18－1　杏苏散理法方药推理

◆ 临床应用

本方为治疗凉燥证之代表方，以恶寒无汗，咳嗽痰稀，鼻塞咽干，苔白，脉弦为辨证
要点。

方剂二　桑杏汤的组方与运用

◆ 主治病证（证）

外感温燥证。症见头痛，身热不甚，微恶风寒，口渴，咽干鼻燥，干咳无痰，或痰少而
黏，舌红，苔薄白而干，脉浮数而右脉大。

温燥乃初秋之气，邪犯肺卫，其病轻浅，故头痛、身热不甚、微恶风寒；燥邪为患，肺
先受之，燥性干涩，易伤津液，故见咳嗽无痰或痰少而黏、口渴、咽干鼻燥；舌红、苔薄白
而干为温燥邪气在肺卫之征；右脉候肺，温燥伤肺卫，故脉浮数而右脉大。

◆ 基本病机（理）

温燥伤于肺卫，肺失清肃，津液受损。

◆ 治疗方法（法）

清宣温燥，润肺止咳。

◆ 药理方理（方药）

桑叶—钱（3 g）　杏仁—钱五分（4.5 g）　沙参二钱（6 g）　象贝—钱（3 g）　香豉—钱（3 g）　栀皮一钱（3 g）　梨皮—钱（3 g）

水二杯，煮取一杯，顿服之，重者再作服（现代用法：水煎服）。

方中桑叶轻清宣散，长于疏散风热，宣肺清热；苦杏仁苦温润降，功善肃降肺气而止咳，二药配伍，宣肺止咳。淡豆豉辛凉透散，以助桑叶轻宣发表；浙贝母清热化痰，以助桑叶清热之力。沙参养阴生津，润肺止咳；梨皮益阴降火，生津润肺；栀子皮质轻而寒，入上焦清泄肺热，三药相伍，滋阴润燥而泻火。诸药合用，辛凉甘润并用，透散温燥而不伤津，凉润肺金而不滋腻，共奏清宣温燥、润肺止咳之功。

◆ 临床应用

本方为治疗外感温燥轻证之常用方，以发热不甚，干咳无痰，或痰少而黏，右脉数大为辨证要点。本方意在清宣，故药量不宜过重，煎煮时间不宜过长，以体现"治上焦如羽，非轻不举"之法。

方剂三　清燥救肺汤的组方与运用

◆ 主治病证（证）

温燥伤肺证。症见身热头痛，干咳无痰，气逆而喘，咽喉干燥，鼻燥，胸满胁痛，心烦口渴，舌干少苔，脉虚大而数。

肺合皮毛而主表，燥热伤肺，故身热头痛；温燥伤肺，肺失肃降，故干咳无痰、气逆而喘、胸满胁痛、咽喉干燥、鼻燥；燥热偏重，灼伤气阴，则心烦口渴、舌干少苔、脉虚大而数。

◆ 基本病机（理）

温燥伤肺。

◆ 治疗方法（法）

清燥润肺，益气养阴。

◆ 药理方理（方药）

桑叶经霜者，去枝、梗，净叶，三钱（9 g）　石膏煅，二钱五分（7.5 g）　甘草—钱（3 g）　人参七分（2 g）胡麻仁炒，研，一钱（3 g）　真阿胶八分（2.5 g）　麦门冬去心，一钱二分（3.5 g）　杏仁泡，去皮尖，炒黄，七分（2 g）　枇杷叶刷去毛，蜜涂，炙黄，一片（3 g）

水一碗，煎六分，频频二三次，滚热服（现代用法：水煎服）。

方中重用桑叶，其经霜而柔润不凋者，得秋之金气，秉清肃之性，质轻辛凉，入肺而清透宣泄燥热，清肺止咳。石膏辛甘大寒，善清肺热而兼能生津止渴；与甘寒养阴生津之麦冬相伍，可助桑叶清除温燥，并兼顾损伤之津液。肺为娇脏，清肺不可过于寒凉，故石膏煅用。用少量苦杏仁、枇杷叶苦降肺气，止咳平喘；阿胶、胡麻仁助麦冬养阴润燥。土为金之母，故用人参、甘草益气补中，培土生金，且甘草兼以调和药性。诸药合用，宣、清、润、补、降五法并用，气阴双补，培土生金，使肺金之燥热得以清宣，肺气之上逆得以肃降，则燥热伤肺之证自除。

◆ 临床应用

本方为治疗温燥伤肺重证之代表方，以身热，干咳无痰，气逆而喘，舌干少苔，脉虚大而数为辨证要点。

【知识拓展】

◆ 清燥救肺汤附方

沙参麦冬汤（《温病条辨》）

沙参9 g　玉竹6 g　生甘草3 g　桑叶4.5 g　麦冬9 g　白扁豆4.5 g　天花粉4.5 g

水五杯，煮取二杯，日再服。久热久咳者，加地骨皮三钱（9 g）。

功效：清养肺胃，生津润燥。

主治：燥伤肺胃阴分证。症见咽干口燥，或身热，或干咳，舌红少苔，脉细数。

◆ 附方鉴别

清燥救肺汤与桑杏汤均用桑叶、苦杏仁轻宣温燥、苦降肺气，同治温燥伤肺之证。然二方治证轻重有别，桑杏汤由辛凉解表合甘凉而润的药物组成，清燥润肺作用弱于清燥救肺汤，治疗燥伤肺卫、津液受灼之温燥轻证，症见头痛微热、咳嗽不甚、鼻燥咽干等；清燥救肺汤由辛寒清热及益气养阴的药物组成，清燥益肺作用强，治疗燥热偏重、气阴两伤之温燥重证，症见身热咳喘、心烦口渴、脉虚大而数。

沙参麦冬汤中沙参、麦冬同用，重在滋养肺胃之阴，生津以润燥，此方被吴鞠通称为"甘寒救其津液"之法，其主治病证较清燥救肺汤所治之燥热为轻，但肺胃同病且燥伤阴分，故其证当见身热不高，咳嗽不甚，而口干鼻燥，咽干口渴，舌干少苔，脉细数。

思考与练习

一、单项选择题

1. 桑杏汤主治（　　）。

A. 风热犯肺证　　　B. 外感风热证　　　C. 外感凉燥证　　　D. 温燥伤肺轻证

E. 温燥伤肺重证

2. 清燥救肺汤的君药是（　　）。

A. 石膏　　　B. 桑叶　　　C. 生地黄　　　D. 玄参

E. 麦冬

二、思考题

杏苏散主治外感凉燥证，为什么要配伍温燥、渗利之品？

第二节　常用滋润内燥方剂与中成药

 学习目标

1. 掌握滋润内燥方剂麦门冬汤、养阴清肺汤的主治病证、理法方药及临床应用。
2. 熟悉常用滋润内燥方剂的组方分析。
3. 了解滋润内燥中成药的常见剂型。

滋润内燥剂适用于脏腑津液不足之内燥证，代表方药有麦门冬汤、养阴清肺汤、百合固金汤等。

方剂一　麦门冬汤的组方与运用

◆ 主治病证（证）

（1）虚热肺痿。症见咳唾涎沫，短气喘促，咽干口燥，舌红少苔，脉虚数。

（2）胃阴不足证。症见气逆呕吐，口渴咽干，舌红少苔，脉虚数。

肺胃阴伤，金失土养，肺叶枯萎，肃降失职，故短气喘促、咽干口燥；肺不布津，聚液为痰，故咳唾涎沫；胃阴不足，气不降而升，故气逆呕吐；胃阴不足，津不上承，故口渴咽干；舌红少苔、脉虚数亦为阴虚内热之象。以上二证均属肺胃阴虚，气逆不降。

◆ 基本病机（理）

肺胃阴津耗损，虚火上炎。

◆ 治疗方法（法）

滋养肺胃，降逆下气。

◆ 药理方理（方药）

麦门冬七升（42 g）　半夏一升（6 g）　人参三两（9 g）　甘草二两（6 g）　粳米三合（6 g）　大枣十二枚（4 枚）

上六味，以水一斗二升，煮取六升，温服一升，日三夜一服（现代用法：水煎服）。

方中重用麦冬为君，甘寒清润，养阴生津，滋液润燥，兼清虚热，两擅其功。然此证虽为肺胃阴亏之燥证，亦有肺胃之气上逆之候，遂臣以温燥之半夏降逆下气、化痰和胃，一则降逆以止咳、呕，二则开胃行津以助润肺，三则防大剂量麦冬之滋腻壅滞，麦冬得半夏滋而不腻，半夏得麦冬燥不伤津，二者相反相成。人参健脾补气，俾脾胃气旺，自能于水谷之中生化津液，上润于肺，亦即"阳生阴长"之意。甘草、粳米、大枣甘润性平，合人参以和中滋液，培土生金，以上俱为佐药。甘草调和药性，兼作使药。诸药相合，甘寒清润之中佐以辛温降逆之品，滋而不腻，温而不燥，培土生津，肺胃并治，使肺胃阴复，逆气得降，中土健运，诸症自愈。麦门冬汤理法方药推理如图 18－2 所示。

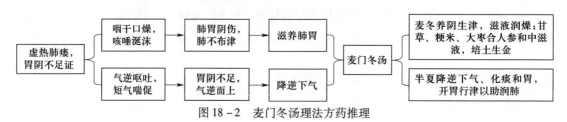

图 18－2　麦门冬汤理法方药推理

◆ 临床应用

本方为治疗肺胃阴伤，火逆上气证之常用方，以咳唾涎沫，短气喘促，或呕吐，口渴咽干，舌红少苔，脉虚数为辨证要点。

方剂二　养阴清肺汤的组方与运用

◆ 主治病证（证）

阴虚肺燥之白喉。症见喉间起白如腐，不易拭去，咽喉肿痛，初期或发热或不发热，鼻干唇燥，或咳或不咳，呼吸有声，似喘非喘，脉数无力或细数。

喉属肺系，少阴肾经循喉咙系舌本，肺肾阴虚，虚火上炎，复感燥热疫毒之热上熏，炼液灼津，以致咽喉肿痛，布生假膜，起白如腐，不易拭去，且发展迅速；热达于外，则初期即有发热，若热闭于里，则可不发热；疫毒深重，气道受阻，肺阴耗伤，宣肃失令，故鼻干唇燥、呼吸有声、似喘非喘、或咳或不咳；脉数无力或细数，乃阴虚有热之征。

◆ 基本病机（理）

素体阴虚蕴热，复感燥气疫毒。

◆ 治疗方法（法）

养阴清肺，解毒利咽。

◆ 药理方理（方药）

大生地二钱（6 g）　麦门冬一钱二分（4 g）　生甘草五分（2 g）　元参钱半（5 g）　贝母去心，八分（3 g）　丹皮八分（3 g）　薄荷五分（2 g）　炒白芍八分（3 g）

水煎服。

方中重用生地黄，其甘寒之性，既能滋肾水而救肺燥，又能清热凉血而解疫毒，标本兼治，故以生地黄之力统领全方。麦冬养阴润肺清热，益胃生津润喉；玄参清热解毒散结，启肾水上达于咽喉；白芍敛阴和营泄热，三药共助生地黄养阴清热、凉血解毒。牡丹皮凉血活血消肿，贝母润肺化痰散结，薄荷辛凉宣散利咽。甘草清热解毒兼以调和药性。全方甘寒辛凉并用，清解之中寓以宣散之法，养阴扶正与清肺解毒相合，正邪并治，标本兼顾。养阴清肺汤理法方药推理如图 18 - 3 所示。

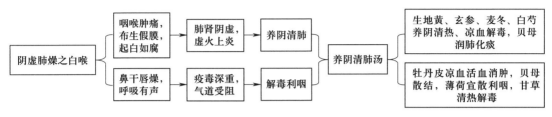

图 18 - 3　养阴清肺汤理法方药推理

◆ 临床应用

本方为治疗阴虚白喉之常用方，以喉间起白如腐，不易拭去，咽喉肿痛，鼻干唇燥为辨证要点。白喉忌解表，尤忌辛温发汗。原书《重楼玉钥》方后记载："如有内热及发热，不必投表药，照方服去，其热自除。"

◆ 中成药常见剂型

养阴清肺丸、膏、糖浆、口服液、颗粒。

方剂三　百合固金汤的组方与运用

◆ 主治病证（证）

肺肾阴亏，虚火上炎证。症见咳嗽气喘，痰中带血，咽喉燥痛，头晕目眩，午后潮热，骨蒸盗汗，舌红少苔，脉细数。

肺失濡润，火伤血络，故咳嗽气喘、痰中带血；阴精不足，头目失养，故头晕目眩；阴虚则生内热，故午后潮热、骨蒸盗汗；喉为肺系，肾脉挟咽，肺肾阴亏，津液不能上潮咽喉，加之虚火上攻，故咽喉燥痛；舌红少苔、脉细数，为阴虚内热之象。

◆ 基本病机（理）

肺肾阴亏，虚火上炎。

◆ 治疗方法（法）

滋润肺肾，止咳化痰。

◆ 药理方理（方药）

熟地三钱（9 g）　生地三钱（9 g）　归身三钱（9 g）　白芍一钱（3 g）　甘草一钱（3 g）　桔梗八分（3 g）　玄参八分（3 g）　贝母一钱半（6 g）　麦冬一钱半（6 g）　百合一钱半（6 g）

水煎服。

方中生、熟二地黄为君，滋补肾阴亦养肺阴，熟地黄兼能补血，生地黄兼能凉血。臣以百合、麦冬滋养肺阴并润肺止咳；玄参咸寒，协二地黄滋肾阴，且降虚火。君臣相伍，滋肾润肺，金水并补。佐以贝母，清热润肺，化痰止咳；桔梗载药上行，化痰散结，并利咽喉；当归、白芍补血敛肺止咳。使以甘草，调和诸药，且与桔梗相伍以利咽喉。诸药相合，肺肾同治，金水相生，润中寓清，共奏滋阴凉血、降火消痰之功。

◆ 临床应用

本方为滋补肺肾，止咳化痰之常用方，以咳嗽气喘，痰中带血，咽喉燥痛，舌红少苔，脉细数为辨证要点。

◆ 中成药常见剂型

百合固金丸、口服液、片、颗粒。

方剂四 增液汤的组方与运用

◆ 主治病证（证）

阳明温病，津亏肠燥便秘证。症见大便秘结，口渴，舌干红，脉细数或脉沉无力者。

热邪伤津，津亏肠燥，无水舟停。热病伤津，阴亏液涸，肠燥失润，则大便秘结；舌干红、脉细数等属津液亏乏、阴虚内热之象。

◆ 基本病机（理）

热邪伤津，津亏肠燥。

◆ 治疗方法（法）

增液润燥。

◆ 药理方理（方药）

玄参一两（30 g）　麦冬连心，八钱（24 g）　细生地八钱（24 g）

以水八杯，煮取三杯，口干则与饮令尽。不便，再作服（现代用法：水煎服）。

方中重用玄参为君药，其苦咸而寒，清热养阴生津，启肾水以滋肠燥。以生地黄为臣药，其甘苦而寒，清热滋阴，壮水生津，与君药玄参相须相宜。肺与大肠相表里，故用甘寒之麦冬，滋肺增液，生津润肠以润燥，为佐药。三药重剂，咸寒甘润，增水行舟，养阴增液而清热，使肠燥得润，大便自下，故名"增液汤"。

◆ 临床应用

本方是主治热病伤津所致肠燥便秘的基础方，是增水行舟法之代表方，以大便秘结，舌干红，脉细数或沉而无力为辨证要点。

思考与练习

一、单项选择题

1. 症见口干咽燥，大便干结，舌红少津，脉细数，治宜选用（　　）。

A. 杏苏散　　　　　B. 桑杏汤　　　　　C. 沙参麦冬汤　　　　D. 麦门冬汤

E. 增液汤

2. 麦门冬汤主治病证的病机是（　　）。

A. 肺胃阴亏，虚火上炎　　　　　　　B. 肺肾阴亏，虚火上炎

C. 肺胃阴虚，气火上逆　　　　　　　D. 肝肾阴亏，虚火上炎

E. 燥热伤肺，气阴两伤

二、多项选择题

1. 内燥证病变脏腑多涉及（　　）。

A. 肺　　　　　　　　B. 胃　　　　　　　C. 心　　　　　　　　D. 脾

E. 肾

2. 麦门冬汤中半夏的用意有（　　）。

A. 降逆下气　　　　　　　　　　　　B. 散结除痞

C. 化痰除涎　　　　　　　　　　　　D. 使麦冬滋而不腻

E. 散结燥湿

三、思考题

外燥与内燥、凉燥与温燥在治法上有何不同？

第十九章

常用祛湿方剂与中成药

凡以化湿利水、通淋泄浊等作用为主，用于治疗水湿病证的方剂，统称为祛湿剂。

湿与水异名而同类，湿为水之渐，水为湿之积。湿邪为患，有外湿与内湿之分，外湿与内湿又常相兼为病。大抵湿邪在外在上者，可微汗疏解以散之；在内在下者，可芳香苦燥而化之，或甘淡渗利以除之；水湿壅盛，形气俱实者，又可攻下以逐之；湿从寒化者，宜温阳化湿；湿从热化者，宜清热祛湿；湿浊下注，淋浊带下者，则宜分清化浊以治之。故祛湿方剂与中成药分为化湿和胃、清热祛湿、利水渗湿、温化寒湿、祛湿化浊、祛风胜湿六类。

第一节 常用化湿和胃方剂与中成药

 学习目标

1. 掌握化湿和胃方剂藿香正气散的主治病证、理法方药及临床应用。
2. 熟悉常用化湿和胃方剂的组方分析。
3. 了解化湿和胃中成药的常见剂型。

化湿和胃剂适用于湿邪中阻，脾胃失和证，代表方药有藿香正气散、平胃散等。

方剂一 藿香正气散的组方与运用

◆ 主治病证（证）

外感风寒，内伤湿滞证。症见霍乱吐泻，恶寒发热，头痛，胸膈满闷，脘腹疼痛，舌苔白腻，脉浮或濡缓。

风寒犯表，正邪相争，则恶寒发热、头痛；内伤湿滞，湿浊中阻，脾胃不和，升降失常，则恶心呕吐、肠鸣泄泻；湿阻气滞，则胸膈满闷、脘腹疼痛；舌苔白腻、脉浮或濡缓为外感风寒、内伤湿滞之征。

◆ 基本病机（理）

风寒在表，湿滞脾胃。

◆ 治疗方法（法）

解表化湿，理气和中。

◆ 药理方理（方药）

大腹皮一两（3 g）　白芷一两（3 g）　紫苏一两（3 g）　茯苓去皮，一两（3 g）　半夏曲二两（6 g）白术二两（6 g）　陈皮去白，二两（6 g）　厚朴去粗皮，姜汁炙，二两（6 g）　苦桔梗二两（6 g）　藿香去土，三两（9 g）　甘草炙，二两半（6 g）

上为细末，每服二钱（6 g），水一盏，姜三片，枣一枚，同煎至七分，热服。如欲出汗，衣被盖，再煎并服（现代用法：散剂，每服 6 g，加生姜 3 片、大枣 1 枚，煎汤送服；亦可作汤剂，加生姜 3 片、大枣 1 枚，水煎服）。

方中广藿香辛温芳香，外散风寒，内化湿滞，辟秽和中，为治霍乱吐泻之要药，重用为君。半夏曲、陈皮理气燥湿，和胃降逆以止呕；白术、茯苓健脾助运，除湿和中以止泻，助广藿香内化湿浊以止吐泻，同为臣药。紫苏叶、白芷辛温发散，助广藿香外散风寒，紫苏叶尚可醒脾宽中，行气止呕，白芷兼能燥湿化浊；大腹皮、厚朴行气化湿，畅中行滞，且寓气行则湿化之义；桔梗宣肺利膈，既益解表，又助化湿；煎加生姜、大枣，内调脾胃，外和营卫，俱为佐药。炙甘草调和药性，并协生姜、大枣以和中，用为使药。诸药相合，表里同治而以除湿治里为主，脾胃同调而以升清降浊为要，使风寒外散，湿浊内化，气机通畅，脾胃调和，清升浊降，则寒热、吐泻、腹痛诸症可除。感受山岚瘴气以及水土不服，症见寒甚热微，或但寒不热、呕吐腹泻、苔白厚腻者，亦可以本方散寒祛湿，辟秽化浊，和中悦脾而治之。藿香正气散理法方药推理如图 19－1 所示。

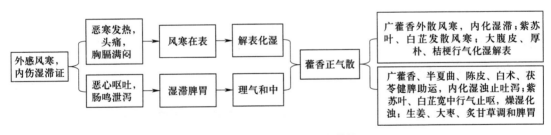

图 19－1　藿香正气散理法方药推理

◆ 临床应用

本方为治疗夏月感寒伤湿，脾胃失和证之常用方，以恶寒发热，上吐下泻，舌苔白腻为辨证要点。本方解表之力较弱，故"如欲出汗"，宜"热服"，且"衣被盖"。霍乱吐泻属湿热证者禁服本方。

◆ 中成药常见剂型

藿香正气口服液、颗粒、片、丸、滴丸、软胶囊。

方剂二　平胃散的组方与运用

◆ 主治病证（证）

湿滞脾胃证。症见脘腹胀满，不思饮食，口淡无味，恶心呕吐，嗳气吞酸，肢体沉重，怠惰嗜卧，常多自利，舌苔白腻而厚，脉缓。

湿困脾胃，气机失畅，见脘腹胀满；脾失健运，胃失和降，则食少无味、恶心呕吐、嗳气吞酸、泄泻；肢体沉重、怠惰嗜卧、舌苔白腻、脉缓等，皆为湿邪困阻之象。

◆ 基本病机（理）

湿阻气滞，脾胃失和。

◆ 治疗方法（法）

燥湿运脾，行气和胃。

◆ 药理方理（方药）

苍术去黑皮，捣为粗末，炒黄色，四两（12 g）　厚朴去粗皮，涂生姜汁，炙令香熟，三两（9 g）　陈橘皮洗令净，焙干，二两（6 g）　甘草炙黄，一两（3 g）

上为散。每服二钱（6 g），水一中盏，加生姜二片，大枣二枚，同煎至六分，去滓，食前温服（现代用法：共研细末，每服 4～6 g，生姜、大枣煎汤送下；亦可作汤剂，加生姜 2 片、大枣 2 枚，水煎服）。

方中苍术辛香苦温，为燥湿运脾之要药，使湿去则脾运有权，脾健则湿邪得化，为君药。厚朴辛温而散，长于行气除满，气行则湿化，且其味苦性燥而能燥湿，与苍术有相须之妙，为臣药。陈皮辛行温通，理气和胃，燥湿醒脾，协苍术、厚朴燥湿行气之力益彰，为佐药。炙甘草甘平入脾，既可益气补中而实脾，合诸药泄中有补，使祛邪而不伤正，又能调和诸药，为佐使药。煎煮时少加生姜、大枣以增补脾和胃之效。诸药合用，苦辛芳香温燥，主以燥化，辅以行气；主以运脾，兼以和胃，俾湿去脾健，气机调畅，胃气平和，升降有序，则胀满吐泻诸症可除。

◆ 临床应用

本方为治疗湿滞脾胃证之基础方，以脘腹胀满，舌苔厚腻为辨证要点。

【知识拓展】..

◆ 藿香正气散附方

1. 一加减正气散（《温病条辨》）

广藿香梗 6 g　厚朴 6 g　苦杏仁 6 g　茯苓皮 6 g　陈皮 3 g　六神曲 4.5 g　麦芽 4.5 g　绵茵陈 6 g　大腹皮 3 g

水五杯，煮二杯，再服。

功效：芳香化浊，行气导滞。

主治：三焦湿郁，升降失司。症见脘连腹胀，大便不爽。

2. 二加减正气散（《温病条辨》）

广藿香梗6g　厚朴6g　茯苓皮9g　陈皮6g　防己9g　大豆黄卷6g　通草4.5g　薏苡仁9g

水八杯，煮三杯，三次服。

功效：化浊利湿，行气通络。

主治：湿郁三焦。症见脘闷，便溏，身痛，舌白，脉象模糊。

3. 三加减正气散（《温病条辨》）

广藿香9g　厚朴6g　茯苓皮9g　陈皮4.5g　苦杏仁9g　滑石15g

水五杯，煮二杯，再服。

功效：化湿理气，兼以清热。

主治：秽湿着里，气机不宣，久则酿热。症见舌黄脘闷。

4. 四加减正气散（《温病条辨》）

广藿香梗6g　厚朴6g　茯苓9g　陈皮4.5g　草果3g　炒山楂15g　六神曲6g

水五杯，煮二杯，渣再煮一杯，三次服。

功效：化湿理气，和胃消食。

主治：秽湿着里，邪阻气分。症见舌白滑，脉右缓。

5. 五加减正气散（《温病条辨》）

广藿香梗6g　陈皮4.5g　茯苓9g　厚朴6g　大腹皮4.5g　谷芽3g　苍术6g

水五杯，煮二杯，日再服。

功效：燥湿运脾，行气和胃。

主治：秽湿着里。症见脘闷便泄。

◆ 附方鉴别

藿香正气散与五首加减正气散皆含广藿香、厚朴、茯苓、陈皮等药，具有化湿健脾、行气和中之功。其中藿香正气散配入紫苏叶、白芷、桔梗，解表散寒之功较著，适用于外感风寒、内伤湿滞之证。五首加减正气散皆减去紫苏叶、白芷、桔梗等解表散邪药物，故其功效更重于化湿健脾，行气和中，所治证候以湿滞中焦，脘腹胀闷为主。其中一加减正气散中配伍苦杏仁、六神曲、麦芽、茵陈、大腹皮等以宣上、和中、渗下，故宜于湿郁三焦、升降失司之证；二加减正气散中配伍防己、薏苡仁、通草、大豆黄卷等宣痹通络，利小便以实大便，属"苦辛淡法"，用于湿郁三焦、身痛便溏之证；三加减正气散中配伍苦杏仁降利肺气，滑石清利湿热，属"苦辛寒法"，用于湿郁化热、湿重于热证；四加减正气散中配伍草果温中燥湿，山楂、六神曲消食和中，属"苦辛温法"，宜于寒湿中阻、脘痞纳差之证；五加减正气散中配伍苍术、大腹皮、陈皮、谷芽等燥湿行气，健脾和胃，亦属"苦辛温法"，宜于湿浊之邪较著，脘闷泄泻者。

思考与练习

一、单项选择题

1. 平胃散的功效是（　　　）。

A. 燥湿运脾，和中益气　　　　　　　　B. 燥湿运脾，行气和胃

C. 行气化湿，和胃止呕　　　　　　　　D. 化湿和胃，理气健脾

E. 疏肝和胃，益气健脾

2. 患者脘腹胀满，不思饮食，口淡无味，恶心呕吐，肢体沉重，倦怠嗜卧，舌苔白腻而厚，脉缓。治宜选用（　　　）。

A. 平胃散　　　　　B. 藿香正气散　　　　　C. 茵陈蒿汤　　　　　D. 真武汤

E. 八正散

3. 主治外感风寒、内伤湿滞的方剂是（　　　）。

A. 平胃散　　　　　B. 完带汤　　　　　C. 八正散　　　　　D. 茵陈蒿汤

E. 藿香正气散

4. 患者上吐下泻，恶寒发热，头痛，脘腹疼痛，舌苔白腻。治宜首选（　　　）。

A. 藿香正气散　　　　　B. 平胃散　　　　　C. 小青龙汤　　　　　D. 三仁汤

E. 八正散

二、思考题

藿香正气散治疗什么病证？为何以广藿香为君药？

第二节　常用清热祛湿方剂与中成药

 学习目标

1. 掌握清热祛湿方剂茵陈蒿汤的主治病证、理法方药及临床应用。

2. 熟悉常用清热祛湿方剂的组方分析，常用清热祛湿中成药的功效、主治，常用清热祛湿方剂和中成药的使用注意。

3. 了解清热祛湿中成药的常见剂型及用法用量。

清热祛湿剂适用于外感湿热或湿热内蕴所致的湿温、黄疸、霍乱、热淋、痢疾、泄泻、痿痹等病证，代表方药有茵陈蒿汤、八正散、三仁汤等。

方剂一 茵陈蒿汤的组方与运用

◆ 主治病证（证）

黄疸阳黄。症见一身面目俱黄，黄色鲜明，无汗或但头汗出，口渴欲饮，食少呕恶，腹满便秘，小便短赤，舌苔黄腻，脉沉数或滑数有力。

胆汁外溢，浸渍肌肤，则一身面目俱黄，黄色鲜明；湿热壅滞，气机失畅，则腹微满、恶心呕吐、大便不爽甚或秘结；热不得外越，湿不得下泄，则无汗或但头汗出、小便不利；湿热内郁，津液不化，则口中作渴；发热、舌苔黄腻、脉沉数或滑数等皆为湿热内蕴之征。

◆ 基本病机（理）

湿热瘀滞，熏蒸肝胆，发为阳黄。

◆ 治疗方法（法）

清热利湿退黄。

◆ 药理方理（方药）

茵陈六两（18 g） 栀子十四枚（12 g） 大黄去皮，二两（6 g）

上三味，以水一斗二升，先煮茵陈，减六升，内二味，煮取三升，去滓，分三服（现代用法：水煎服）。

方中重用茵陈为君药，其苦寒降泄，长于清利肝胆湿热，为治黄疸要药。栀子泻热降火，清利三焦湿热，合茵陈可使湿热从小便而去，为臣药。大黄既利胆退黄，清热燥湿，又泻下通腑，导湿热从大便而去，为佐药。三药相伍，清利与泻热并进，前后分消，使湿热得去，则腹满自减，黄疸渐消。茵陈蒿汤理法方药推理如图19-2所示。

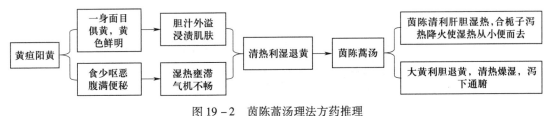

图 19-2 茵陈蒿汤理法方药推理

◆ 临床应用

本方为治疗湿热阳黄之代表方，以一身面目俱黄，黄色鲜明，舌苔黄腻，脉沉数或滑数有力为辨证要点。服本方后，以小便增多，且尿色黄赤为效。

◆ 使用注意

本方药性寒凉，寒湿黄疸（阴黄）不宜使用。

方剂二　八正散的组方与运用

◆ 主治病证（证）

热淋。症见尿频尿急，溺时涩痛，淋沥不畅，尿色浑赤，甚则痛闭不通，小腹急满，口燥咽干，舌苔黄腻，脉滑数。

膀胱湿热，气化不利，则尿频尿急、排尿涩痛、淋沥不畅，甚则痛闭不通、少腹急满；湿热蕴蒸，则尿色浑赤；津液不布，则口燥咽干；湿热内蕴，则舌苔黄腻、脉来滑数。

◆ 基本病机（理）

湿热下注，蕴于膀胱。

◆ 治疗方法（法）

清热泻火，利水通淋。

◆ 药理方理（方药）

车前子　瞿麦　萹蓄　滑石　山栀子仁　甘草炙　木通　大黄面裹煨，去面，切，焙，各一斤（各9 g）

上为散，每服二钱，水一盏，入灯心，煎至七分，去滓，温服，食后临卧。小儿量力少少与之（现代用法：散剂，每服6~10 g，灯心草煎汤送服；亦可作汤剂，加灯心草，水煎服）。

方中滑石清热利湿，利水通淋；木通上清心火，下利湿热，使湿热之邪从小便而去。萹蓄、瞿麦、车前子均为清热利水通淋要药，合滑石、木通则利尿通淋之效尤彰。栀子清热泻火，清利三焦湿热；大黄荡涤邪热，通利肠腑，亦治"小便淋沥"（《本草纲目》），合诸药可令湿热由二便分消。炙甘草调和诸药，兼以清热缓急。煎加灯心草则更增利水通淋之力。诸药合用，可谓集寒凉降泻之品于一方，清利之中寓以通腑，既可直入膀胱清利而除邪，又兼通利大肠导浊以分消，务使湿热之邪尽从二便而去，共成清热泻火、利水通淋之剂。

◆ 临床应用

本方为治疗热淋之代表方，以尿频尿急，溺时涩痛，舌苔黄腻，脉滑数为辨证要点。

◆ 中成药常见剂型

八正颗粒、合剂、片。

方剂三　三仁汤的组方与运用

◆ 主治病证（证）

湿温初起或暑温夹湿之湿重于热证。症见头痛恶寒，身重疼痛，肢体倦怠，面色淡黄，胸闷不饥，午后身热，苔白不渴，脉弦细而濡。

湿温初起，邪遏卫阳，则头痛恶寒；湿性重浊，故身重疼痛、肢体倦怠；湿邪内蕴，气机不畅，脾失健运，则胸闷不饥；湿为阴邪，湿遏热伏，故午后身热；面色淡黄、苔白不渴、脉弦细而濡，皆湿邪为患。

◆ 基本病机（理）

湿温初起，邪遏卫阳。

◆ 治疗方法（法）

宣畅气机，清利湿热。

◆ 药理方理（方药）

杏仁五钱（15 g）　飞滑石六钱（18 g）　白通草二钱（6 g）　白蔻仁二钱（6 g）　竹叶二钱（6 g）

厚朴二钱（6 g）　生薏苡仁六钱（18 g）　半夏五钱（15 g）

甘澜水八碗，煮取三碗，每服一碗，日三服（现代用法：水煎服）。

方中以薏苡仁、苦杏仁、豆蔻仁"三仁"相伍，上、中、下三焦并治。其中薏苡仁淡渗利湿以健脾，使湿热从下焦而去；豆蔻仁芳香化湿，利气宽胸，畅中焦之脾气以助祛湿；苦杏仁宣利上焦肺气。重用滑石，清热利湿而解暑，寓意治湿利小便之法，使暑湿之邪从小便而去，又入通草、竹叶甘寒淡渗，以助利湿清热之效；半夏、厚朴行气除满，化湿和胃，以助理气除湿之功。原方以甘澜水（又名"劳水"）煎药，意在取其下走之性以助利湿之效。诸药相合，芳化苦燥寒清同用，宣上畅中渗下并行，使三焦湿热上下分消，气行湿化，热清暑解，水道通利，则湿温可除。

◆ 临床应用

本方主治属湿温初起，湿重于热之证，以头痛恶寒，身重疼痛，午后身热，苔白不渴为辨证要点。

其他常用清热祛湿中成药见表 19 - 1。

表 19 - 1　　　　　　　　　　　其他常用清热祛湿中成药

药名	组成	功效	主治	用法用量	使用注意
三金片	金樱根、菝葜、羊开口、金沙藤、积雪草	清热解毒，利湿通淋，益肾	用于下焦湿热所致的热淋、小便短赤、淋沥涩痛、尿急频数，急慢性肾盂肾炎、膀胱炎、尿路感染见上述证候者，慢性非细菌性前列腺炎属肾虚湿热下注证者	口服。慢性非细菌性前列腺炎：大片一次 3 片，一日 3 次，疗程为 4 周。其他适应症：小片一次 5 片，大片一次 3 片，一日 3 ～ 4 次	偶见血清丙氨酸氨基转移酶（ALT）、血清门冬氨酸氨基转移酶（AST）轻度升高，血尿素氮（BUN）轻度升高，血白细胞（WBC）轻度降低。 用药期间请注意肝、肾功能的监测
妇科千金片	千斤拔、金樱根、穿心莲、功劳木、单面针、当归、鸡血藤、党参	清热除湿，益气化瘀	用于湿热瘀阻所致的带下病、腹痛，症见带下量多、色黄质稠、臭秽，小腹疼痛，腰骶酸痛，神疲乏力，以及慢性盆腔炎、子宫内膜炎、慢性宫颈炎见上述证候者	口服。一次 6 片，一日 3 次	无

续表

药名	组成	功效	主治	用法用量	使用注意
妇炎康片	赤芍、土茯苓、醋三棱、炒川楝子、醋莪术、醋延胡索、炒芡实、当归、苦参、醋香附、黄柏、丹参、山药	清热利湿，理气活血，散结消肿	用于湿热下注、毒瘀互阻所致带下病，症见带下量多、色黄、气臭，少腹痛，腰骶痛，口苦咽干；阴道炎、慢性盆腔炎见上述证候者	口服。一次6片[薄膜衣片（每片重0.25 g）、糖衣片]或一次3片[薄膜衣片（每片重0.52 g）]，一日3次	孕妇禁用
热淋清颗粒	头花蓼	清热泻火，利尿通淋	用于下焦湿热所致的热淋，症见尿频、尿急、尿痛；尿路感染、肾盂肾炎见上述证候者	开水冲服。一次1~2袋，一日3次	无
三清片	猪苓、茯苓、泽泻、地黄、枸杞子、车前子、白茅根、白术、陈皮、桑白皮、大腹皮、金银花、连翘、续断、藕节炭	清热利湿，凉血止血	用于下焦湿热所致急、慢性肾盂肾炎，泌尿系感染引起的小便不利，恶寒发热，尿频、尿急、少腹疼痛等	口服。一次5~8片，一日3次	孕妇慎用
排石颗粒	连钱草、盐车前子、徐长卿、忍冬藤、木通、石韦、滑石、瞿麦、茼麻子、甘草	清热利水，通淋排石	用于下焦湿热所致的石淋，症见腰腹疼痛、排尿不畅或伴有血尿；泌尿系结石见上述证候者	开水冲服。一次1袋，一日3次；或遵医嘱	无
复方金钱草颗粒	广金钱草、车前草、光石韦、玉米须	清热利湿，通淋排石	用于湿热下注所致的热淋、石淋，症见尿频、尿急、尿痛、腰痛；泌尿系结石、尿路感染见上述证候者	开水冲服。一次1~2袋，一日3次	无
结石通片	广金钱草、海金沙草、石韦、车前草、鸡骨草、茯苓、玉米须、白茅根	清热利湿，通淋排石，镇痛止血	用于泌尿系统感染、膀胱炎、肾炎水肿、尿路结石、血尿、淋沥混浊、尿道灼痛等	口服。一次5片，一日3次	孕妇忌服。忌食辛燥酸辣食物
前列通片	广东王不留行、黄芪、车前子、关黄柏、两头尖、蒲公英、泽兰、琥珀、八角茴香油、肉桂油	清利湿浊，化瘀散结	用于热瘀蕴结下焦所致的轻、中度癃闭，症见排尿不畅、尿流变细、小便频数，可伴尿急、尿痛或腰痛；前列腺炎和前列腺增生见上述证候者	口服。一次6片[薄膜衣片、糖心片（片心重0.26 g）]或4片[糖衣片（片心重0.39 g）]，一日3次。30~45日为一疗程	孕妇慎用

续表

药名	组成	功效	主治	用法用量	使用注意
复方黄连素片	盐酸小檗碱、木香、吴茱萸、白芍	清热燥湿，行气止痛，止痢止泻	用于大肠湿热、赤白下痢、里急后重或暴注下泻、肛门灼热，以及肠炎、痢疾见上述证候者	口服。一次4片，一日3次	无
痢必灵片	苦参、白芍、木香	清热，祛湿，止痢	用于大肠湿热所致的痢疾、泄泻，症见发热腹痛、大便脓血、里急后重	口服。糖衣片：一次8片；薄膜衣片：小片一次4片或大片一次3片。一日3次，小儿酌减	无
大黄利胆胶囊	大黄、手参、余甘子	清热利湿，解毒退黄	用于肝胆湿热所致的胁痛、口苦、食欲不振，以及胆囊炎、脂肪肝见上述证候者	口服。一次2粒，一日2~3次	孕妇忌用
茵栀黄颗粒	茵陈（绵茵陈）提取物、栀子提取物、黄芩提取物（以黄芩苷计）、金银花提取物	清热解毒，利湿退黄	用于肝胆湿热所致的黄疸，症见面目悉黄、胸胁胀痛、恶心呕吐、小便黄赤；急、慢性肝炎见上述证候者	开水冲服。一次2袋，一日3次	无

思考与练习

一、单项选择题

1. 茵陈蒿汤的组成药物是（　　）。

A. 栀子、茵陈、黄柏

B. 茵陈、炮姜、附子

C. 茵陈、滑石、黄芩

D. 茵陈、麦芽、川楝子

E. 栀子、茵陈、大黄

2. 下列各项中，除（　　）外均属八正散的组成药物。

A. 大黄、炙甘草　　B. 瞿麦、萹蓄　　C. 木通、栀子　　D. 茯苓、猪苓

E. 滑石、车前子

3. 三仁汤的功效是（　　）。

A. 利水渗湿，温阳化气

B. 清热化湿，理气和中

C. 利湿化浊，清热解毒　　　　　　　D. 宣畅气机，清利湿热

E. 利湿清热，疏风止痛

4. 三仁汤主治病证属于（　　　）。

A. 湿浊中阻　　　　B. 热重于湿　　　　C. 湿重于热　　　　D. 湿热并重

E. 湿热蕴毒

二、多项选择题

1. 茵陈蒿汤中大黄的作用有（　　　）。

A. 利胆退黄　　　　B. 泻下湿热　　　　C. 通利大便　　　　D. 清热解毒

E. 泻热攻积

2. 三仁汤中"三仁"指（　　　）。

A. 苦杏仁　　　　B. 冬瓜仁　　　　C. 桃仁　　　　D. 豆蔻仁

E. 薏苡仁

三、思考题

分析茵陈蒿汤的组方意义。

第三节　常用利水渗湿方剂与中成药

 学习目标

1. 掌握利水渗湿方剂五苓散的主治病证、理法方药及临床应用。

2. 熟悉常用利水渗湿方剂的组方分析。

利水渗湿剂适用于水湿壅盛所致的水肿、泄泻等，代表方药有五苓散、猪苓汤、防己黄芪汤等。

方剂一　五苓散的组方与运用

◆ 主治病证（证）

（1）蓄水证。症见小便不利，头痛微热，烦渴欲饮，甚则水入即吐，舌苔白，脉浮。

（2）痰饮。症见脐下动悸，吐涎沫而头眩，或短气而咳者。

（3）水湿内停证。症见水肿，泄泻，小便不利，以及霍乱吐泻等。

蓄水证，即太阳表邪不解，循经传腑，以致膀胱气化不利，而成太阳经腑同病之证。表

邪未解，故头痛微热、脉浮；膀胱气化失司，故小便不利；水蓄下焦，津液不得上承于口，故渴欲饮水；饮入之水不得输布而上逆，故水入即吐，又称"水逆证"。水停下焦，水气内动，则脐下动悸；水饮上犯，阻遏清阳，则吐涎沫而头眩；水饮凌肺，肺气不利，则短气而咳。若因脏腑功能失调，水湿内盛，泛溢肌肤，则为水肿；下注大肠，则为泄泻；水湿稽留，升降失常，清浊相干，则霍乱吐泻。

◆ 基本病机（理）

水湿内停。

◆ 治疗方法（法）

利水渗湿，温阳化气。

◆ 药理方理（方药）

猪苓去皮，十八铢（9 g）　泽泻一两六铢（15 g）　白术十八铢（9 g）　茯苓十八铢（9 g）　桂枝去皮，半两（6 g）

上五味，捣为散，以白饮和，服方寸匕，日三服，多饮暖水，汗出愈，如法将息（现代用法：散剂，每服 6～10 g，多饮热水，取微汗；亦可作汤剂，水煎服，温服取微汗）。

方中重用泽泻为君，利水渗湿。臣以茯苓、猪苓助君药利水渗湿。佐以白术补气健脾以运化水湿，合茯苓既可彰健脾制水之效，又可奏输津四布之功。膀胱之气化有赖于阳气之蒸腾，故又佐以桂枝温阳化气以助利水，且可辛温发散以祛表邪，一药而表里兼治。诸药相伍，表里通治，重在渗湿治里，标本兼顾，重在利水治标，共奏淡渗利湿、健脾助运、温阳化气、解表散邪之功。由于方中桂枝并非专为解表而设，故蓄水证得之，有利水而解表之功；痰饮病得之，有温阳平冲降逆之功；水湿内盛而无表证者得之，则可收化气利水之效。五苓散理法方药推理如图 19 - 3 所示。

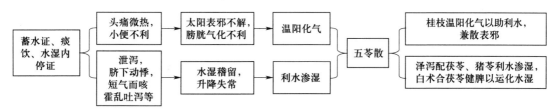

图 19 - 3　五苓散理法方药推理

◆ 临床应用

本方为利水化气之代表方，以小便不利，舌苔白，脉浮或缓为辨证要点。

方剂二　猪苓汤的组方与运用

◆ 主治病证（证）

（1）水热互结伤阴证。症见发热，口渴欲饮，小便不利，或心烦不寐，或咳嗽，或呕恶，或下利，舌红苔白或微黄，脉细数。

（2）热淋、血淋等。

水热互结，气化不利，热灼阴津，津不上承，则小便不利、发热、口渴欲饮；阴虚生热，内扰心神，则心烦不寐；水气上逆犯肺则为咳嗽，流于胃脘则为呕恶，注于大肠则为下利；水热结于下焦，膀胱气化不利则致小便热涩疼痛，热灼膀胱血络则为血淋；舌红苔白或微黄、脉细数均为里热阴虚之征。

◆ 基本病机（理）

水热互结，气化不利。

◆ 治疗方法（法）

利水渗湿，养阴清热。

◆ 药理方理（方药）

猪苓去皮　茯苓　泽泻　阿胶　滑石碎，各一两（各 10 g）

以水四升，先煮四味，取二升，去滓，内阿胶烊消，温服七合，日三服（现代用法：水煎服，阿胶烊化）。

方中猪苓归肾与膀胱经，专以淡渗利水，乃方中诸利水药中"性之最利者"，为君药。泽泻、茯苓助君药利水渗湿，且泽泻兼可泄热，茯苓兼可健脾，同为臣药。滑石清热利水，阿胶滋阴止血，既益已伤之阴，又防诸药渗利重伤阴血，并止淋证出血，俱为佐药。诸药配伍，甘寒淡渗，寓养血于清利之中，利水而不伤阴，利水渗湿，兼养阴清热，俾水湿去，邪热清，阴津复，则诸症可痊。

◆ 临床应用

本方以利水为主，兼以养阴清热，主治水热互结而兼阴虚之证，以小便不利，口渴，身热，舌红，脉细数为辨证要点。

方剂三　防己黄芪汤的组方与运用

◆ 主治病证（证）

表虚之风水或风湿。症见汗出恶风，身重或肿，或肢节疼痛，小便不利，舌淡苔白，脉浮。

肺脾气虚，风湿外袭，或脾虚失运，水湿内停，复感风邪，风湿客于肌腠，流注关节，痹阻筋脉，则身体困重、肢节疼痛或为水肿；蓄而不行，则小便不利；气虚卫表失固，故汗出恶风；舌淡苔白、脉浮，为风邪在表之象。

◆ 基本病机（理）

肺脾气虚，风湿外袭，或脾虚失运，水湿内停。

◆ 治疗方法（法）

益气祛风，健脾利水。

◆ 药理方理（方药）

防己_{一两}（12 g）　甘草_{炒，半两}（6 g）　白术_{七钱半}（9 g）　黄芪_{去芦，一两一分}（15 g）

上锉麻豆大，每抄五钱匕（15 g），生姜四片，大枣一枚，水盏半，煎八分，去滓，温服，良久再服。服后当如虫行皮中，从腰下如冰，后坐被上，又以一被绕腰以下，温令微汗，瘥（现代用法：加生姜 4 片，大枣 1 枚，水煎服）。

方中防己祛风胜湿以止痛，黄芪益气固表而利水，二药相使而用，祛风除湿而不伤正，益气固表而不恋邪，共为君药。白术补气健脾祛湿，既助防己祛湿行水之力，又增黄芪益气固表之功，为臣药。煎时加生姜以助防己祛风湿，加大枣以助黄芪、白术补脾气，生姜、大枣为伍，调和营卫，俱为佐药。甘草益气和中，调和诸药，兼司佐使之职。诸药相伍，祛风除湿与益气固表并用，祛邪而不伤正，固表而不留邪，共奏益气祛风、健脾利水之功。

◆ 临床应用

本方是治疗风湿、风水属表虚证之常用方，以汗出恶风，小便不利，苔白脉浮为辨证要点。

思考与练习

一、单项选择题

五苓散的君药是（　　）。

A. 猪苓　　　　　　B. 泽泻　　　　　　C. 白术　　　　　　D. 茯苓

E. 桂枝

二、多项选择题

五苓散中配伍桂枝的作用是（　　）。

A. 温通经脉　　　　B. 解表散邪　　　　C. 温阳化气　　　　D. 温中补虚

E. 温肾纳气

三、思考题

五苓散与猪苓汤在组方及适应证方面有何异同？

第四节　常用温化寒湿方剂与中成药

 学习目标

1. 掌握温化寒湿方剂苓桂术甘汤的主治病证、理法方药及临床应用。
2. 熟悉常用温化寒湿方剂的组方分析，常用温化寒湿中成药的功效、主治。
3. 了解温化寒湿中成药的常见剂型及用法用量。

温化寒湿剂适用于阳虚不能化水或湿从寒化所致的痰饮、水肿、痹证、脚气等，代表方药有苓桂术甘汤、真武汤、济生肾气丸等。

方剂一　苓桂术甘汤的组方与运用

◆ 主治病证（证）

中阳不足之痰饮。症见胸胁支满，目眩心悸，或短气而咳，舌苔白滑，脉弦滑或沉紧。

脾阳不足，健运失常，则水湿内停，成痰成饮。又饮动不居，随气升降，无处不到，饮停心下，气机不畅，则胸胁支满；痰阻中焦，清阳不升，则头晕目眩；痰饮凌心犯肺，心阳被遏，则心中动悸，肺气不利，则短气而咳；舌苔白滑、脉弦滑或沉紧，亦为痰饮内停之征。

◆ 基本病机（理）

中阳素虚，饮停心下。

◆ 治疗方法（法）

温阳化饮，健脾利水。

◆ 药理方理（方药）

茯苓四两（12 g）　桂枝三两（9 g）　白术三两（9 g）　甘草炙，二两（6 g）

上四味，以水六升，煮取三升，分温三服（现代用法：水煎服）。

本方重用甘淡之茯苓为君，健脾利水，渗湿化饮，既能消除已聚之痰饮，又善平饮邪之上逆。桂枝为臣，功能温阳化气，平冲降逆。茯苓、桂枝相合为温阳化气、利水平冲之常用组合。白术为佐，功能健脾燥湿，茯苓、白术相须为用，为健脾祛湿常用组合，在此体现了治生痰之源以治本之意；桂枝、白术同用，也是温阳健脾常用组合。炙甘草用于本方，其用有三：一可合桂枝以辛甘化阳，以助温补中阳之力；二可合白术益气健脾，崇土以利制水；三可调和诸药，功兼佐使之用。苓桂术甘汤理法方药推理如图 19 - 4 所示。

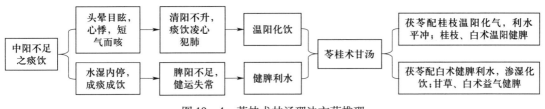

图 19 - 4　苓桂术甘汤理法方药推理

◆ 临床应用

本方为治疗中阳不足痰饮病之代表方，以胸胁支满，目眩心悸，舌苔白滑为辨证要点。

方剂二　真武汤的组方与运用

◆ 主治病证（证）

（1）阳虚水泛证。症见小便不利，四肢沉重疼痛，浮肿，腰以下为甚，畏寒肢冷，腹痛，下利，或咳，或呕，舌淡胖，苔白滑，脉沉细。

（2）太阳病发汗太过，阳虚水泛证。症见汗出不解，其人仍发热，心下悸，头眩，身瞤动，振振欲擗地。

脾阳虚则水湿难运，肾阳虚则气化不利，脾肾阳虚则水湿泛溢。肾阳虚衰，气化失常，水气内停，则小便不利；水湿内停，溢于肌肤，则四肢沉重疼痛，甚则浮肿；湿浊内生，流走肠间，则腹痛下利；上逆肺胃，则或咳或呕。若太阳病发汗太过，既过伤其阳，阴不敛阳而浮越，见仍发热；又伤津耗液，津枯液少，阳气大虚，筋脉失养，则身体筋肉瞤动、振振欲擗地；阳虚水泛，上凌于心，则心悸不宁；阻遏清阳，清阳不升，则头晕目眩；舌淡胖、苔白滑、脉沉细，为阳虚水泛之象。

◆ 基本病机（理）

脾肾阳虚，水湿泛滥。

◆ 治疗方法（法）

温阳利水。

◆ 药理方理（方药）

茯苓三两（9 g）　芍药三两（9 g）　白术二两（6 g）　生姜切，三两（9 g）　附子炮，去皮，破八片，一枚（9 g）

上五味，以水八升，煮取三升，去滓，温服七合，日三服（现代用法：水煎服）。

本方以附子为君药，辛甘性热，用之温肾助阳以化气行水，兼暖脾土以温运水湿。臣以茯苓利水渗湿，使水邪从小便去；白术健脾燥湿。佐以温散之生姜，既助附子温阳散寒，又合茯苓、白术宣散水湿。芍药亦为佐药，其意有四：一者利小便以行水气；二者柔肝缓急以止腹痛；三者敛阴舒筋以解筋肉瞤动；四者可防止附子燥热伤阴，以利于久服缓治。

◆ 临床应用

本方为温阳利水之基础方，以小便不利，肢体沉重或浮肿，舌质淡胖，苔白，脉沉为辨证要点。

其他常用温化寒湿中成药见表 19 – 2。

表 19 – 2　　　　　　　　　　　其他常用温化寒湿中成药

药名	组成	功效	主治	用法用量	使用注意
济生肾气丸	熟地黄、肉桂、制附子、制山萸肉、山药、牛膝、泽泻、茯苓、牡丹皮、车前子	温肾化气，利水消肿	用于肾阳不足、水湿内停所致的肾虚水肿、腰膝酸重、小便不利、痰饮咳喘	口服。水蜜丸一次 6 g，小蜜丸一次 9 g，大蜜丸一次 1 丸，一日 2 ~ 3 次	无

思考与练习

一、单项选择题

苓桂术甘汤的臣药是（　　　）。

A. 茯苓　　　　　　　B. 炙甘草　　　　　　C. 白术　　　　　　D. 茯神

E. 桂枝

二、多项选择题

真武汤中芍药的功效有（　　　）。

A. 利小便以行水气　　　　　　　　　B. 养阴血以治血虚

C. 柔肝缓急以止腹痛　　　　　　　　D. 敛阴舒筋以解筋肉瞤动

E. 防附子燥热伤阴

三、思考题

炙甘草用于苓桂术甘汤的用意是什么？

第五节　常用祛湿化浊方剂与中成药

 ## 学习目标

1. 掌握祛湿化浊方剂萆薢分清饮的主治病证、理法方药及临床应用。

2. 熟悉常用祛湿化浊方剂的组方分析。

祛湿化浊剂适用于湿浊下注所致的白浊、妇女带下等，代表方药有萆薢分清饮、完带汤等。

方剂一　萆薢分清饮的组方与运用

◆ 主治病证（证）

下焦虚寒之膏淋、白浊。症见小便频数，混浊不清，白如米泔，凝如膏糊，舌淡苔白，脉沉。

肾司开阖，若肾阳亏虚，则膀胱失约而小便频数；又肾主封藏，元阳不足，精微下泄，则小便混浊，白如米泔，甚则凝如膏糊；舌淡苔白、脉沉为下焦虚寒之象。

◆ 基本病机（理）

下焦虚寒，湿浊不化。

◆ 治疗方法（法）

温肾利湿，分清化浊。

◆ 药理方理（方药）

益智仁　川萆薢　石菖蒲　乌药各等分（各9 g）

上为细末，每服三钱，水一盏半，入盐一捻，同煎至七分，食前温服（现代用法：水煎服，加入食盐少许）。

方中萆薢味苦性平，可利湿祛浊，为治疗白浊、膏淋之要药，故为君药。益智仁温补肾阳，涩精缩尿，为臣药。石菖蒲辛香苦温，化浊祛湿，兼祛膀胱之寒，以助萆薢分清化浊；乌药温肾散寒，行气止痛，能除膀胱冷气，治小便频数，为佐药。加盐同煎，则取其咸以入肾，引药直达下焦，为使药。诸药合用，利温相合，通中寓涩，药简效专，共奏温肾祛湿、分清化浊之功。萆薢分清饮理法方药推理如图19－5所示。

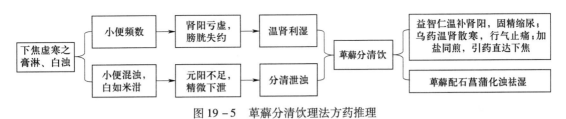

图19－5　萆薢分清饮理法方药推理

◆ 临床应用

本方为治疗下焦虚寒淋浊之常用方，以小便混浊频数，舌淡苔白，脉沉为辨证要点。

方剂二　完带汤的组方与运用

◆ 主治病证（证）

脾虚肝郁，湿浊下注之带下证。症见带下色白，清稀无臭，倦怠便溏，舌淡苔白，脉缓或濡弱。

脾虚则水湿内停，肝郁则疏泄无权，脾虚肝郁，带脉不固，故带下色白、清稀无臭；又脾虚生化乏源，肌肉失养，则肢体倦怠；脾失健运，水湿内停，则大便溏薄；舌淡苔白、脉缓濡弱，为脾虚湿盛之象。

◆ 基本病机（理）

脾虚肝郁，带脉失约，湿浊下注。

◆ 治疗方法（法）

补脾疏肝，化湿止带。

◆ 药理方理（方药）

白术土炒，一两（30 g）　山药炒，一两（30 g）　人参二钱（6 g）　白芍酒炒，五钱（15 g）　车前子酒炒，三钱（9 g）　苍术制，三钱（9 g）　甘草一钱（3 g）　陈皮五分（2 g）　黑芥穗五分（2 g）　柴胡六分（2 g）

水煎服。

方中白术健脾而化湿浊，山药补肾以固带脉，二者相合，补脾肾，祛湿浊，约带脉，则带下可止，共为君药。人参补中益气，助君药补脾之力；苍术燥湿运脾；车前子利湿泄浊，以增君药祛湿之能；白芍柔肝理脾，使肝木条达而脾土自强，共为臣药。陈皮理气和中，使君药补而不滞，又可令气行而湿化；柴胡、荆芥穗升发疏散，得白术可升发脾胃清阳，配白芍可疏达肝气以适肝性，均为佐药。甘草和中调药，为使药。诸药相配，扶土抑木，肝脾同治，补中寓散，升清除湿，使脾气健运，肝气条达，清阳得升，湿浊得化，则带下自止。

◆ 临床应用

本方为治脾虚肝郁，湿浊下注带下证之常用方，以带下清稀色白，舌淡苔白，脉濡缓为辨证要点。

思考与练习

一、单项选择题

完带汤的君药是（　　）。

A. 甘草、陈皮　　　　　　　　　B. 人参、白芍

C. 白术、山药　　　　　　　　　D. 车前子、苍术

E. 荆芥穗、柴胡

二、思考题

萆薢分清饮的主治病证及其病机是什么？

第六节　常用祛风胜湿方剂与中成药

 学习目标

1. 掌握祛风胜湿方剂羌活胜湿汤的主治病证、理法方药及临床应用。

2. 熟悉常用祛风胜湿方剂的组方分析，常用祛风胜湿中成药的功效、主治，常用祛风胜湿方剂和中成药的使用注意。

3. 了解祛风胜湿中成药的常见剂型及用法用量。

祛风胜湿剂适用于风湿在表所致的头痛身重，或风湿痹阻经络所致的肢节不利、腰膝顽麻痹痛等证。代表方药有羌活胜湿汤、独活寄生汤、小活络丹、天麻丸、木瓜丸等。

方剂一　羌活胜湿汤的组方与运用

◆ 主治病证（证）

风湿犯表之痹证。症见肩背痛不可回顾，头痛身重，或腰脊疼痛，难以转侧，苔白，脉浮。

风湿相搏，郁于肌腠，阻于经络，则头痛身重、肩背或腰脊疼痛、难以转侧；苔白、脉浮为风湿郁于肌表之象。

◆ 基本病机（理）

风湿之邪侵袭肌表。

◆ 治疗方法（法）

祛风胜湿止痛。

◆ 药理方理（方药）

羌活一钱（6 g）　独活一钱（6 g）　藁本五分（3 g）　防风五分（3 g）　甘草炙，五分（3 g）　蔓荆子三分（2 g）　川芎二分（1.5 g）

上件㕮咀，都作一服，水二盏，煎至一盏，去滓，食后温服（现代用法：水煎服）。

方中羌活、独活共为君药，二者皆为辛苦温燥之品，皆可祛风除湿、通利关节。其中羌活善祛上半身风湿，独活善祛下半身风湿，两药相合，能散一身上下之风湿而止痹痛。臣以防风、藁本，入太阳经，祛风胜湿，且善止头痛。佐以川芎活血行气，祛风止痛；蔓荆子祛风止痛。使以炙甘草调和诸药。纵观全方，以辛苦温散之品为主，共奏祛风胜湿之效，使客于肌表之风湿随汗而解。羌活胜湿汤理法方药推理如图 19 - 6 所示。

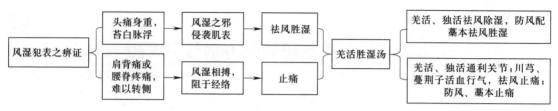

图 19 - 6　羌活胜湿汤理法方药推理

◆ 临床应用

本方为治疗风湿在表痹证之常用方，以头身重痛或腰脊疼痛，苔白脉浮为辨证要点。

◆ 使用注意

（1）服用本方后，当微发其汗，使风湿尽去，其痛即止。若误发大汗，易导致风祛而湿留，病必不除。

（2）本方辛温解表、祛风除湿之力较强，外感风热者不宜使用。

方剂二　独活寄生汤的组方与运用

◆ 主治病证（证）

痹证日久，肝肾两虚，气血不足证。症见腰膝疼痛，肢节屈伸不利或麻木不仁，畏寒喜温，心悸气短，舌淡苔白，脉细弱。

风寒湿邪客于经络关节，气血运行不畅，又兼肝肾不足，气血亏虚，筋骨失养，故腰膝疼痛、肢节屈伸不利或麻木不仁；寒湿伤阳，则畏寒喜温；气血不足，则心悸气短、舌淡苔白、脉细弱。

◆ 基本病机（理）

风寒湿痹日久不愈，累及肝肾，耗伤气血。

◆ 治疗方法（法）

祛风湿，止痹痛，益肝肾，补气血。

◆ 药理方理（方药）

独活三两（9 g）　桑寄生二两（6 g）　杜仲二两（6 g）　牛膝二两（6 g）　细辛二两（6 g）　秦艽二两（6 g）　茯苓二两（6 g）　肉桂心二两（6 g）　防风二两（6 g）　川芎二两（6 g）　人参二两（6 g）　甘草二两（6 g）　当归二两（6 g）　芍药二两（6 g）　干地黄二两（6 g）

上十五味，咬咀，以水一斗，煮取三升，分三服，温身勿冷也（现代用法：水煎服）。

方中重用独活为君，辛苦微温，善治伏风，长于祛下焦风寒湿邪而除痹痛。细辛发散阴经风寒，搜剔筋骨风湿；防风、秦艽祛风胜湿，活络舒筋；肉桂温里祛寒，通行血脉。四药助君药祛风胜湿，宣痹止痛，共为臣药。桑寄生、牛膝、杜仲补肝肾，祛风湿，壮筋骨；当归、芍药、地黄、川芎养血活血，寓"治风先治血，血行风自灭"之意；人参、茯苓、甘草补气健脾，皆为佐药。甘草调和诸药，又兼为使药。诸药合用，辛温行散则风寒湿邪俱除，甘温滋柔则肝肾强健，气血充盛，如此邪正兼顾，诸症自缓。

◆ 临床应用

本方为治疗风寒湿痹日久，肝肾两虚，气血不足证之常用方，以腰膝冷痛，关节屈伸不利，心悸气短，舌淡苔白，脉细弱为辨证要点。

◆ 中成药常见剂型

独活寄生丸、颗粒。

方剂三　小活络丹的组方与运用

◆ 主治病证（证）

（1）风寒湿痹。症见肢体筋脉疼痛，麻木拘挛，关节屈伸不利，疼痛游走不定。

（2）中风，手足不仁，日久不愈，湿痰瘀血痹阻经络，而见腰腿沉重，或腿臂间作痛。

风寒湿邪滞留经络，病久不愈，气血不得宣通，营卫失其流畅，津液凝聚为痰，血行痹阻为瘀。风寒湿邪与痰瘀交阻而见肢体筋脉疼痛、麻木拘挛、关节屈伸不利。中风手足不仁，迁延时久，而见腰腿沉重或腿臂间作痛者，其理亦同。

◆ 基本病机（理）

风寒痰湿瘀血痹阻经络。

◆ 治疗方法（法）

祛风除湿，化痰通络，活血止痛。

◆ 药理方理（方药）

川乌炮，去皮脐，六两（6 g）　草乌炮，去皮脐，六两（6 g）　地龙去土，六两（6 g）　天南星炮，六两（6 g）　乳香研，二两二钱（5 g）　没药研，二两二钱（5 g）

上为细末，入研药和匀，酒面糊为丸，如梧桐子大，每服二十丸，空心，日午冷酒送下，荆芥茶下亦得（现代用法：为蜜丸，每丸重 3 g，每服 1 丸，每日 2 次，陈酒或温开水送服；亦可作汤剂，川乌、草乌先煎 30 min）。

方中川乌、草乌大辛大热，祛风除湿，温经通络，且止痛作用强，共为君药。天南星辛温燥烈，祛风燥湿化痰，以除经络中之风痰湿浊，是为臣药。佐以乳香、没药行气活血，化瘀通络，使气血流畅，则风寒湿邪不得留滞，且亦有止痛之功；地龙性善走窜，为入络之佳品，功能通经活络。以酒送服，取其辛散温通之性以助药势，并可引诸药直达病所，为使药。合而用之，辛热温通，峻药缓用，使风寒湿邪与痰浊、瘀血得以祛除，经络疏通，营卫调和，则肢体肌肤得以温养，诸证自可痊愈。

◆ 临床应用

本方为治疗风寒湿与痰瘀痹阻经络之常用方，以肢体筋脉挛痛，关节屈伸不利，舌淡紫，苔白为辨证要点。

◆ 使用注意

（1）本方药性温燥，药力峻猛，体实气壮者用之为宜。

（2）川乌、草乌为有毒之品，不宜过量。

其他常用祛风胜湿中成药见表19-3。

表19-3　　　　　　　　　　　　　　其他常用祛风胜湿中成药

药名	组成	功效	主治	用法用量	使用注意
天麻丸	天麻、羌活、独活、盐杜仲、牛膝、粉萆薢、附子（黑顺片）、当归、地黄、玄参	祛风除湿，通络止痛，补益肝肾	用于风湿瘀阻、肝肾不足所致的痹病，症见肢体拘挛、手足麻木、腰腿酸痛	口服。水蜜丸一次6g，小蜜丸一次9g，大蜜丸一次1丸，一日2～3次	孕妇慎用
木瓜丸	木瓜、当归、川芎、白芷、威灵仙、制狗脊、牛膝、鸡血藤、海风藤、人参、制川乌、制草乌	祛风散寒，除湿通络	用于风寒湿闭阻所致的痹病，症见关节疼痛、肿胀、屈伸不利、局部畏恶风寒、肢体麻木、腰膝酸软	口服。一次30丸，一日2次	孕妇禁用

思考与练习

一、单项选择题

羌活胜湿汤的药物组成不包括（　　）。

A. 羌活、独活　　　　　　　　　　B. 蔓荆子、川芎

C. 藁本、防风　　　　　　　　　　D. 荆芥、牛膝

E. 甘草

二、多项选择题

独活寄生汤的配伍特点是（　　）。

A. 以祛风寒湿药为主　　　　　　　B. 滋阴

C. 以补肝肾、养气血之品为辅　　　D. 清热

E. 邪正兼顾

三、思考题

1. 请简述羌活胜湿汤的药物组成及功效主治。

2. 请简述独活寄生丸的功效主治及临床应用。

第二十章

常用祛痰方剂与中成药

　　凡以排除或消解痰涎为主要作用，用于治疗各种痰病的方剂，统称为祛痰剂。祛痰剂主治痰症或喘咳，其治法属"消"法的范畴。

　　水液代谢障碍可致痰液化生，形成病理产物，滞留于脏腑、经络、肢体而致病。《医方集解》云："在肺则咳，在胃则呕，在头则眩，在心则悸，在背则冷，在胁则胀，其变不可胜穷也。"外感六淫、七情内伤、饮食失节等因素引起肺、脾、肾及三焦功能失调，导致水液代谢障碍，津液停聚而酿湿成痰，正所谓"脾为生痰之源""肺为贮痰之器"。依据临床表现划分，痰病主要以湿痰、热痰、燥痰、寒痰、风痰五种为主，故祛痰方剂与中成药分为燥湿化痰、清热化痰、润燥化痰、温化寒痰、治风化痰五类。

　　应用祛痰剂时，首先要辨别痰病的性质，分清寒热燥湿之不同，辨清标本缓急；有咯血倾向者，不宜过用燥热之剂，以免引起大量出血；表邪未解或痰多者，慎用滋腻之品，以免壅滞留邪，病久不愈。

第一节　常用燥湿化痰方剂与中成药

 学习目标

　　1. 掌握燥湿化痰方剂二陈汤、温胆汤的主治病证、理法方药及临床应用。

　　2. 熟悉常用燥湿化痰方剂的组方分析，常用燥湿化痰中成药的功效、主治，常用燥湿化痰方剂和中成药的使用注意。

　　3. 了解燥湿化痰中成药的常见剂型及用法用量。

　　燥湿化痰指将具有燥湿作用的中药与具有化痰作用的中药联用，使成方既能祛湿又能化痰的治法。燥湿化痰方剂与中成药适用于湿痰证，代表方药有二陈汤、温胆汤、二陈丸等。

方剂一　二陈汤的组方与运用

◆ 主治病证（证）

湿痰证。症见咳嗽痰多，色白易咳，恶心呕吐，胸膈痞闷，肢体困重或晕眩心悸，舌苔白滑或腻，脉滑。

湿痰犯于肺，肺失宣降，则咳嗽痰多、色白易咳；痰阻胸膈，气机不畅，则胸膈痞闷；痰阻中焦，胃失和降，则恶心呕吐；湿性重滞，故肢体困重；湿痰凝聚，阻遏清阳，则头晕目眩；痰浊凌心，则为心悸；舌苔白滑或腻、脉滑，亦为湿痰之象。

◆ 基本病机（理）

脾失健运，湿聚成痰。

◆ 治疗方法（法）

燥湿化痰，理气和中。

◆ 药理方理（方药）

半夏汤洗七次，五两（15 g）　橘红五两（15 g）　白茯苓三两（9 g）　甘草炙，一两半（4.5 g）

上药㕮咀，每服四钱（12 g），用水一盏，生姜七片，乌梅一个，同煎六分，去滓，热服，不拘时候（现代用法：加生姜7片、乌梅1个，水煎服）。

方中半夏辛温而燥，燥湿化痰，降逆和胃，散结消痞，为"治湿痰之主药"，故为君药。湿痰既成，阻滞气机，陈皮辛苦温燥，理气行滞，燥湿化痰，乃"治痰先治气，气顺则痰消"之意，为臣药。茯苓甘淡，渗湿健脾以杜生痰之源，与半夏配伍，体现了"燥湿渗湿则不生痰"之理；生姜既助半夏降逆，又制半夏之毒；少许乌梅收敛肺气，与半夏相伍，散中有收，使祛痰而不伤正，且有"欲劫之而先聚之"之意，均为佐药。炙甘草调和诸药，为使药。二陈汤理法方药推理如图20－1所示。

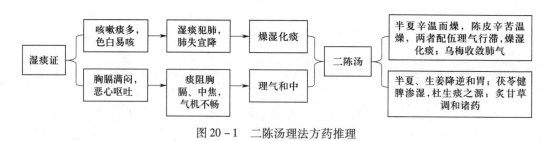

图20－1　二陈汤理法方药推理

◆ 临床应用

本方为治疗湿痰证之基础方，以咳嗽，呕恶，痰多色白易咳，舌苔白腻，脉滑为辨证要点。

◆ 使用注意

因本方性燥，故燥痰者慎用；吐血、消渴、阴虚、血虚者忌用本方。

方剂二　温胆汤的组方与运用

◆ 主治病证（证）

胆胃不和，痰热内扰证。症见胆怯易惊，虚烦不宁，失眠多梦，或呕恶呃逆，或眩晕，或癫痫等，苔腻微黄，脉弦滑。

胆为清净之府，性喜宁谧而恶烦扰。若胆为邪扰，失其宁谧，则胆怯易惊、虚烦不宁、失眠多梦；胆热犯胃，胃失和降，浊阴上逆，则呕吐痰涎或呃逆；痰蒙清窍，则可发为眩晕，甚至癫痫；苔腻微黄、脉弦滑均为痰热内扰之象。

◆ 基本病机（理）

胆胃不和，痰热内扰。

◆ 治疗方法（法）

理气化痰，清胆和胃。

◆ 药理方理（方药）

半夏汤洗七次，二两（6 g）　竹茹二两（6 g）　枳实麸炒，去瓤，二两（6 g）　陈皮三两（9 g）　甘草炙，一两（3 g）　茯苓一两半（4.5 g）

上为锉散，每服四大钱（12 g），水一盏半，姜五片，枣一枚，煎七分，去滓，食前服（现代用法：加生姜5片、大枣1枚，水煎服）。

方中半夏辛温，燥湿化痰，和胃止呕，为君药。臣以竹茹，取其甘而微寒，清热化痰，除烦止呕。半夏与竹茹相伍，一温一凉，化痰和胃，止呕除烦之功倍。陈皮辛苦温，理气行滞，燥湿化痰；枳实辛苦微寒，降气导滞，消痰除痞。陈皮与枳实相合，亦为一温一凉，而理气化痰之力增。佐以茯苓，健脾渗湿，以杜生痰之源；煎加生姜、大枣调和脾胃，且生姜兼制半夏毒性。以炙甘草为使，调和诸药。温胆汤理法方药推理如图 20 - 2 所示。

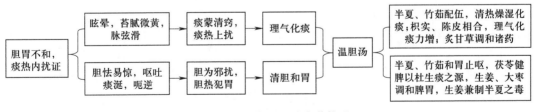

图 20 - 2　温胆汤理法方药推理

◆ 临床应用

本方为治疗胆胃不和，痰热内扰证之常用方，以虚烦不眠，眩悸呕恶，苔白腻微黄，脉弦滑为辨证要点。

常用燥湿化痰中成药见表 20 - 1。

表 20 - 1   常用燥湿化痰中成药

药名	组成	功效	主治	用法用量	使用注意
二陈丸	陈皮、制半夏、茯苓、甘草	燥湿化痰，理气和胃	用于痰湿停滞导致的咳嗽痰多、胸脘胀闷、恶心呕吐	口服。一次 9 ~ 15 g，一日 2 次	无

【知识拓展】

◆ 二陈汤附方

1. 导痰汤（《传信适用方》引皇甫坦方）

半夏 12 g   天南星 3 g   枳实 3 g   陈皮 3 g   茯苓 3 g

上为粗末。每服三大钱（9 g），水二盏，生姜十片，煎至一盏，去滓，食后温服。

功效：燥湿祛痰，行气开郁。

主治：痰厥证。症见头晕目眩，或痰饮壅盛，胸膈痞塞，胁肋胀满，头痛呕逆，喘急痰嗽，涕唾稠黏，舌苔厚腻，脉滑。

2. 涤痰汤（《奇效良方》）

天南星 6.5 g   半夏 6.5 g   麸炒枳实 6 g   茯苓 6 g   陈皮 4.5 g   石菖蒲 3 g   人参 3 g   竹茹 2 g   甘草 1.5 g

上作一服。水二盏，生姜五片，煎至一盏，食后服。

功效：涤痰开窍。

主治：中风痰迷心窍证。症见舌强不能言，喉中痰鸣，辘辘有声，舌苔白腻，脉沉滑或沉缓。

◆ 附方鉴别

导痰汤、涤痰汤皆由二陈汤化裁而成，均有燥湿化痰之功用。导痰汤是二陈汤去乌梅，加天南星、枳实而成。半夏与天南星相伍则燥湿化痰之力强，陈皮与枳实相合则行气之力增，故祛痰行气之功较二陈汤为著，适宜于痰厥证，或痰饮壅盛所致的胸膈痞塞、咳嗽喘促等症。涤痰汤是导痰汤加石菖蒲、竹茹、人参而成，涤痰开窍、益气扶正之功优，适宜于中风痰迷心窍证。

思考与练习

一、单项选择题

1. 二陈汤的功效是（　　）。

A. 燥湿化痰，理气和中　　　　　　　　B. 燥湿祛痰，行气开郁

C. 降逆化痰，益气和胃　　　　　　　D. 行气散结，降逆化痰

E. 以上均非

2. 温胆汤的主治证候不包括（　　　）。

A. 虚烦不眠　　　　B. 呕吐呃逆　　　　C. 惊悸不宁　　　　D. 咳嗽

E. 癫痫

二、多项选择题

1. 祛痰剂的分类包括（　　　）。

A. 化湿和胃　　　　B. 清热化痰　　　　C. 润燥化痰　　　　D. 治风化痰

E. 燥湿化痰

2. 温胆汤的主治证候有（　　　）。

A. 呕吐呃逆　　　　B. 癫痫　　　　C. 惊悸不宁　　　　D. 胆怯易惊

E. 虚烦不眠

三、思考题

1. 使用祛痰剂的注意事项有哪些？

2. 二陈汤的组方配伍特点是什么？

第二节　常用清热化痰方剂与中成药

 学习目标

1. 掌握清热化痰方剂清气化痰丸的主治病证、理法方药及临床应用。

2. 熟悉常用清热化痰方剂的组方分析，常用清热化痰中成药的功效、主治，常用清热化痰方剂和中成药的使用注意。

3. 了解清热化痰中成药的常见剂型及用法用量。

清热化痰方剂与中成药适用于热痰证，症见咳吐黄痰、舌红苔黄腻、脉滑数。代表方药有清气化痰丸、小陷胸汤、清肺抑火丸等。

方剂一　清气化痰丸的组方与运用

◆ 主治病证（证）

热痰咳嗽。症见咳嗽，痰黄稠，胸膈痞闷，甚则气急呕恶，舌质红，苔黄腻，脉滑数。

痰热壅肺，肺失清肃，故咳嗽痰黄、黏稠难咳；痰热内结，气机阻滞，则胸膈痞闷，甚则气逆于上，故气急呕恶；舌质红、苔黄腻、脉滑数，均为痰热之象。

◆ 基本病机（理）

热淫于内，灼津成痰，痰热互结。

◆ 治疗方法（法）

清热化痰，理气止咳。

◆ 药理方理（方药）

陈皮_{去白，一两（6 g）}　杏仁_{去皮尖，一两（6 g）}　枳实_{麸炒，一两（6 g）}　黄芩_{酒炒，一两（6 g）}　瓜蒌仁_{去油，一两（6 g）}　茯苓_{一两（6 g）}　胆南星_{一两半（9 g）}　制半夏_{一两半（9 g）}

姜汁为丸。每服二至三钱（6~9 g），温开水送下（现代用法：生姜汁为丸，每服6~9 g，日2次，温开水送下；亦可作汤剂，加生姜3片，水煎服）。

方中胆南星味苦性凉，功善清热豁痰，为君药。瓜蒌子甘寒质润而性滑，长于清热化痰，黄芩苦寒，功善清泻肺火，二者合用，助君药以增强清肺热、化痰结之力；制半夏虽属辛温之品，但与苦寒之黄芩相配，则避其性温助热之弊，而独取化痰散结、降逆止呕之功，共为臣药。治痰者当须降其火，治火者必须顺其气，故佐以苦杏仁降利肺气，陈皮理气化痰，枳实破气化痰，并佐茯苓健脾渗湿。使以姜汁为丸，既可制半夏之毒，又增强祛痰降逆之力。清气化痰丸理法方药推理如图20－3所示。

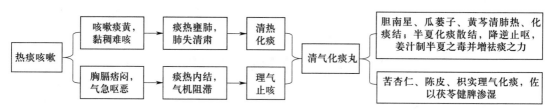

图20－3　清气化痰丸理法方药推理

◆ 临床应用

本方为治疗痰热咳嗽之常用方，以咳痰黄稠，胸膈痞闷，舌红苔黄腻，脉滑数为辨证要点。

方剂二　小陷胸汤的组方与运用

◆ 主治病证（证）

痰热互结之小结胸证。症见心下痞闷，按之则痛，或心胸闷痛，或咳痰黄稠，舌红苔黄腻，脉滑数。

痰热互结于心下，气郁不通，升降失司，故胸脘痞闷、按之则痛；痰热互结，肺失宣降，则咳吐黄痰、质黏而稠；舌苔黄腻、脉滑数，无不为痰热之象。

◆ 基本病机（理）

邪热内陷，痰热结于心下。

◆ 治疗方法（法）

清热化痰，宽胸散结。

◆ 药理方理（方药）

黄连—两（6 g）　半夏洗，半升（12 g）　瓜蒌实大者—枚（20 g）

上三味，以水六升，先煮瓜蒌，取三升，去滓，内诸药，煮取二升，去滓，分温三服（现代用法：水煎服）。

方中瓜蒌味甘性寒，既可清热涤痰以除胸中之痰热邪气，又能利气散结而宽胸以治气郁不畅之胸满痞痛，为君药。正如《本草思辨录》所谓："瓜蒌实之长，在导痰浊下行，故结胸、胸痹非此不治。"黄连苦寒，泻热降火，为臣药，与瓜蒌相合则清热化痰之力倍增。半夏祛痰降逆，开结消痞，为佐药。半夏与黄连同用，辛开苦降，既清热化痰，又开郁除痞。全方药虽三味，但配伍精当，"以半夏之辛散之，黄连之苦泻之，瓜蒌之苦润涤之，所以除热散结于胸中也"。

◆ 临床应用

本方为治疗痰热互结证常用方，以胸脘痞闷，按之则痛，舌红苔黄腻，脉滑数为辨证要点。

其他常用清热化痰中成药见表20-2。

表20-2　　　　　　　　　　其他常用清热化痰中成药

药名	组成	功效	主治	用法用量	使用注意
清肺抑火丸	黄芩、栀子、知母、浙贝母、黄柏、苦参、桔梗、前胡、天花粉、大黄	清肺止咳，化痰通便	用于痰热阻肺所致的咳嗽、痰黄黏稠、口干咽痛、大便干燥	口服。水丸一次6 g，大蜜丸一次1丸，一日2~3次	孕妇慎用

【知识拓展】

◆ 小陷胸汤附方

柴胡陷胸汤（《重订通俗伤寒论》）

柴胡3 g　姜半夏9 g　黄连2.5 g　桔梗3 g　黄芩4.5 g　瓜蒌子15 g　枳实4.5 g　生姜汁（四滴，分冲）

水煎服。

功效：和解清热，涤痰宽胸。

主治：邪陷少阳，痰热结胸证。症见寒热往来，胸胁痞满，按之疼痛，呕恶不食，口苦且黏，目眩，或咳嗽痰稠，苔黄腻，脉弦滑数。

◆ 附方鉴别

小陷胸汤与大陷胸汤皆主治热实结胸。但大陷胸汤证为水热互结心下，涉及胸腹，其病情较重，病势较急，临证以心下痛、按之硬甚则从心下至少腹硬满而痛不可近、脉象沉紧为特征，治宜泻热逐水、破结通便，故方用大黄、芒硝与甘遂配伍，以泻热逐水破结；而小陷胸汤证则为痰热互结心下，病位局限，病情相对较轻，病势较缓，临证仅见胸脘痞闷、按之则痛、脉象滑数，治宜清热化痰、宽胸散结，方用瓜蒌与黄连、半夏相伍，重在清热涤痰散结。

柴胡陷胸汤乃小柴胡汤与小陷胸汤两方加减化裁而成，即小柴胡汤去人参、甘草、大枣益气扶正之品，加小陷胸汤及枳实、桔梗以清热化痰，利气宽胸，共呈和解少阳、清热涤痰、宽胸散结之效。柴胡陷胸汤较之小陷胸汤，兼有和解少阳之功，且行气消痰之力有所增强，故对于邪陷少阳，痰热内结所致之少阳、结胸合病者尤为适宜。

思考与练习

一、单项选择题

1. 患者症见咳嗽痰黄，黏稠难咳，胸膈痞闷，气急呕恶，舌红，苔黄腻，脉滑数，治宜选用（　　）。

A. 小陷胸汤　　　　　　　　　　　　B. 麻黄杏仁甘草石膏汤

C. 清气化痰丸　　　　　　　　　　　D. 贝母瓜蒌散

E. 百合固金汤

2. 患者症见胸脘痞闷，按之则痛，咳痰黄稠，口苦，舌苔黄腻，脉滑数，治宜选用（　　）。

A. 保和丸　　　　　B. 枳实导滞丸　　　　C. 健脾丸　　　　D. 小陷胸汤

E. 二陈汤

3. 清气化痰丸组成中无（　　）。

A. 黄芩　　　　　　B. 瓜蒌子　　　　　　C. 胆南星　　　　D. 半夏

E. 甘草

二、多项选择题

组成中含有苦杏仁的方剂是（　　）。

A. 清气化痰丸　　　　B. 定喘汤　　　　　　C. 三仁汤　　　　D. 麻子仁丸

E. 桑菊饮

三、思考题

小陷胸汤与大陷胸汤有何区别？

第三节　常用润燥化痰方剂与中成药

 学习目标

1. 掌握润燥化痰方剂贝母瓜蒌散的主治病证、理法方药及临床应用。
2. 熟悉常用润燥化痰方剂的组方分析，常用润燥化痰中成药的功效、主治。
3. 了解润燥化痰中成药的常见剂型及用法用量。

润燥化痰即润肺化痰，治疗燥痰的方法。症见咽喉干燥哽痛，呛咳，痰稠难咳，声音嘶哑，舌红而干等。代表方药有贝母瓜蒌散、蜜炼川贝枇杷膏等。

方剂　贝母瓜蒌散的组方与运用

◆ 主治病证（证）

燥痰咳嗽。症见咳嗽痰少，咳痰不爽，涩而难出，咽喉干燥，苔白而干。

肺为娇脏，喜清肃濡润。若燥痰阻于气道，肺失清肃，则咳嗽、痰少而黏、咳痰不利、涩而难出；燥热伤津，气道干涩，则咽喉干燥；苔白而干为燥痰之象。

◆ 基本病机（理）

燥热伤肺，灼津成痰，燥痰阻肺，燥肺失清肃。

◆ 治疗方法（法）

润肺清热，理气化痰。

◆ 药理方理（方药）

贝母一钱五分（9 g）　瓜蒌一钱（6 g）　花粉八分（5 g）　茯苓八分（5 g）　橘红八分（5 g）　桔梗八分（5 g）

水煎服。

方中贝母味甘而性微寒，主入肺经，清热化痰，润肺止咳，为君药。瓜蒌功善清热涤痰，利气润燥，与贝母相须为用，增强清润化痰止咳之力，为臣药。佐以天花粉清肺生津，润燥化痰。张锡纯谓："天花粉为其能生津止渴，故能润肺，化肺中燥痰，宁肺止嗽。"茯苓健脾渗湿以祛痰；陈皮理气化痰，使气顺痰消；桔梗宣利肺气，化痰止咳，使肺宣降有权，亦为佐药。诸药相伍，使肺得清润而燥痰自化，宣降有权而咳逆自平。贝母瓜蒌散理法方药推理如图20-4所示。

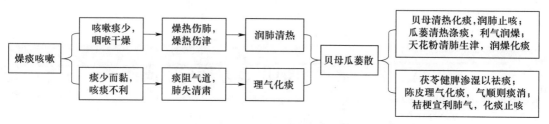

图 20-4　贝母瓜蒌散理法方药推理

◆ 临床应用

本方为治疗燥痰证之常用方，以咳嗽痰少，咳痰不爽，咽喉干燥，苔白而干为辨证要点。

其他常用润燥化痰中成药见表 20-3。

表 20-3　　　　　　　　　　　　　　其他常用润燥化痰中成药

药名	组成	功效	主治	用法用量	使用注意
蜜炼川贝枇杷膏	枇杷叶、水半夏、川贝母、陈皮、杏仁水、款冬花、北沙参、五味子、薄荷脑、桔梗	清热润肺，止咳平喘，理气化痰	用于肺燥之咳嗽、痰多、胸闷、咽喉痛痒、声音沙哑	口服，一次约一汤匙，一日 3 次	无

思考与练习

一、单项选择题

1. 患者症见咳嗽痰少，咳痰不爽，涩而难出，咽干口燥哽痛，舌苔白而干，治宜选用（　　　）。

　　A. 止嗽散　　　　　　B. 贝母瓜蒌散　　　　C. 桑菊饮　　　　　　D. 养阴清肺汤

　　E. 杏苏散

2. 组成中无半夏的方剂是（　　　）。

　　A. 清气化痰丸　　　B. 小陷胸汤　　　　　C. 温胆汤　　　　　　D. 贝母瓜蒌散

　　E. 二陈汤

二、多项选择题

贝母瓜蒌散的组成中无（　　　）。

　　A. 前胡　　　　　　　B. 陈皮　　　　　　　C. 茯苓　　　　　　　D. 半夏

　　E. 苦杏仁

三、思考题

贝母瓜蒌散中陈皮的作用是什么？

第四节　常用温化寒痰方剂与中成药

 学习目标

1. 掌握温化寒痰方剂苓甘五味姜辛汤、三子养亲汤的主治病证、理法方药及临床应用。
2. 熟悉常用温化寒痰方剂的组方分析。

温化寒痰剂适用于寒痰证，症见咳吐白痰、胸闷脘痞、气喘哮鸣、畏寒肢冷、舌苔白腻、脉弦滑或弦紧。代表方药有苓甘五味姜辛汤、三子养亲汤等。

方剂一　苓甘五味姜辛汤的组方与运用

◆ 主治病证（证）

寒饮咳嗽。症见咳嗽痰多，清稀色白，胸膈痞满，舌苔白滑，脉弦滑。

寒饮停滞于肺，肺失清肃，宣降失和，故见咳嗽痰多、清稀色白；饮阻气机，故胸膈痞满；舌苔白滑、脉弦滑皆为寒饮内停之象。

◆ 基本病机（理）

寒从中生，肺失宣降，津失输布，聚而为饮。

◆ 治疗方法（法）

温肺化饮。

◆ 药理方理（方药）

茯苓四两（12 g）　甘草三两（9 g）　干姜三两（9 g）　细辛三两（3 g）　五味子半升（5 g）

上五味，以水八升，煮取三升，去滓，温服半升，日三服（现代用法：水煎服）。

方中用干姜为君药，入肺、脾经，既温肺化饮，又温脾化湿。细辛为臣药，温肺散寒化饮，助干姜温散凝聚之寒饮。其中干姜以温热为主，温阳化饮之力强，细辛以辛散为主，开郁散饮之力优，两者相伍，温肺化饮之力倍增。茯苓健脾渗湿，既可化已聚之痰，又能杜生痰之源，亦为臣药。喘咳日久，必耗散肺气，方中又是以辛散温燥之药为主，恐更伤肺气，故佐以五味子敛肺止咳，与干姜、细辛为伍，开阖相济，散不伤正，收不留邪，既防辛散耗伤肺气，又使肺脏宣降有权。使以甘草和中，调和药性。全方配伍，共奏温肺化饮之功。苓甘五味姜辛汤理法方药推理如图 20 - 5 所示。

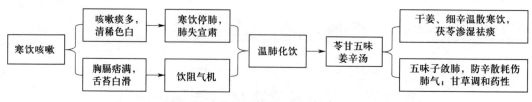

图 20 - 5　苓甘五味姜辛汤理法方药推理

◆ 临床应用

本方为治疗寒饮咳嗽之常用方，以咳嗽痰稀色白，舌苔白滑，脉弦滑为辨证要点。

方剂二　三子养亲汤的组方与运用

◆ 主治病证（证）

痰壅气逆食滞证。症见咳嗽喘逆，痰多胸痞，食少难消，舌苔白腻，脉滑。

年老中虚，脾运不健，每致停食生湿，湿聚成痰。痰浊阻滞，气机壅塞，肺失宣降，故见咳嗽喘逆、胸膈痞闷；痰湿困脾，脾失健运，水谷停滞于胃，故食少难消；舌苔白腻、脉滑均乃痰浊之象。

◆ 基本病机（理）

痰浊阻滞，脾失健运。

◆ 治疗方法（法）

温肺化痰，降气消食。

◆ 药理方理（方药）

白芥子　紫苏子　莱菔子（各9 g）（原著本方无用量）

上三味各洗净，微炒，击碎。看何证多，则以所主者为君，余次之。每剂不过三钱（9 g），用生绢小袋盛之，煮作汤饮，随甘旨代茶水啜用，不宜煎熬太过（现代用法：三药捣碎，用纱布包裹，煎汤频服，不宜煎煮太过）。

方中芥子温肺化痰，利气畅膈；紫苏子降气消痰，止咳平喘；莱菔子消食导滞，降气祛痰。三药均属消痰理气之品，但芥子豁痰力强，紫苏子以降气为长，而莱菔子消食独胜。合而用之，可使气顺痰消，食积得化，则咳喘自平。临证根据痰壅、气逆、食滞三者轻重而酌定君药之量，余者减量为臣佐之属。原书《韩氏医通》中自述："夫三子者，出自老圃，其性度和平芬畅，善佐饮食奉养，使人亲有勿药之喜，是以仁者取焉。老吾老以及人之老，其利博矣。"故取名"三子养亲"。三子养亲汤理法方药推理如图 20 - 6 所示。

◆ 临床应用

本方为治疗痰壅气逆食滞证之常用方，以咳喘痰多色白，食少脘痞，舌苔白腻为辨证要点。

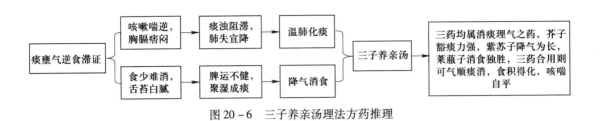

图 20 - 6　三子养亲汤理法方药推理

【知识拓展】

◆ 方论选录

治老人气实痰盛，喘满懒食等证。夫痰之生也，或因津液所化，或因水饮所成。然亦有因食而化者，皆由脾运失常，以致所食之物不化精微而化为痰。然痰壅则气滞，气滞则肺气失下行之令，于是为咳嗽，为喘逆等证矣。病因食积而起，故方中以莱菔子消食行痰；痰壅则气滞，以苏子降气行痰；气滞则膈塞，白芥子畅膈行痰。三者皆治痰之药，而又能于治痰之中各逞其长。食消气顺，喘咳自宁，而诸证自愈矣，又在用者之得宜耳。（节选自张秉成《成方便读》卷三）

思考与练习

一、单项选择题

苓甘五味姜辛汤的功效是（　　　）。

A. 温阳散寒　　　　　　　　　　B. 温阳健脾

C. 温阳解表　　　　　　　　　　D. 温肺化饮

E. 温肾化气，行水化饮

二、多项选择题

苓甘五味姜辛汤的组成药物有（　　　）。

A. 茯苓　　　　　　　　　　　　B. 甘草

C. 干姜　　　　　　　　　　　　D. 细辛

E. 五味子

三、思考题

三子养亲汤中"三子"指哪三味药物？各有什么特点？

第五节　常用治风化痰方剂与中成药

 学习目标

1. 掌握治风化痰方剂半夏白术天麻汤的主治病证、理法方药及临床应用。

2. 熟悉常用治风化痰方剂的组方分析，常用治风化痰中成药的功效、主治，常用治风化痰方剂和中成药的使用注意。

3. 了解治风化痰中成药的常见剂型及用法用量。

治风化痰剂指以祛风药与化痰药配伍组成，治疗风痰证的祛痰剂。代表方药有半夏白术天麻汤、再造丸等。

方剂　半夏白术天麻汤的组方与运用

◆ 主治病证（证）

风痰上扰证。症见眩晕，头痛，胸膈痞闷，恶心呕吐，舌苔白腻，脉弦滑。

肝风内动，风痰上扰清窍，故见眩晕、头痛；湿痰内阻，胃气上逆，故见恶心呕吐；痰阻气滞，故胸膈痞闷；舌苔白腻、脉弦滑，皆为风痰上扰之征。

◆ 基本病机（理）

脾虚生湿，引动肝风，夹痰上扰。

◆ 治疗方法（法）

化痰息风，健脾祛湿。

◆ 药理方理（方药）

半夏一钱五分（9 g）　天麻一钱（6 g）　茯苓一钱（6 g）　橘红一钱（6 g）　白术三钱（18 g）　甘草五分（3 g）

生姜一片，大枣二枚，水煎服（现代用法：加生姜1片、大枣2枚，水煎服）。

方中半夏辛温而燥，燥湿化痰，降逆止呕；天麻甘平而润，入肝经，善于平肝息风而止眩晕。"头旋眼花，非天麻、半夏不除"，二者配伍，长于化痰息风，共为君药。白术健脾燥湿，茯苓健脾渗湿，以治生痰之本，与半夏、天麻配伍，加强化痰息风之效，共为臣药。陈皮理气化痰，使气顺痰消，为佐药。使以甘草调药和中，煎加生姜、大枣以调和脾胃。诸药合用，共奏化痰息风、健脾祛湿之效。半夏白术天麻汤理法方药推理如图20-7所示。

◆ 临床应用

本方为治疗风痰眩晕、头痛之常用方，以眩晕头痛，舌苔白腻，脉弦滑为辨证要点。

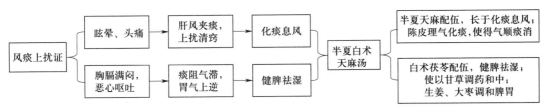

图 20-7　半夏白术天麻汤理法方药推理

其他常用治风化痰中成药见表 20-4。

表 20-4　　　　　　　　　　　其他常用治风化痰中成药

药名	组成	功效	主治	用法用量	使用注意
眩晕宁颗粒	泽泻、菊花、陈皮、白术、茯苓、制半夏、女贞子、墨旱莲、牛膝、甘草	健脾利湿，益肝补肾	用于痰湿中阻、肝肾不足引起的头昏、头晕	开水冲服。一次 1 袋，一日 3~4 次	孕妇禁用，外感者及糖尿病患者禁服
再造丸	蕲蛇肉、全蝎、地龙、炒僵蚕、醋山甲、豹骨（油炙）、人工麝香、水牛角浓缩粉、人工牛黄、醋龟甲、朱砂、天麻、防风、羌活、白芷、川芎、葛根、麻黄、肉桂、细辛、附子（附片）、油松节、桑寄生、骨碎补（炒）、威灵仙（酒炒）、粉萆薢、当归、赤芍、片姜黄、血竭、三七、乳香（制）、没药（制）、人参、黄芪、炒白术、茯苓、甘草、天竺黄、制何首乌、熟地黄、玄参、黄连、大黄、化橘红、醋青皮、沉香、檀香、广藿香、母丁香、冰片、乌药、豆蔻、草豆蔻、醋香附、两头尖（醋制）、建曲、红曲	祛风化痰，活血通络	用于风痰阻络所致的中风，症见半身不遂，口舌歪斜，手足麻木，疼痛痉挛，言语謇涩	口服。一次 1 丸，一日 2 次	孕妇禁用

【知识拓展】

◆ 半夏白术天麻汤附方

半夏白术天麻汤（《脾胃论》）

黄柏 1g　干姜 1g　天麻 2.5g　苍术 2.5g　茯苓 2.5g　黄芪 2.5g　泽泻 2.5g　人参 2.5g　白术 5g　炒六神曲 5g　半夏 7.5g　麦芽 7.5g　陈皮 7.5g

上件㕮咀，每服半两，水二盏，煎至一盏，去渣。食前带热服。

功效：燥湿化痰，益气和胃。

主治：吐逆食不能停，痰唾稠黏，涌吐不止，眼黑头眩，恶心烦闷，气短促上喘，无力，不欲言，心神颠倒，兀兀不止，目不敢开，如在风云中，头苦痛如裂，身重如山，四肢厥冷，不得安卧。

◆ 附方鉴别

正文中方与附方均可健脾祛痰。但前者以化痰息风为重，兼健脾祛湿，为治风痰上扰之眩晕、头痛之剂；后者以补气健脾燥湿为主，兼化痰息风，为治气虚痰厥头痛之专方。

思考与练习

一、单项选择题

1. 组成中无陈皮的方剂是（　　）。

A. 平胃散　　　　　　　　　　　　　B. 藿香正气散

C. 杏苏散　　　　　　　　　　　　　D. 半夏白术天麻汤

E. 小陷胸汤

2. 有关方中的君药，以下说法错误的是（　　）。

A. 二陈汤—半夏　　　　　　　　　　B. 温胆汤—半夏

C. 小陷胸汤—瓜蒌　　　　　　　　　D. 清气化痰丸—胆南星

E. 半夏白术天麻汤—半夏

二、多项选择题

1. 组成中含有二陈汤的方剂有（　　）。

A. 温胆汤　　　　B. 杏苏散　　　　C. 藿香正气散　　　D. 清气化痰丸

E. 半夏白术天麻汤

2. 半夏白术天麻汤中半夏配伍天麻的作用是（　　）。

A. 化痰　　　　　B. 降逆　　　　　C. 息风　　　　　D. 定惊

E. 止咳

3. 下列可用治眩晕的方剂是（　　）。

A. 天麻钩藤饮　　B. 镇肝熄风汤　　C. 川芎茶调散　　　D. 桂枝汤

E. 半夏白术天麻汤

三、思考题

何谓化痰息风？半夏白术天麻汤是如何体现这一治法的？

第二十一章

常用消食方剂与中成药

凡以健脾消食、化积导滞等作用为主，用于治疗各种食积证的方剂，统称为消食剂。其治法属于"八法"中的"消"法。

消法的应用范围比较广泛。程钟龄在《医学心悟》中说："消者，去其壅也，脏腑、筋络、肌肉之间，本无此物，而忽有之，必为消散，乃得其平。"因此，凡因气、血、痰、湿、食、虫等壅滞而成的积滞痞块，均可使用。

食积内停，气机失畅，致使脾胃升降功能失司，故临床常见脘腹胀满、恶食呕逆、泄泻等症。食积内停，易伤脾胃，脾胃虚弱，运化无力，又可导致积滞不化，治当健脾消食，消补兼施。因此，消食方剂与中成药分为消食化滞与健脾消食两类。

积滞每使气机不畅，气机阻滞更增积滞不化，故消食剂常配伍理气药，以助化积导滞；若积滞郁而化热，则宜消而兼清；若积而生湿，则消导之中又当佐以化湿。消食剂终属攻伐之剂，不宜久服，纯虚无实者更非其所宜。

第一节 常用消食化滞方剂与中成药

 学习目标

1. 掌握消食化滞方剂保和丸、枳实导滞丸、木香槟榔丸的主治病证、理法方药及临床应用。

2. 熟悉常用消食化滞方剂的组方分析，常用消食化滞中成药的功效、主治，常用消食化滞方剂和中成药的使用注意。

3. 了解消食化滞中成药的常见剂型及用法用量。

消食化滞剂适用于食积内停之证，代表方药有保和丸、健胃消食片等。

方剂一　保和丸的组方与运用

◆ 主治病证（证）

食积证。症见脘腹痞满胀痛，嗳腐吞酸，恶食呕逆，或大便泄泻，舌苔厚腻，脉滑。

《素问·痹论》曰："饮食自倍，肠胃乃伤。"胃司纳谷，脾主运化，胃宜降则和，脾宜升则健。若饮食不节，过食酒肉油腻之物，脾胃运化不及，则停滞而为食积。食积内停，中焦气机受阻，故见脘腹胀满，甚则疼痛；食积中阻，脾胃升降失职则嗳腐吞酸，浊阴不降则呕吐，清阳不升则泄泻；舌苔厚腻、脉滑皆为食积之候。

◆ 基本病机（理）

饮食不节，脾胃运化不及。

◆ 治疗方法（法）

消食化滞，理气和胃。

◆ 药理方理（方药）

山楂六两（18 g）　神曲二两（6 g）　半夏三两（9 g）　茯苓三两（9 g）　陈皮一两（3 g）　连翘一两（3 g）　莱菔子一两（3 g）

上为末，炊饼为丸，如梧桐子大，每服七八十丸，食远白汤下（现代用法：共为末，水泛为丸，每服 6~9 g，温开水送下；亦可作汤剂，水煎服）。

方中以山楂为君药，可消一切饮食积滞，尤善消肉食油腻之积。臣以六神曲消食健脾，更长于化酒食陈腐之积；莱菔子消食下气，长于消麦面痰气之积。三药同用，可消各种饮食积滞。佐以半夏、陈皮行气化滞，和胃止呕；茯苓健脾利湿，和中止泻。食积易于化热，故又佐以苦而微寒之连翘，既可散结以助消积，又可清解食积所生之热。全方合用，共奏消食和胃之功，使食积得化，脾胃调和，热清湿去，则诸症可愈。本方以消导为主，但作用平和，故谓之"保和"。保和丸理法方药推理如图21-1所示。

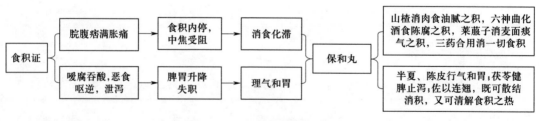

图 21-1　保和丸理法方药推理

◆ 临床应用

本方为治疗"一切食积"轻证之常用方，以脘腹胀满，嗳腐吞酸，恶食呕逆，苔厚腻，脉滑为辨证要点。

方剂二 枳实导滞丸的组方与运用

◆ 主治病证（证）

湿热食积证。症见脘腹胀痛，大便秘结，或下痢泄泻，小便短赤，舌苔黄腻，脉沉有力。

积滞内阻，阻遏气机，则脘腹痞满胀痛；湿热积滞内壅，腑气不通，故大便秘结；若湿热积滞下迫，又可见下痢或腹泻；小便黄赤、舌苔黄腻、脉沉有力，皆为湿热征象。本方证病势较急，食积与湿热并存。

◆ 基本病机（理）

饮食积滞，湿热内阻。

◆ 治疗方法（法）

消食导滞，清热祛湿。

◆ 药理方理（方药）

大黄一两（30 g） 枳实麸炒，去瓤，五钱（15 g） 神曲炒，五钱（15 g） 茯苓去皮，三钱（9 g） 黄芩去腐，三钱（9 g） 黄连拣净，三钱（9 g） 白术三钱（9 g） 泽泻二钱（6 g）

上为细末，汤浸蒸饼为丸，如梧桐子大，每服五十丸至七十丸，温水送下，食远，量虚实加减服之（现代用法：共为细末，水泛小丸，每服 6～9 g，食后温开水送下，每日 2 次；亦可作汤剂，水煎服）。

方中以苦寒之大黄为君药，攻积泻热，使积滞湿热从大便而下。以苦辛微寒之枳实为臣药，行气化滞，既助大黄攻积之力，又解气滞之腹满痞痛；六神曲甘辛性温，消食健脾，使食消而脾胃得和。病属湿热，故佐苦寒之黄连、黄芩清热燥湿，且可厚肠止痢；茯苓、泽泻甘淡渗湿，使湿热从小便分消；白术甘苦性温，健脾燥湿，协茯苓、泽泻以祛湿，且可防大黄、枳实攻积伤正，以及黄芩、黄连苦寒败胃。诸药合用，使积去食消，湿化热清，对于湿热食积证较重者尤为适宜。此方用于湿热食滞之泄泻、下痢，亦属"通因通用"之法。枳实导滞丸理法方药推理如图 21 - 2 所示。

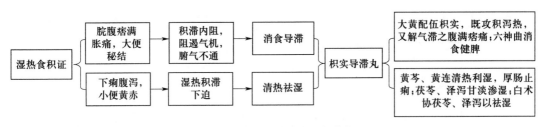

图 21 - 2 枳实导滞丸理法方药推理

◆ 临床应用

本方为治疗湿热食积证之常用方，以脘腹胀满，泻痢或便秘，苔黄腻，脉沉有力为辨证要点。

方剂三　木香槟榔丸的组方与运用

◆ 主治病证（证）

痢疾，食积。症见脘腹痞满胀痛，或赤白痢疾，里急后重，或大便秘结，舌苔黄腻，脉沉实。

饮食积滞，气机壅遏，遂见脘腹痞满胀痛；湿热蕴蒸，肠胃传化失常，则泄泻，或下痢赤白、里急后重，或大便秘结；苔黄腻、脉沉实，皆为湿热积滞之象。

◆ 基本病机（理）

湿热积滞，内蕴中焦。

◆ 治疗方法（法）

行气导滞，攻积泻热。

◆ 药理方理（方药）

木香—两（3 g）　槟榔—两（3 g）　青皮—两（3 g）　陈皮—两（3 g）　莪术烧，—两（3 g）　黄连麸炒，—两（3 g）　黄柏三两（9 g）　大黄三两（9 g）　香附子炒，四两（12 g）　牵牛四两（12 g）

上为细末，水丸，如小豆大，每服三十丸，食后生姜汤送下（现代用法：共为细末，水泛小丸，每服 3~6 g，生姜汤送下，日 2 次；亦可作汤剂，水煎服）。

方中木香、槟榔皆辛苦而温，前者尤善通行胃肠、三焦气滞，为行气止痛之要药，后者则"破气坠积，能下肠胃有形之物耳"。两药消痞满胀痛、除里急后重之功甚佳，共为君药。牵牛子、大黄通便泻热，推荡积滞，引邪下行，共为臣药。佐以香附、莪术疏肝行气，其中莪术长于破血中气滞；青皮、陈皮理气宽中，共助木香、槟榔行气导滞；黄连、黄柏清热燥湿而止泻痢。诸药相伍，则积滞下，湿热去，胀痛缓解，二便自调。该方亦体现了"通因通用"之法。木香槟榔丸理法方药推理如图 21-3 所示。

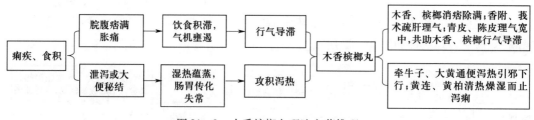

图 21-3　木香槟榔丸理法方药推理

◆ 临床应用

本方为治疗湿热积滞重症之常用方，以脘腹胀痛，下痢赤白，里急后重，苔黄腻，脉沉实为辨证要点。

◆ 使用注意

本方行气破滞之力较强，体虚者慎用，孕妇忌用。

其他常用消食化滞中成药见表 21-1。

表 21-1　　　　　　　　　　　　其他常用消食化滞中成药

药名	组成	功效	主治	用法用量	使用注意
健胃消食片	太子参、陈皮、山药、炒麦芽、山楂	健胃消食	用于脾胃虚弱所致的食积，症见不思饮食、嗳腐酸臭、脘腹胀满；消化不良见上述证候者	口服或咀嚼。一次 3 片（每片重 0.8 g），一日 3 次，小儿酌减。若片重为 0.5 g，则成人一次 4~6 片，儿童 2~4 岁一次 2 片，5~8 岁一次 3 片，9~14 岁一次 4 片；一日 3 次	无
六味安消胶囊	藏木香、大黄、山奈、煅北寒水石、诃子、碱花	和胃健脾，消积导滞，活血止痛	用于胃痛胀满、消化不良、便秘、痛经	口服。一次 3~6 粒，一日 2~3 次	孕妇忌服

【知识拓展】

◆ 枳实导滞丸附方

木香导滞丸（《幼科发挥》）

枳实 15 g　姜厚朴 15 g　槟榔 15 g　黄连 22 g　黄芩 22 g　黄柏 22 g　大黄 22 g　木香 7.5 g　牵牛子 7.5 g

上为末，酒糊为丸，如小豆大，白汤送下。

功效：行气导滞，清热祛湿。

主治：痢不问赤白，有湿热食积，可下者。

◆ 附方鉴别

枳实导滞丸与木香导滞丸均能消积导滞，清热祛湿。枳实导滞丸消下与清利并用，以攻下湿热积滞为主，并兼顾正气，主治湿热食积证。木香导滞丸纯以攻下湿热积滞为主，作用强于枳实导滞丸，但无扶正作用，主治湿热痢疾和湿热食积。

思考与练习

一、单项选择题

1. 保和丸的君药是（　　）。

A. 六神曲　　　　　B. 山楂　　　　　C. 陈皮　　　　　D. 莱菔子

E. 半夏

2. 保和丸中茯苓的作用是（　　）。

A. 健脾利水消肿　　　B. 健脾宁心定悸　　　C. 健脾渗湿止泻　　　D. 健脾和胃止呕

E. 健脾化饮通阳

3. 保和丸中用以祛除食积所生之热的药物是（　　）。

A. 六神曲　　　B. 莱菔子　　　C. 山楂　　　D. 连翘

E. 半夏

4. 具有行气导滞、攻积泻热功效的方剂是（　　）。

A. 保和丸　　　B. 肥儿丸　　　C. 枳实导滞丸　　　D. 木香槟榔丸

E. 健脾丸

5. 枳实导滞丸的君药是（　　）。

A. 枳实　　　B. 大黄　　　C. 枳实、大黄　　　D. 枳实、六神曲

E. 大黄、六神曲

6. 枳实导滞丸和木香槟榔丸共有的药物是（　　）。

A. 大黄、黄芩　　　B. 大黄、黄连　　　C. 黄连、黄柏　　　D. 黄芩、黄柏

E. 黄芩、黄连

二、多项选择题

1. 保和丸的辨证要点包括（　　）。

A. 脘腹胀满　　　B. 恶食呕逆　　　C. 嗳腐吞酸　　　D. 苔腻

E. 脉滑

2. 保和丸的组成药物有（　　）。

A. 山楂　　　B. 六神曲　　　C. 陈皮　　　D. 半夏

E. 茯苓

三、思考题

1. 消食剂的分类及适应证是什么？

2. 连翘在银翘散、凉膈散、保和丸三方中的意义各有何不同？

第二节　常用健脾消食方剂与中成药

 学习目标

1. 掌握健脾消食方剂健脾丸的主治病证、理法方药及临床应用。

2. 熟悉常用健脾消食方剂的组方分析和使用注意。

健脾消食剂适用于脾胃虚弱，食积内停之证，代表方药有健脾丸、肥儿丸等。

方剂一　健脾丸的组方与运用

◆ 主治病证（证）

脾虚食积证。症见食少难消，脘腹痞闷，大便溏薄，倦怠乏力，苔腻微黄，脉虚弱。

脾胃虚弱，胃虚不能纳谷，脾虚水谷失于运化，故食少难消、大便溏薄；饮食不化，碍气生湿，湿蕴生热，故见脘腹痞闷、苔腻微黄；气血生化乏源，则倦怠乏力、脉象虚弱。

◆ 基本病机（理）

脾胃虚弱，运化失常，食积停滞，郁而生热。

◆ 治疗方法（法）

健脾和胃，消食止泻。

◆ 药理方理（方药）

白术炒，二两半（15 g）　木香另研，七钱半（6 g）　黄连酒炒，七钱半（6 g）　甘草七钱半（6 g）　白茯苓去皮，二两（10 g）　人参一两五钱（9 g）　神曲炒，一两（6 g）　陈皮一两（6 g）　砂仁一两（6 g）麦芽炒，一两（6 g）　山楂取肉，一两（6 g）　山药一两（6 g）　肉豆蔻面裹，纸包槌去油，一两（6 g）

上共为细末，蒸饼为丸，如绿豆大，每服五十丸，空心服，一日二次，陈米汤下（现代用法：共为细末，糊丸或水泛为小丸，每服 6 ~ 9 g，温开水送下，日 2 次；亦可作汤剂，水煎服）。

本方人参、白术、茯苓用量居多，重在补气健脾运湿以止泻，共用为君。臣以山楂、六神曲、麦芽消食和胃，除已停之积。再佐肉豆蔻、山药健脾止泻；木香、砂仁、陈皮理气开胃，醒脾化湿，且使全方补而不滞；黄连清热燥湿，以除食积所生之热。甘草补中和药，为佐使之用。诸药共用，使脾健、食消、气畅、热清、湿化。因方中四君子汤及山药等补气健脾之品居多，使脾健运而食积消，食积消则脾自健，故取名"健脾丸"。健脾丸理法方药推理如图 21 - 4 所示。

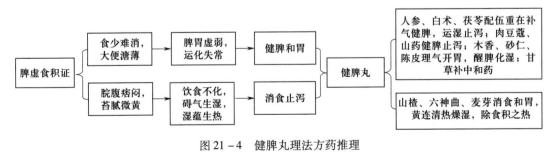

图 21 - 4　健脾丸理法方药推理

◆ 临床应用

本方为治疗脾虚食积证之常用方，以食少难消，脘腹痞闷，大便溏薄，苔腻微黄，脉虚弱为辨证要点。

方剂二　肥儿丸的组方与运用

◆ 主治病证（证）

小儿虫疳。症见食欲不振，面黄形瘦，肚腹胀大，口臭发热，大便溏薄，虫积腹痛，舌苔黄腻。

本证好发于幼弱小儿，多为虫积中焦，加之饮食不节，虫食之积，郁久化热，伤及脾胃，而成疳积。《小儿药证直诀》曾云："疳皆脾胃病，亡津液之所作也。"脾虚失运，则食欲不振、大便溏薄；水谷精微生化不足，机体失于濡养，则面黄体瘦；积阻气滞，则肚腹胀大或疼痛；发热口臭、苔黄腻等皆为积热之征。

◆ 基本病机（理）

虫积中焦，郁久化热，伤及脾胃。

◆ 治疗方法（法）

杀虫消积，健脾清热。

◆ 药理方理（方药）

神曲炒，十两（10 g）　黄连去须，十两（10 g）　肉豆蔻面裹，煨，五两（5 g）　使君子去皮，五两（5 g）麦芽炒，五两（5 g）　槟榔不见火，细锉，晒，二十个（10 g）　木香二两（2 g）

上为细末，猪胆为丸如粟米大，每服三十丸，量岁数加减，熟水下，空心服（现代用法：诸药共为细末，取猪胆汁和丸，每次 3 g，空腹服。一岁以内小儿酌减）。

方中六神曲重在消食，使君子专于杀虫，《本草纲目》记载"凡大人小儿有虫病……清晨空腹食使君子仁数枚，或以壳煎汤咽下，次日虫皆死而出也"。两药相合，祛食、虫之积，除致病之因，共为君药。臣以麦芽增强六神曲消食之力，尚可健脾和胃；槟榔既能驱虫，又能行气消胀，以除胀满；黄连清热燥湿，泻其疳热，苦又下虫，以助使君子、槟榔之力。佐以肉豆蔻、木香行气止痛，其中肉豆蔻尚可涩肠止泻。更用猪胆汁和药为丸，与黄连配合，则清热之功更佳。全方标本兼顾，使食消虫去，气畅热清。患儿服之，邪去正安，小儿正气得复，病愈而肥健，故名"肥儿丸"。

◆ 临床应用

本方为治疗小儿虫疳之常用方，以面黄体瘦，肚腹胀大，发热口臭为辨证要点。

◆ 使用注意

（1）脾虚气弱者慎用。

（2）一般服本方不超过 3 日。

（3）注意饮食卫生。

【知识拓展】

◆ 方论选录

谷以养人，而过食成积，神曲、麦芽以变化之；食积则气郁，木香、槟榔以升降之；气郁则生湿热，黄连、川楝子以燥之、泄之；湿热则生虫䘌，使君子、黄连、川楝子以杀之。其肠胃薄而太阴未足也，君黄连以健之、厚之；要其本元火不足，而脾胃不能化食也，肉豆蔻以壮命火而温之。此方本末条理，非他攻伐之方所可易也。（节选自汪绂《医林纂要探源》卷九）

思考与练习

一、单项选择题

保和丸与健脾丸组成中相同的药物有（　　　　）。

A. 六神曲、山楂　　　　B. 茯苓、人参　　　　C. 山楂、莱菔子　　　　D. 茯苓、白术

E. 茯苓、半夏

二、多项选择题

1. 组成中含有木香、黄连、陈皮的方剂有（　　　　）。

A. 保和丸　　　　　　B. 枳实导滞丸　　　　C. 木香槟榔丸　　　　D. 健脾丸

E. 肥儿丸

2. 健脾丸的辨证要点包括（　　　　）。

A. 脘闷　　　　　　　B. 食少　　　　　　　C. 便溏　　　　　　　D. 苔腻微黄

E. 脉弱

三、思考题

黄连在清胃散、朱砂安神丸、健脾丸三方中的意义各有何不同？

下 篇
技能实训

实训一　中药煎煮

一、实训目的

1. 掌握方剂的常规煎煮方法。

2. 熟悉特殊药物的煎煮方法。

3. 能根据处方内容独立完成煎药操作。

二、实训准备

1. 煎药用具

请根据所学知识，在下列煎药用具中选择：

□铁锅　　　　□铝锅　　　　□砂锅　　　　□搪瓷锅　　　　□不锈钢锅

2. 煎药用水

洁净的自来水。

3. 待煎处方

男性患者，22岁，风热犯肺咳嗽，医生开具处方（桑叶7.5g，菊花3g，苦杏仁6g，连翘5g，薄荷3g，桔梗6g，甘草2.5g，共3剂），自煎。

请提前预习，判断此方中是否存在需特殊处理的药物，如有请填写表S-1。

表S-1　　　　　　　　　　　　　　　处方中需特殊处理的药物

药物	特殊处理方法	原因

4. 处方所列饮片

桑叶7.5g，菊花3g，苦杏仁6g，连翘5g，桔梗6g，甘草2.5g（混合包装），薄荷3g（单包）。

5. 热源

燃气灶或电磁炉等。

6. 纱布

三、实训内容与步骤

实训安全提示：实训中请随时关注煎煮进程，并注意水、火、电的使用安全！

以班级为单位，分成若干小组，各组先预习器材准备部分的内容，课上根据预习准备去老师处选取相应器材。根据图 S-1 所示流程进行操作练习，每步开始前可以根据提示和所学内容进行思考，并在课上讨论后再行操作。

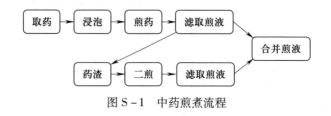

图 S-1　中药煎煮流程

1. 取药

想一想　自煎模式中，煎煮时是取 1 剂的药量还是 3 剂的药量？

2. 浸泡

想一想　浸泡时应用常温水，还是热水？加多少水比较适宜？结合处方中的饮片特性，浸泡时间多久比较合理？

3. 煎药

想一想　煎药前需要将浸泡用水倒掉重新加水吗？处方中饮片对煎煮火力和煎煮时间有何要求？本方中有需要特殊处理的药吗？如有，应如何操作？

煎一般药物应先武火后文火，即未沸前用大火，沸后用小火保持微沸状态 20 ~ 30 min，以免药汁溢出或过快熬干。武火煎药，温度上升较快，水分蒸发亦快；文火煎药，既可使药汤不溢出或过快熬干，又可使有效成分充分溶出。解表药、清热药、芳香化湿药一般先用武火迅速煮沸，再改用文火维持 15 ~ 20 min，以免药性挥发；矿物类、贝壳类药及补益药宜武火煮沸后，改用文火慢煎 40 ~ 60 min，使有效成分充分溶出；具有毒性的药物宜文火久煎，以降低或消除毒性。药煎好后应趁热滤取煎液。

【课中讨论】

1. 王某最近又感冒了，想起两个月前感冒时医生开的药还没吃完，检查饮片发现没有变质，那么王某可以将上次的药拿来煎煮服用吗？

2. 某小组煎药的时候没注意火候，一不小心煳锅结底了，此时应如何处理？

4. 二煎

第二次煎煮时加水量为第一次煎煮时的 1/3 ~ 1/2，武火煮沸后，再用文火煎药 15 ~ 20 min，趁热滤取药液。

想一想　二煎时，加水是加热水还是常温水？

【小提示】

药量较大的处方，煎煮两次后可能存留的药物有效成分较多，此时可煎煮第三次，这样既节约中药资源，也能在一定程度上提高疗效。

5. 合并煎液

将两次煎液去渣滤净混合后分 2～3 次服用。煎药完成时药汁量以成人每次 150～200 mL、儿童每次 50～150 mL 为宜。取药汁后药渣中水量较多时，可使用绞挤药渣的方法，将药渣置于双层纱布中，稍凉后绞出药汁，绞出的药汁与事先倒出的药汁一并服用。

【知识链接】

大部分药房提供代煎服务，主要用中药煎煮机煎煮，是加压式煎药的方法。在高温高压条件下，中药饮片在单位时间内提取效率提高，药物有效成分容易煎出，故中药煎煮机一般采用煎煮一次的方法，煎煮时间比砂锅煎药的时间短。

6. 有序清场

将台面恢复到实训前的状态。

7. 撰写实训报告

填写表 S-2，完成实训报告。

表 S-2 中药煎煮实训报告

姓名		组别		学号	
考核内容		记录		分值	得分
器材准备				10	
取药				10	
浸泡				10	
煎药				20	
二煎				10	
合并煎液				10	
实训总结（实训中遇到的问题、收获）				10	
实验室"7S"实行情况				20	
合计				100	

四、实训测评

按评分标准进行测评，并做好记录，完成表 S-3。

表 S - 3　　　　　　　　　　　　　中药煎煮实训评分标准

姓名		组别			学号			
考核内容	评价标准		分值	得分				
				自评	组内评价	组间评价	教师评价	总分
器材准备	实训器材选择正确		10					
取药	取药剂量准确		10					
浸泡	浸泡的水温、水量、时间合理		10					
煎药	浸泡用水的处理、火力、煎煮时间、特殊药物处理准确		20					
二煎	二煎的加水水温、加水量、火力、煎煮时间准确		10					
合并煎液	正确绞取药汁，合并煎液		10					
实训总结（实训中遇到的问题、收获）	实训中存在的问题以及收获总结填写真实，不雷同，内容有条理		10	—	—	—		
实验室"7S"实行情况	正常到岗，不无故缺岗；仪容、服装符合实训室要求；过程符合安全操作要求；合理清场		20			—		

注：①组间评价由小组代表现场展示后，各组现场互评分。每个小组内部成员得分一致。
②教师评价主要参考后期的实训报告得分。注意经过现场点评分析后，学生的记录和总结是否准确、合理。
③自评、组内评价、组间评价、教师评价分别占总分的20%、20%、20%和40%。

实训二　中成药合理应用

一、实训目的

1. 掌握常用中成药的功效、主治。

2. 熟悉常用中成药的用法和使用注意。

3. 能对选购某中成药的顾客进行接待和答疑，能对相应中成药的用法用量以及使用注意进行指导。

二、实训准备

1. 案例

（1）8 月天气炎热，某女，45 岁，外出买菜感觉很热，回家后空调温度调得较低，继而出现发热恶寒、无汗、鼻塞流鼻涕、头身困重、关节酸痛、神疲倦怠、腹泻腹痛、舌苔白腻的表现，自觉中暑，来店欲购买藿香正气水。

（2）某男，17 岁，症见恶寒重，发热轻，无汗，头身疼痛，鼻塞，流清鼻涕，咳嗽，口不渴，舌苔薄白，脉浮紧。来店欲购买感冒清热颗粒。

（3）某女，50 岁，症见咳嗽声重，咳痰稀薄色白，常伴恶寒发热、鼻塞、流清涕、头痛、肢体酸痛等症，舌苔薄白，脉浮紧。来店欲购买通宣理肺丸。

（4）某男，67 岁，症见大便秘结，排便困难，伴神疲气短，头晕目眩，腰膝酸软等。来店欲购买麻仁丸。

（5）患者，男，68 岁，来药店购药，自述 2 天前因天气转凉不慎感受风寒，出现发热恶寒、咳嗽、鼻塞流涕、头痛、肢体酸痛等症状，已服用通宣理肺丸 3 天。现在关节炎复发，想购买小活络丸。患者咨询：通宣理肺丸和小活络丸能否同时服用？

（6）患者，女，36 岁，自述口燥咽干，眩晕耳鸣，潮热盗汗，舌红少苔，脉细弱。来店欲购买六味地黄丸。

2. 案例所列中成药或药盒

三、实训内容与步骤

以案例（1）为例，全班范围内进行讨论。之后分成若干小组，各组抽取不同的案例，进行练习，练习后的结果以小组为单位进行展示说明，指定中成药购买案例接待流程如图 S - 2 所示。

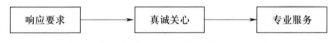

图 S - 2　指定中成药购买案例接待流程

以案例（1）为例，顾客进店后询问店员：“有藿香正气水吗？”

想一想　听到顾客的询问后，你会怎么做？

□ 直接找到藿香正气水，卖给她，完成销售任务。

□ 先问她哪里不舒服，再决定是否卖给她藿香正气水。

□ 先答复她的询问，拿药时再了解她具体哪里不舒服。

□ 其他做法：_____

1. 响应要求

店员：“有的（同时做出将顾客带至相应柜台的动作）。”

2. 真诚关心

店员：为顾客拿药或者带她去相应柜台时作出真诚的关心。例如，“这两天天气特别热，是不是家里空调温度调得较低，感冒，肠胃不舒服啊？”

顾客：顺着话茬介绍自己的情况。例如，“是中暑，所以才来买藿香正气水。今天买菜回来感觉很热，空调调到 18 ℃，吹了半天感觉昏昏沉沉，胸口也闷闷的，不舒服，上吐下泻，估计是中暑了……”

3. 专业服务

（1）判断是否对证

店员：进一步询问其具体情况，并做出专业解答。顾客证型属于阴暑证，可以使用藿香正气水。

（2）用法用量和使用注意介绍

藿香正气水：口服，一次 5～10 mL，一日 2 次，用时摇匀。服药期间忌烟、酒及辛辣、生冷、油腻食物，饮食宜清淡；不宜同时服用补益类中药。应特别提出藿香正气水含有乙醇（酒精），服药后不能开车，也不能服用头孢类的药物，如果顾客有类似需求，则建议换成藿香正气口服液，不含酒精，没有类似困扰。

【小提示】

藿香正气水含有40%～50%的乙醇（酒精），服药后不得驾驶机、车、船，不得从事高空作业、机械作业及操作精密仪器。藿香正气口服液不含酒精。

【课堂发散】

顾客陈述其子室外打球回家后也有中暑症状，症见壮热，心烦，头痛，头晕，口渴欲饮，汗多，体倦，面赤气粗，舌红少津，脉洪大。这种情况能用藿香正气水吗？请和上文案例对比分析。

4. 撰写实训报告

填写表 S–4，完成实训报告。

表 S–4　　　　　　　　　　中成药合理应用实训报告

姓名		组别		学号	
考核内容		记录		分值	得分
响应要求				10	
真诚关心				10	
专业服务	证型判断			10	
	对证荐药			20	
	用法用量			10	
	使用注意			10	
实训总结（实训中遇到的问题、收获）				10	
实验室"7S"实行情况				20	
合计				100	

四、实训测评

按评分标准进行测评，并做好记录，完成表 S – 5。

表 S – 5　　　　　　　　　　中成药合理应用实训评分标准

姓名		组别		学号				
考核内容	评价标准		分值	得分				
				自评	组内评价	组间评价	教师评价	总分
响应要求	有响应的语言或动作		10					
真诚关心	态度真诚，询问病情		10					
专业服务　证型判断	证型判断准确		10					
对证荐药	根据顾客证型给出用药推荐和建议		20					
用法用量	用法用量描述准确		10					
使用注意	使用注意描述准确		10					
实训总结（实训中遇到的问题、收获）	实训中存在的问题以及收获总结填写真实，不雷同，内容有条理		10	—	—	—		
实验室"7S"实行情况	正常到岗，不无故缺岗；仪容、服装符合实训室要求；过程符合安全操作要求；合理清场		20				—	

注：①组间评价由小组代表现场展示后，各组现场互评分。每个小组内部成员得分一致。
②教师评价主要参考后期的实训报告得分。注意经过现场点评分析后，学生的记录和总结是否准确、合理。
③自评、组内评价、组间评价、教师评价分别占总分的 20%、20%、20% 和 40%。

实训三　辨证荐药思路实训

一、实训目的

1. 能够根据患者主要症状判断证型。
2. 能够通过问病，辨别患者疾病类型。
3. 能够说出常用方剂、中成药的功效主治及临床应用。
4. 能够推荐符合相应证型治疗需求的药物，指导患者合理用药并交代使用注意。

二、实训准备

典型病例：患者，女，55 岁。自述近一段时间来什么事情也不想做，总是觉得倦怠乏力，连话都懒得多说两句。

三、实训内容与步骤

1. 病例分析

以小组为单位分析病例，分析病例，确定证型，阐述病因病机，提供治法。以该证型可能出现的常见病为基础，通过问病，辨别疾病类型，最后推荐合适的方剂、中成药。

2. 角色模拟

模拟药店营业员和患者，以病例分析单为依据为患者推介合适的方剂、中成药，进行用药指导。

【知识储备】

气虚证是指元气不足，气的五大作用减退，或者脏腑组织的功能活动减退所表现的虚弱证候。

气是构成人体和维持人体生命活动的基本物质之一，由先天之精气、水谷之精气和自然界的清气，通过脏腑生理功能的综合作用结合起来而生成。气对人体具有推动、温煦、防御、固摄、气化的作用。元气亏虚除可以导致气的五大作用减退之外，还会累及脏腑组织，导致整个脏腑功能活动的减退，最终出现神疲乏力、少气懒言、声音低微、呼吸气短、头晕目眩、自汗、活动后各症加重、舌质淡嫩、脉虚等气虚证的标志症状。所以，脏腑组织功能活动的强弱与气的盛衰有着密切的联系，气盛则功能活动旺盛，气衰则功能活动减退。"气为血之帅"，因此气虚之后还能引起血病。临床上常见的气虚证有心气虚证、肺气虚证、脾气虚证、肾气虚证等证型，各脏腑气虚证还可以兼并出现。同时气虚还可导致感冒、便秘、胃脘痛、胸痹、不寐等多种常见疾病。

3. 完成病例分析单

填写表 S-6，完成病例分析单。

表 S-6 　　　　　　　　　　　　　病例分析单

患者信息	
年龄：	性别：
主诉症状：	
判断患者的证型：	

续表

证型
该证的辨证要点：

病因病机
结合患者情况简要阐述相应证型的病因病机：

治法
适用于患者的治法：

常见疾病
该证型存在的常见疾病：

问病过程
以疾病类型为基础的问病过程：

方剂、中成药
可供患者选用的方剂、中成药：

四、实训测评

按评分标准进行测评，并做好记录，完成表 S-7。

表 S-7　　　　　　　　　　　辨证荐药思路实训评分标准

姓名			组别		学号	
考核内容	评价标准	分值	得分			
			自评	组内评价	教师评价	平均分
工作纪律	能按时上课，不迟到，不早退	5				
	能按要求穿戴好劳动防护用品	5				
	能坚守岗位，不串岗，不离岗	5				

续表

考核内容	评价标准	分值	得分			
			自评	组内评价	教师评价	平均分
工作态度	能积极接受工作任务，服从工作安排	10				
	能主动参与小组讨论，积极进行角色模拟	10				
工作成果	能说出常见病证的问病要点，辨证分型	20				
	能说出常用方剂、中成药的功效、主治及临床应用	15				
	能说出常见病证的病因病机	5				
	能说出常见病证的治法	5				
	能够推荐符合相应证型治疗需求的药物，指导患者合理用药并交代注意事项	20				
总分		100				
综合评价						

注：自评、组内评价、教师评价分别占平均分的30%、30%和40%。

实训四　感冒的辨证荐药

一、实训目的

1. 能够说出感冒的常见证型。
2. 能够通过问病，辨别患者证型。
3. 能够说出常用方剂、中成药的功效主治及临床应用。
4. 能够推荐符合相应证型治疗需求的药物，指导患者合理用药并交代使用注意。

二、实训准备

典型病例：患者，男，35岁。症见发热，体温达38.3℃，恶寒轻，汗出不畅，口渴，咽痛红肿，咳嗽，舌尖红，苔薄黄，脉浮数。

三、实训内容与步骤

1. 病例分析

以小组为单位分析病例，分析病例，根据感冒的常见证型结合患者症状确定证型，阐述病因病机，提供治法，推荐合适的方剂、中成药。

2. 角色模拟

模拟药店营业员和患者，以病例分析单为依据为患者推介合适的方剂、中成药，进行用药指导。

【知识储备】

感冒是由于六淫、时行病毒侵袭人体而发病，以感受风邪为主因，往往与时邪相合而伤人，如春季多夹风邪，夏季多夹暑湿，秋季多夹燥邪，冬季多夹寒邪，一般以风寒、风热、暑湿多见。此外，非时之气夹时行病毒伤人，极易引起发病，且不限季节，病情较重，往往互为传染流行。

感受外邪是否发病，取决于感受外邪的轻重和人体正气的强弱。其证候表现也与四时六气、体质因素有关，如素体阳虚易受风寒，阴虚者易受风热，痰湿内盛者易受外湿，常常内外相因为病。卫表不固，外邪侵犯肺卫，致营卫失调，肺气失宣，从而出现肺系及卫表证候。如气虚感受外邪，邪在肺卫，则为气虚感冒。

感冒首先要辨清偏于风热还是风寒。一般而言，风寒感冒以恶寒重、发热轻、鼻塞、流清涕、口不渴、头项强痛、肢体疼痛、无汗或有汗、舌苔薄白、脉浮紧为特征，风热感冒以发热重、微恶风寒、头痛、有汗或汗出不畅、口渴、咽干或咽痛红肿、咳嗽、舌尖红、苔薄黄、脉浮数为特征。其中咽部肿痛与否常是鉴别风寒、风热的主要依据。亦有初起表现为风寒证，数日后出现咽痛、流黄涕者，此乃寒邪郁而化热，可参照风热论治。此外，时行感冒临床以风热为多。

其次，详细辨认感冒兼夹之证。夹暑邪者多见于炎夏，以身热有汗、心烦口渴、小便短赤、舌苔黄腻为特征；夹湿邪者，多见于梅雨季节，以身热不扬、头重如裹、胸闷等为特征；夹食者以胸脘胀闷、纳呆泛恶、腹泻、苔腻等为特征。气虚外感以感冒日久，缠绵不愈，恶寒、发热、头痛、鼻塞、咳嗽痰多、乏力、气短、舌淡、苔薄白、脉浮等为特征。辨别不同的兼证，在解表的基础上，分别配合祛暑、化湿、消导等治法，可提高疗效。

感冒常用的治疗方药为解表剂。解表剂的适应证及使用注意等见本书第四章。

3. 完成病例分析单

填写表 S-8，完成病例分析单。

表 S-8　　　　　　　　　　　　　　病例分析单

患者信息	
年龄：	性别：
主诉症状：	

续表

疾病名称
根据症状判断病名：

疾病常见证型
列出该疾病的常见证型：

问病过程
以疾病常见证型为基础的问病过程：

病因病机
结合患者情况简要阐述相应证型的病因病机：

治法
适用于患者的治法：

方剂、中成药
可供患者选用的方剂、中成药：

四、实训测评

按评分标准进行测评，并做好记录，完成表 S - 9。

表 S - 9　　　　　　　　　感冒的辨证荐药实训评分标准

姓名		组别		学号		
考核内容	评价标准	分值	得分			
			自评	组内评价	教师评价	平均分
工作纪律	能按时上课，不迟到，不早退	5				
	能按要求穿戴好劳动防护用品	5				
	能坚守岗位，不串岗，不离岗	5				
工作态度	能积极接受工作任务，服从工作安排	10				
	能主动参与小组讨论，积极进行角色模拟	10				

续表

考核内容	评价标准	分值	得分			
			自评	组内评价	教师评价	平均分
工作成果	能说出感冒的问病要点，辨证分型	20				
	能说出常用方剂、中成药的功效主治及临床应用	15				
	能说出感冒的病因病机	5				
	能说出感冒的治法	5				
	能够推荐符合相应证型治疗需求的药物，指导患者合理用药并交代注意事项	20				
总分		100				
综合评价						

注：自评、组内评价、教师评价分别占平均分的30%、30%和40%。

实训五　咳嗽的辨证荐药

一、实训目的

1. 能够说出咳嗽的常见证型。

2. 能够通过问病，辨别患者证型。

3. 能够说出常用方剂、中成药的功效主治及临床应用。

4. 能够推荐符合相应证型治疗需求的药物，指导患者合理用药并交代使用注意。

二、实训准备

典型病例：患者，男，60岁，体胖。症见咳嗽痰多，色白易咳，恶心呕吐，胸膈痞闷，肢体困重，头眩心悸，舌苔白腻，脉滑。

三、实训内容与步骤

1. 病例分析

以小组为单位分析病例，分析病例，根据咳嗽的常见证型结合患者症状确定证型，阐述病因病机，提供治法，推荐合适的方剂与中成药。

2. 角色模拟

模拟药店营业员和患者进行角色扮演，以病例分析单为依据为患者推介合适的方剂、中成药，进行用药指导。

【知识储备】

咳嗽分为外感和内伤两大类，外感咳嗽的病因为六淫外邪侵袭肺系，内伤咳嗽的病因为饮食不调、情志不遂等导致脏腑功能失调，内邪干肺。无论邪从外入还是自内而生，均可引起肺失宣肃，肺气上逆，作咳作嗽。

咳嗽的病变主脏在肺，与肝、脾有关，且久病及肾，主要病机为邪犯于肺，肺气上逆。肺主气，司呼吸，上连气道和喉咙，开窍于鼻，外合皮毛，因其不耐寒热，故为"娇脏"。肺为五脏华盖，肺气贯百脉而通达其他脏器，易受内外之邪侵袭而致宣肃失司。肺脏为了祛除病邪，以致肺气上逆，冲击声门而发为咳嗽。

咳嗽首先要辨清是外感还是内伤咳嗽。一般而言，外感咳嗽多为新病，起病急，病程短，常伴恶寒、发热、头痛等肺卫表证；内伤咳嗽多为久病，起病缓，病程长，多伴有其他脏腑病证。

其次要辨清证候虚实。外感咳嗽以风寒、风热、风燥为主，一般均属邪实。一般而言，风寒咳嗽以咳嗽声重有力，咳痰稀薄色白，咽痒，或伴有头痛、鼻塞、流清涕，骨节酸痛，恶寒无汗，舌苔薄白，脉浮或浮紧为特征；风热咳嗽以咳嗽痰黏或黄稠、咳痰不爽、口干咽痛、鼻流黄涕、发热汗出、恶风、头痛、舌苔薄黄、脉浮数为特征；风燥咳嗽以咳嗽少痰而黏、不易咳出、口干咽痛、唇鼻干燥、头痛、微寒身热、或痰中带有血丝、舌苔薄黄而干、舌尖红、脉浮数为特征。内伤咳嗽多为虚实夹杂，本虚标实，其中痰湿、痰热、阴虚咳嗽较为多见。痰湿咳嗽以咳嗽反复发作、痰多易咳、胸脘痞闷、呕吐恶心、肢体困倦、舌苔白腻或白滑、脉缓或滑为特征，痰热咳嗽以咳嗽气粗痰多、咳痰不爽、质黏稠而黄、甚或痰中带血、胸闷、口干苦、咽痛、苔黄腻、脉滑数为特征，阴虚咳嗽以干咳无痰、或痰少而黏、痰中带血、口干咽燥、午后潮热、两颧红赤、五心烦热、形体消瘦、神疲乏力、舌红少苔、脉细数为特征。

咳嗽的治疗应分清邪正虚实。外感咳嗽，多为实证，应当祛邪利肺，按病邪性质分风寒、风热、风燥论治。内伤咳嗽，多属邪实正虚，标实为主者，治以祛邪止咳；本虚为主者，治以扶正补虚。除直接治肺外，还应当从整体出发，根据虚证所在脏腑，注意治脾、治肝、治肾等。

3. 完成病例分析单

填写表 S-10，完成病例分析单。

表 S-10　　　　　　　　　　　　病例分析单

患者信息	
年龄：	性别：
主诉症状：	

续表

疾病名称
根据症状判断病名：

疾病常见证型
列出该疾病的常见证型：

问病过程
以疾病常见证型为基础的问病过程：

病因病机
结合患者情况简要阐述相应证型的病因病机：

治法
适用于患者的治法：

方剂、中成药
可供患者选用的方剂、中成药：

四、实训测评

按评分标准进行测评，并做好记录，完成表 S-11。

表 S-11　　　　　　　　　咳嗽的辨证荐药实训评分标准

姓名		组别		学号		
考核内容	评价标准		分值	得分		
				自评	组内评价	教师评价	平均分

考核内容	评价标准	分值	自评	组内评价	教师评价	平均分
工作纪律	能按时上课，不迟到，不早退	5				
	能按要求穿戴好劳动防护用品	5				
	能坚守岗位，不串岗，不离岗	5				

续表

考核内容	评价标准	分值	得分			
			自评	组内评价	教师评价	平均分
工作态度	能积极接受工作任务，服从工作安排	10				
	能主动参与小组讨论，积极进行角色模拟	10				
工作成果	能说出咳嗽的问病要点，辨证分型	20				
	能说出常用方剂、中成药的功效主治及临床应用	15				
	能说出咳嗽的病因病机	5				
	能说出咳嗽的治法	5				
	能够推荐符合相应证型治疗需求的药物，指导患者合理用药并交代注意事项	20				
总分		100				
综合评价						

注：自评、组内评价、教师评价分别占平均分的30%、30%和40%。

附　录

古今用药度量衡简释

度量衡是计量长度、容积、重量标准的简称。中国统一度量衡始萌于秦，至汉渐成体系。《汉书·律历志》云："度者，分、寸、尺、丈、引也，所以度长短也……一为一分，十分为寸，十寸为尺，十尺为丈，十丈为引。""量者，龠、合、升、斗、斛也，所以量多少也……合龠为合，十合为升，十升为斗，十斗为斛。""权者，铢、两、斤、钧、石也，所以秤物平施，知轻重也……一龠容千二百黍，重十二铢，两之为两，二十四铢为两，十六两为斤，三十斤为钧，四钧为石。"可见，汉代度、量是十进制；衡以二十四铢为一两，十六两为一斤，三十斤为一钧，四钧为一石。

汉代医著中药物计量多以度量衡为单位（亦有"枚""个"等数量，"鸡子大""弹丸大"等拟量，"把""握"等估量值），包括铢、两、斤、合、升、尺等。由于年代久远，对汉与今之药物分量折算的考证多有难度，且各家考证时所依据的文物不同，结果多不相一致。如李时珍言："古之一两，今用一钱；古之一升，即今之二合半。"张介宾认为："古之一两，为今之六钱；古之一升，为今之三合三勺。"陈修园云："大抵古之一两，折今为三钱。"钱天来云："汉之一两，即今之二钱七分也。"现代诸家考证，汉代一两等于今之13.75～15.625 g。但应注意的是，《伤寒论》中方剂大多煮一遍分为三服（亦有"分温再服""少少温服""温顿服"者），今则多煮两遍分为二服，这对药物分量折算亦有影响。是以《经方实验录》言："古今煎法服法悬殊。古者若桂枝汤但取初煎之汁，分之为三，曰一服、二服、三服。今则取初煎为一服，次煎为二服，是其间不无径庭。"并按："近世章太炎以汉五铢钱考证，每两约当今三钱，则原方三两，一剂当得九钱，再以分温三服折之，每服亦仅得三钱耳。"陆渊雷《伤寒论今释》亦据桂枝汤"分为三服，今当每服用各二钱"，此均是按今每服校正的折算剂量。对于汉代容量单位"升"的考证，诸家意见比较一致，即汉之一升约今之五分之一升（约200 mL）。

此外，古方用量有刀圭、方寸匕、钱匕、一字等名称，大多用于散药，实际重量与所测药物质地有关。所谓方寸匕者，陶弘景云："方寸匕者，作匕正方一寸，抄散取不落为度。"钱匕者，一般认为是以汉五铢钱抄取药末，亦以不落为度；半钱匕者，则为抄取一半。亦有学者认为钱匕是表示重量的单位，作砝码之用，如章太炎认为："宋人所谓钞五钱匕者，则是开元通宝五钱之重，实非钱匕。"一字者，即以开元通宝钱币（币上有"开元通宝"四字）抄取药末，填去一字之量。刀圭者，乃一方寸匕的十分之一。另有以类比法标记药量之方，如一鸡子黄＝一弹丸＝40 桐子＝80 粒大豆＝160 粒小豆＝480 粒大麻子＝1 440 粒小麻子（即芝麻）。

自汉以来，历代度量衡多有变迁。晋、隋、唐在汉制铢、两中增"分"，以六铢为一分，四分为一两，即陶弘景所言："古秤唯有铢两，而无分名。今则以十黍为一铢，六铢为一分，四分成一两，十六两为一斤。"至于古方丸散中所用之分，非指药物重量，而是说明剂量比例。且在此期，权衡古今大小两制同用，大制约为小制（古制）3 倍，目前一般认为唐时医药用量是取小制。宋承唐制，而改铢、分进制为两、钱、分（此分不同于汉之"六铢为一分"之分）、厘、毫的十进位制。《太平圣惠方》中规定："其方中凡言分者，即二钱半为一分也；凡言两者，即四分为一两也；凡言斤者，即十六两为一斤也。凡煮汤，云用水一盏者，约合一升也；一中盏者，约五合也；一小盏者，约三合也。"宋时逐渐用大制取代小制，如《伤寒总病论》云："古之三两，准今之一两，古之三升，今之一升。"有学者考证宋时一斤（大制）约为今之 634 g（一两约为今之 40 g）。明清度量衡变化不大，据考证其一两约合今之 36.2 g。

根据中华人民共和国国务院的指示，从 1979 年 1 月 1 日起，中国中医处方用药的计量单位一律采用以"g"为单位的国家标准。兹附十六进制与中国标准计量单位换算率如下：

  1 斤（16 两）＝0.5 kg＝500 g

  1 市两＝31.25 g

  1 市钱＝3.125 g

  1 市分＝0.312 5 g

  1 市厘＝0.031 25 g

  （注：换算尾数可以舍去）

方剂中药物的用量一般应以最新版《中华人民共和国药典》为指导，根据药物性质、剂型、配伍关系，患者的年龄、体质、病情，以及季节的变化而酌定。本教材每首方剂中药物标注的剂量多为两种：一种是录其原著之用量，冀以领悟古方的配伍意义、组方特点，并作为今人临证用药配伍比例之参考；另一种则以"（×g）"标注，此为现代临床作为汤剂使用时的参考剂量［个别不宜作汤剂者，其组成药物下之"（×g）"剂量，为作丸、散等时的现代参考用量］。后者是依据古今度量衡、方剂用法之差异，并参考当代临床习用剂量而定，其与原方古代剂量并非度量衡制上的绝对等值换算，切忌以此推算古今剂量之换算标准。而且，同一时代，甚至同一原著各方中同一药物之剂量相同，但教材中所提供之当今临证参考用量亦不尽一致。学者当以今人临床实际应用为准，不可拘泥于古今度量衡折算之剂量。

方歌歌诀

麻黄汤
麻黄汤中用桂枝，杏仁甘草四般施，发热恶寒头项痛，喘而无汗服之宜。
桂枝汤
桂枝汤治太阳风，芍药甘草姜枣同，解肌发表调营卫，表虚有汗可建功。
九味羌活汤
九味羌活用防风，细辛苍芷与川芎，黄芩生地同甘草，发汗祛湿可建功。
小青龙汤
小青龙治痰饮证，麻桂干姜芍草同，更有夏辛兼五味，温阳化饮此方宏。
止嗽散
止嗽散内用桔梗，紫菀百部陈皮荆，白前甘草共煎服，外感咳嗽此方功。
银翘散
银翘散主上焦疴，竹叶荆牛豉薄荷，甘桔芦根凉解法，辛凉平剂用时多。
桑菊饮
桑菊饮中桔梗翘，杏仁甘草薄荷饶，芦根为饮轻清剂，风温咳嗽服之消。
麻黄杏仁甘草石膏汤
麻杏甘草石膏汤，四药组合有擅长，主治风热喘咳证，辛凉宣泄效力彰。
柴葛解肌汤
陶氏柴葛解肌汤，芩芍甘膏白芷羌，大枣生姜同桔梗，三阳合病用此方。
败毒散
人参败毒草苓芎，羌独柴前枳桔同，薄荷少许姜三片，益气解表有奇功。
加减葳蕤汤
加减葳蕤用白薇，葱豉薄枣桔甘随，阴虚外感宜煎服，解表滋阴即可愈。
大承气汤
大承气汤用硝黄，配以枳朴效力强，阳明腑实痞满坚，峻下热结此方良。
大陷胸汤
大陷胸汤用硝黄，甘遂为末共成方，专治水热结胸证，泻热逐水效力强。
温脾汤
温脾附子大黄硝，当归干姜人参草，攻下寒积温脾阳，阳虚寒积腹痛康。
麻子仁丸
麻子仁丸治便难，杏芍大黄枳朴蜜，肠胃津少兼燥热，服后便秘自能安。
济川煎
济川归膝肉苁蓉，泽泻升麻枳壳从，肾虚精亏肠中燥，寓通于补法堪宗。

十枣汤

十枣逐水效堪夸，大戟甘遂与芫花，胁下悬饮大腹肿，三药为末枣汤下。

增液承气汤

增液承气用地黄，玄参硝黄麦冬襄，热结阴亏肠燥结，滋阴通便效力强。

小柴胡汤

小柴胡汤和解方，半夏人参甘草藏，更用黄芩加姜枣，少阳寒热用之良。

四逆散

四逆散用柴胡芍，枳实甘草四味药，阳郁厥逆胸胁痛，气畅阳伸病自好。

逍遥散

逍遥散用当归芍，柴苓术草加姜薄，疏肝解郁又调经，丹栀加入均堪着。

痛泻要方

痛泻要方用陈皮，术芍防风四味宜，疏肝补脾痛泻止，肝脾不和是病机。

半夏泻心汤

半夏泻心用芩连，干姜草枣人参添，寒热互结心下痞，和胃降逆病自痊。

白虎汤

白虎汤中用石膏，知甘粳米四般熬，津伤口渴与烦热，气弱加参力更饶。

清营汤

清营汤是鞠通方，邪热入心营血伤，犀角丹玄连地麦，银翘竹叶服之康。

犀角地黄汤

犀角地黄芍药丹，血升胃热火邪干，斑黄阳毒皆堪治，热燔血分服之安。

黄连解毒汤

黄连解毒柏栀芩，火盛三焦是病因，火热烦扰兼错语，吐衄发斑此方钦。

普济消毒饮

普济消毒蒡芩连，甘桔蓝根勃翘玄，升柴陈参僵蚕入，大头瘟毒服之痊。

清瘟败毒饮

清瘟败毒地连芩，丹石栀甘竹叶灵，犀角玄翘知芍桔，清热解毒亦救阴。

导赤散

导赤生地与木通，草梢竹叶四般攻，心火上炎小肠火，引热同归小便中。

龙胆泻肝汤

龙胆泻肝栀芩柴，生地车前泽泻偕，木通甘草当归合，肝经湿热力可排。

左金丸

左金茱连六一丸，肝火犯胃吐吞酸，再加芍药名戊己，香连去萸热痢安。

清胃散

清胃散用升麻连，当归生地牡丹全，或加石膏清胃火，能治牙痛与牙宣。

泻白散

泻白桑皮地骨皮，甘草粳米四般宜，肺中伏火失宣降，泻肺平喘此方奇。

青蒿鳖甲汤

青蒿鳖甲知地丹，余热未尽证可见，夜热早凉无汗出，养阴透热服之安。

香薷散

三物香薷豆朴先，散寒化湿功效兼，若益银翘豆易花，新加香薷祛暑兼。

六一散

六一散是暑月宝，六份滑石一份草，身热烦渴溺赤涩，暑热夹湿此方好。

清络饮

清络饮中用翠衣，竹丝银扁荷叶添，鲜用辛凉轻清剂，暑伤肺络服之宜。

清暑益气汤

清暑益气汤方良，洋参连竹麦冬襄，西瓜知母甘粳斛，荷梗清轻却暑方。

理中丸

理中丸中用干姜，参术炙草祛寒方，呕利腹痛阴寒盛，温运中焦健脾阳。

小建中汤

小建中汤芍药多，桂枝甘草姜枣和，更加饴糖补中气，虚劳腹痛起沉疴。

四逆汤

四逆汤中附草姜，四肢厥冷急煎尝，脉微吐利阴寒盛，救逆回阳顿此方。

参附汤

人参附子共成方，益气回阳效力彰，肢厥汗出脉欲绝，阳气暴脱急煎尝。

当归四逆汤

当归四逆桂通枣，细辛炙草与芍药，手足厥冷腰腿疼，温经散寒通脉好。

葛根黄芩黄连汤

葛根黄芩黄连汤，甘草四味共煎尝，身热下利兼口渴，解肌清热此方良。

五积散

五积散治五般积，麻黄苍芷归芍芎，枳桔桂苓干姜朴，陈皮半夏草姜充，除桂枳陈余略炒，熟料尤增温散功，温中解表祛寒湿，散痞调经用各充。

大柴胡汤

大柴胡汤用大黄，芩枳夏芍枣生姜，少阳阳明同合病，和解攻里效力彰。

防风通圣散

防风通圣大黄硝，荆芥麻黄栀芍翘，甘桔芎归膏滑石，薄荷芩术力偏饶，表里交攻阳热盛，外科疡毒总能消。

四君子汤

参苓术草四君汤，益气健脾养胃方，食少便溏体羸瘦，脾胃气虚服之良。

参苓白术散

参苓白术扁豆陈，山药甘莲砂薏仁，桔梗上行兼保肺，枣汤调服益脾神。

补中益气汤

补中参草术归陈，芪得升柴用更神，劳倦内伤功独擅，益气升阳诚可珍。

生脉散

生脉五味麦冬参，益气生津可养阴，气短汗多口干渴，病危脉绝急煎斟。

四物汤

四物当归地芍芎，营血虚滞此方宗，补血活血并调经，临症之时在变通。

归脾汤

归脾汤用参术芪，归草茯神远志宜，枣仁木香龙眼肉，煎加姜枣益心脾。

当归补血汤

当归补血重黄芪，甘温除热法颇奇，芪取十份归二份，益气生血不需疑。

八珍汤

四君四物八珍汤，气血双补是名方，再加黄芪与肉桂，十全大补效更强。

六味地黄丸

六味地黄山茱萸，山药泽泻苓丹皮，滋阴补肾功独擅，专治阴虚火有余。

炙甘草汤

炙甘草汤参桂姜，麦麻胶枣生地黄，心动悸并脉结代，虚劳肺痿亦堪尝。

大补阴丸

大补阴丸知柏龟，熟地猪脊共滋阴，咳嗽咯血骨蒸热，阴虚火旺此方珍。

一贯煎

一贯煎用生地黄，沙参枸杞麦冬襄，当归川楝水煎服，肝肾阴虚胁痛尝。

左归丸

左归丸用大熟地，枸杞萸肉薯牛膝，龟鹿二胶菟丝子，补阴填精功效奇。

肾气丸

《金匮》肾气治肾虚，地黄山药及山萸，丹皮苓泽加桂附，引火归元热下趋。

右归丸

右归丸中地附桂，山药茱萸菟丝归，杜仲鹿胶枸杞子，益火之源此方魁。

地黄饮子

地黄饮子山茱斛，麦味菖蒲远志茯，桂附苁蓉巴戟天，少入薄荷姜枣服。

牡蛎散

牡蛎散内用黄芪，浮麦麻黄根最宜，自汗盗汗心液损，固表敛汗见效奇。

九仙散

九仙散用粟壳贝，阿胶款冬五味梅，桔梗桑白与人参，敛肺止咳益气阴。

真人养脏汤

真人养脏木香诃，当归肉蔻罂粟壳，术芍桂参甘草共，久痢服用可固脱。

四神丸

四神故纸吴茱萸，肉蔻除油五味齐，大枣百枚姜八两，五更肾泻补阳虚。

金锁固精丸

金锁固精芡莲须，龙骨蒺藜牡蛎需，莲粉糊丸盐汤下，涩精秘气滑遗无。

桑螵蛸散

桑螵蛸散龟龙骨，参归远志茯菖蒲，尿频遗尿与遗精，调补心肾精自固。

固冲汤

固冲汤用白术芪，龙牡芍萸茜草宜，倍子海螵棕炭涩，固冲摄血崩漏医。

朱砂安神丸

朱砂安神有黄连，当归生地甘草全，惊悸失眠心烦乱，镇心安神服之安。

酸枣仁汤

酸枣仁汤安神方，川芎知草茯苓襄，养血除烦清虚热，服后安然入梦乡。

天王补心丹

心虚火扰补心丹，心悸遗忘入睡难，归地二冬酸柏远，三参苓桔朱味丸。

交泰丸

心肾不交交泰丸，一份桂心十份连，怔忡不寐心阳亢，心肾交时自可安。

黄连阿胶汤

黄连阿胶鸡子黄，黄芩白芍合成方，水亏火炽烦不卧，滋阴降火自然康。

安宫牛黄丸

安宫牛黄开窍方，芩连栀郁珠麝襄，犀角金箔朱冰雄，心包热闭细参详。

紫雪丹

紫雪犀羚朱芒硝，磁硝寒水滑膏邀，丁沉木麝升玄草，更用赤金法亦超。

苏合香丸

苏合香丸麝息香，木丁熏陆荜檀襄，犀冰术沉诃香附，衣用朱砂中恶尝。

越鞠丸

越鞠丸治六郁侵，气血痰火湿食因，香附芎苍六曲栀，行气解郁追病根。

柴胡疏肝散

柴胡疏肝芍川芎，陈皮枳壳草香附，疏肝解郁兼理血，胁肋疼痛皆能除。

半夏厚朴汤

半夏厚朴苓姜苏，开郁降逆气自舒，加枣同煎名四七，痰凝气聚皆能除。

苏子降气汤

苏子降气祛痰方，夏朴前苏甘枣姜，肉桂纳气归调血，上实下虚痰喘康。

定喘汤

定喘白果与麻黄，款冬半夏杏仁桑，苏子黄芩共甘草，肺寒膈热哮喘尝。

旋覆代赭汤

旋复代赭用人参，半夏姜草大枣随，噫气不除心下痞，降逆化痰并和胃。

桃核承气汤

桃核承气五般施，甘草硝黄并桂枝，热结膀胱小腹胀，下焦蓄血最相宜。

血府逐瘀汤

血府当归生地桃，红花甘桔赤芍熬，柴胡芎枳加牛膝，活血化瘀功效高。

生化汤

生化汤宜产后尝，芎归桃草炮干姜，消瘀活血功偏擅，止痛温经力可当。

十灰散

十灰散用十般灰，柏茜茅荷丹棕随，二蓟山栀大黄共，救急止血此方推。

小蓟饮子

小蓟饮子藕蒲黄，木通滑石生地黄，归草山栀淡竹叶，血淋热结常用方。

槐花散

槐花散可治肠风，侧柏芥穗枳壳从，等分为末米汤下，清肠止血有奇功。

川芎茶调散

川芎茶调散荆防，辛芷薄荷甘草羌，目昏鼻塞风攻上，偏正头痛悉能康。

牵正散

牵正散内用全蝎，僵蚕白附等量列，每服三克热酒下，主治中风口眼斜。

羚角钩藤汤

羚角钩藤茯菊桑，贝草竹茹芍地黄，阳邪亢盛成痉厥，肝风内动急煎尝。

镇肝熄风汤

镇肝熄风芍天冬，玄参龟板赭茵供，龙牡麦芽甘膝楝，肝阳上亢有奇功。

天麻钩藤饮

天麻钩藤益母桑，栀芩清热决潜阳，杜仲牛膝益肾损，茯神夜交安服良。

杏苏散

杏苏散内夏陈前，枳桔甘苓姜枣选，轻宣温润治凉燥，服后微汗病自痊。

桑杏汤

桑杏汤中浙贝宜，沙参栀豉与梨皮，外感温燥伤肺阴，清宣凉润此方医。

清燥救肺汤

清燥救肺参草杷，桑杏膏胶麦胡麻，温燥伤肺气阴伤，清热润燥效可夸。

麦门冬汤

麦门冬汤润肺好，半夏人参草大枣，粳米加之能养胃，虚热肺痿用之瘳。

养阴清肺汤

养阴清肺是良方，玄参甘芍冬地黄，薄荷贝母丹皮入，阴虚白喉急煎尝。

百合固金汤

百合固金二地黄，玄参贝母甘桔藏，麦冬芍药当归配，咳嗽痰血肺阴伤。

增液汤

增液汤用玄地冬，滋阴润燥有殊功，热病津枯肠燥结，增水行舟便自通。

藿香正气散

藿香正气腹皮苏，甘桔陈苓芷术朴，夏曲加入姜枣煎，外寒内湿均能除。

平胃散

平胃散用朴陈皮，苍术甘草四味齐，燥湿宽胸消胀满，调胃和中此方宜。

茵陈蒿汤

茵陈蒿汤用大黄，栀子加入共煎尝，身目黄如橘子色，清热利湿退黄良。

八正散

八正木通与车前，萹蓄大黄栀滑研，草梢瞿麦灯心草，湿热诸淋宜服煎。

三仁汤

三仁杏蔻薏苡仁，朴夏通草滑竹存，清热利湿兼理气，湿温初起此方寻。

五苓散

五苓散是利水方，二苓泽泻白术襄，桂枝化气兼解表，尿利肿消体复康。

猪苓汤

猪苓汤内二苓全，泽泻阿胶滑石添，小便不利兼口渴，滋阴利水此方选。

防己黄芪汤

《金匮》防己黄芪汤，白术甘草枣生姜，益气利水祛风湿，水肿痹证效均良。

苓桂术甘汤

苓桂术甘痰饮方，健脾祛湿又温阳，饮邪为患胸胁胀，短气悸眩服之康。

真武汤

温阳利水真武汤，茯苓术芍附生姜，小便不利水湿停，阳虚水肿用之良。

萆薢分清饮

萆薢分清石菖蒲，乌药益智共煎煮，尿频白浊膏淋病，分清化浊病可除。

完带汤

完带汤中二术陈，柴芍车前与人参，山药甘草荆芥穗，祛湿止带法可循。

羌活胜湿汤

羌活胜湿羌独芎，蔓甘藁本与防风，风湿在表头身痛，祛风除湿有殊功。

独活寄生汤

独活寄生芃辛防，芎归地芍桂苓襄，杜仲牛膝加参草，扶正祛邪治痹良。

二陈汤

二陈汤用半夏陈，苓草梅姜一并存，理气祛痰兼燥湿，湿痰为患此方珍。

温胆汤

温胆汤中苓夏草，枳竹陈皮加姜枣，虚烦不眠舌苔腻，此系胆虚痰热扰。

清气化痰丸

清气化痰星夏橘，杏仁枳实瓜蒌仁，苓苓姜汁为糊丸，气顺火消痰自失。

小陷胸汤

小陷胸汤连夏蒌，清热化痰宽胸优，痰热互结胸满痛，小结胸证此方求。

贝母瓜蒌散

贝母瓜蒌治燥痰，陈桔茯苓花粉添，咽干咳嗽痰不爽，清热润肺化燥痰。

苓甘五味姜辛汤

苓甘五味姜辛汤，肺寒痰饮常用方，咳嗽痰多苔白滑，温肺化痰病自康。

三子养亲汤

三子养亲痰火方，芥苏莱菔共煎汤，外台别有茯苓饮，参术陈姜枳实尝。

半夏白术天麻汤

半夏白术天麻汤，陈皮苓草大枣姜，风痰眩晕或头痛，息风化痰效果良。

保和丸

保和丸用曲山楂，陈翘莱菔苓半夏，消食化滞和胃气，方中亦可用麦芽。

枳实导滞丸

枳实导滞首大黄，芩连曲术茯苓襄，泽泻蒸饼糊丸服，湿热积滞力能攘。

木香槟榔丸

木香槟榔青陈皮，黄柏黄连莪术齐，大黄黑丑兼香附，泻痢后重热滞宜。

健脾丸

健脾参术苓草陈，肉蔻山药合麦神，砂仁山楂香连配，脾虚食滞此方珍。

肥儿丸

肥儿木香肉蔻仁，麦芽槟榔与使君，神曲黄连猪胆汁，虫去积消健儿身。